Ulla Beushausen
(Herausgeberin)

Testhandbuch Sprache

Diagnostikverfahren in Logopädie und Sprachtherapie

Verlag Hans Huber

Anschrift der Herausgeberin:
Prof. Dr. Ulla Beushausen, Bachelor- und Masterstudiengang für Ergotherapie,
Logopädie und Physiotherapie, Bereich Logopädie
HAWK Hochschule für Angewandte Wissenschaft und Kunst,
Fachhochschule Hildesheim/Holzminden/Göttingen
Goschentor 1, DE-31134 Hildesheim

Lektorat: Dr. Klaus Reinhardt
Bearbeitung: Noëmi Schäfer, Ulrike Boos
Herstellung: Peter E. Wüthrich
Umschlagillustration: Harald Schröder
Umschlag: Atelier Mühlberg, Basel
Druckvorstufe: Ursi Anna Aeschbacher, Biel
Druck und buchbinderische Verarbeitung: AZ Druck und Datentechnik, Kempten
Printed in Germany

Bibliographische Information der Deutschen Bibliothek
Die Deutsche Bibliothek verzeichnet diese Publikation in der Deutschen Nationalbibliographie; detaillierte bibliographische Daten sind im Internet über http://dnb.ddb.de abrufbar.

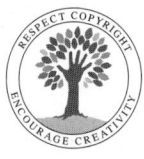
Anregungen und Zuschriften bitte an:
Verlag Hans Huber
Hogrefe AG
Lektorat Medizin/Gesundheit
Länggass-Strasse 76
CH-3000 Bern 9
Tel: 0041 (0)31 300 4500
Fax: 0041 (0)31 300 4593
verlag@hanshuber.com
www.verlag-hanshuber.com

1. Auflage 2007
© 2007 by Verlag Hans Huber, Hogrefe AG, Bern
ISBN 978-3-456-83728-4

Inhalt

Vorwort

Erfreulicherweise ist die Entwicklung, Standardisierung und Normierung logopädischer und sprachtherapeutischer Diagnostikverfahren in den letzten Jahren stark vorangeschritten. Grund genug, das Vorhandene zu sichten und zu dokumentieren, um Therapeut(inn)en einen Überblick zu geben und die Auswahl zu erleichtern.

Die vorliegenden Testbesprechungen entstanden aus einem Projekt im Bachelor- und Masterstudiengang für Ergotherapie, Logopädie und Physiotherapie der HAWK Hochschule für Angewandte Wissenschaft und Kunst, Fachhochschule Hildesheim/Holzminden/Göttingen. Seit 2001 werden dort in teilweise interdisziplinären Teams von Therapeut(inn)en gängige Tests an Klient(inn)en erprobt und testtheoretisch kritisch beleuchtet.

Ein Testhandbuch stellt jedoch immer eine Momentaufnahme zum Zeitpunkt der Bearbeitung dar. Während der Korrekturen im Mai 2006 erschienen weitere neue Tests, Autoren lieferten Normdaten nach oder ältere Tests wurden neu normiert. Wir waren bemüht, all dies zu berücksichtigen. Da dem Verlag aber irgendwann das endgültige Manuskript vorgelegt werden muss, musste notgedrungen eine Zäsur gesetzt werden. Sollte also ein Testverfahren noch nicht besprochen worden sein, so sind dafür ausschließlich zeitliche Faktoren verantwortlich. Auf ältere nicht mehr berücksichtigte Verfahren wird im Text gesondert hingewiesen. Innerhalb der Konzeption des Buches war es notwendig, auch inhaltlich Beschränkungen vorzunehmen. So konnten die gerade entwickelten Fragebögen zur Lebensqualität bei Aphasikern oder bei Stimmpatienten in dieser Ausgabe nicht aufgenommen werden, ebenso wie der Bereich der Schulleistungstests – noch nicht, denn das Projekt wird fortgesetzt.

Den einzelnen Testbesprechungen wurde ein Theorieteil mit den wichtigsten testtheoretischen Begriffen und Theorien vorangestellt, um der Leserin und dem Leser die Kriterien der Testbesprechungen nahe zu bringen. Die Begriffsdefinitionen in der Literatur im Bereich Testtheorie und Testentwicklung sind jedoch uneinheitlich. Hier mussten Entscheidungen getroffen werden, welche Definition im gegeben Kontext die sinnvollste ist.

Ein verständlich geschriebenes Buch über Testtheorie und Testkonstruktion ist eine Herausforderung für jeden Autor/jede Autorin. Es war uns ein Anliegen, einerseits verständlich, andererseits nicht zu vereinfachend zu schreiben. Diejenigen, die tiefer in die Materie einsteigen möchten, finden weiterführende Literaturtipps im Anhang.

Nun soll noch das Thema der weiblichen oder männlichen Form in der Sprachgebung angesprochen werden. Wir sprechen im Folgenden von der Therapeutin und der Testleiterin, da es hauptsächlich Frauen sind, die als Logopädinnen und Sprachtherapeutinnen arbeiten, meinen aber unsere männlichen Kollegen selbstverständlich mit.[1]

Bedanken möchte ich mich ganz herzlich bei denjenigen, die das Projekt unterstützt haben, ganz maßgeblich bei den Rezensentinnen und Rezensenten, den Absolventinnen und Absolventen des Studienganges für Logopädie, Ergotherapie und Physiotherapie, bei den Fachkolleginnen und -kollegen aus der Logopädie und Sprachtherapie und nicht zuletzt beim Verlag Hans Huber, der das Projekt in allen Phasen unterstützte.

September 2006   Ulla Beushausen

---

1 Ebenfalls aus Gründen der besseren Lesbarkeit wird ansonsten die männliche Sprachform gewählt. Es versteht sich von selbst, dass die entsprechenden Aussagen für beide Geschlechter gelten.

Einleitung

Die Diagnostik von Kommunikationsstörungen und von damit in Verbindung stehenden Störungen ist ein integraler Bestandteil der Logopädie und Sprachtherapie und ein herausfordernder Prozess für die Therapeutin. Das methodische Handwerkszeug umfasst dabei verschiedene Tests und Messungen, die zusammen mit anderen klinischen Daten ein umfassendes Bild der kommunikativen Fähigkeiten eines Klienten ergeben. Nachdem in der sprachtherapeutischen Vergangenheit vorwiegend informelle Prüfverfahren eingesetzt wurden, entstand in den letzten Jahren eine Vielzahl von Testverfahren für unterschiedlichste Störungsbilder, die standardisiert und normiert sind. Die Praktikerin hat oft sogar die Wahl zwischen mehreren Verfahren. Umso notwendiger ist es, Therapeutinnen Kriterien zur Auswahl an die Hand zu geben. Das Buch bietet hierzu die Beschreibung von 43 derzeit in der Logopädie und in angrenzenden Gebieten zum Einsatz kommenden Verfahren und diskutiert ihre Anwendung in Diagnostik und Therapieplanung. Dies geschieht sowohl auf der Basis testtheoretischer Gesichtspunkte als auch aus der Perspektive von Praktikern, die therapeutisch tätig und testtheoretisch geschult sind. Es ist diese Kombination von professioneller Praxis und wissenschaftlicher Fundierung, die das Besondere der Testrezensionen ausmacht.

Die Konzeption und Zielsetzung des Testhandbuches wird in Kapitel 1 beschrieben. Kapitel 2 führt in die Diagnostik von Kommunikationsstörungen ein, Kapitel 3 erläutert die Hintergründe von Testverfahren und behandelt die Grundbegriffe der Testtheorie und Testentwicklung. Schließlich finden sich ab Kapitel 4 die Besprechungen der einzelnen Tests. Ein Glossar testtheoretischer Begriffe und weiterführende Literaturhinweise sowie eine Checkliste für Testanwenderinnen runden das Buch ab.

1 Konzept des Testhandbuchs «Sprache»

In den letzten Jahren entstand eine Vielzahl von Testverfahren, die den Handlungs- und Praxisbezug diagnostischen Handelns in den Vordergrund stellen. Viele logopädische Fragestellungen lassen sich nun gezielt und qualifiziert beantworten. Die Praktikerin stellt dies jedoch vor die Qual der Wahl. Hier ist eine übersichtliche Darstellung vonnöten, die es erlaubt, Tests zeitsparend anhand vorgegebener Kriterien zu vergleichen, um eine fundierte Auswahl treffen zu können.

1.1 Zielsetzung

Das *Testhandbuch Sprache* soll als Nachschlagewerk einen Überblick über die wichtigsten deutschsprachigen Testverfahren der Logopädie und Sprachtherapie geben. Im Bereich der kindlichen Entwicklung bis zum Schulalter wurden auch Testverfahren zur Sensorik und Motorik berücksichtigt, da diese im Bereich von assoziierten Wahrnehmungsstörungen im therapeutischen Alltag eine große Rolle spielen. Die Testbesprechungen sollen in objektiver und komprimierter Form über die Grundkonzepte, Durchführungsbedingungen, Auswertungsmöglichkeiten und Gütekriterien informieren. In einem subjektiven Kommentar wird anschließend auf die Vor- und Nachteile des Tests aus Sicht der Praktikerin eingegangen.

1.2 Auswahl der Tests

In das vorliegende Handbuch aufgenommen wurden alle derzeit verfügbaren deutschsprachigen Tests zum Bereich Logopädie/Sprachtherapie aufgenommen. Ältere Verfahren, die methodisch veraltet oder zum Zeitpunkt der Manuskripterstellung vergriffen sind, wurden nicht berücksichtigt. Der *Aachener Aphasie Bedside Test* (AABT, Biniek, 1993*)*, der *Landauer Sprachentwicklungstest für Vorschulkinder* (LSV, Götte, 1976), der *Lautbildungstest* (LBT, Fried, 1980), der *Diagnostische Lautbildungstest* (DLBT, ebenda) und der *Basel Minnesota Test zur Differenzialdiagnose der Aphasie* (BMTDA, Delavier/Graham, 1981) wurden deshalb nicht mehr rezensiert. Bei einigen Verfahren gestaltete sich die Auswahl schwierig, weil sie zwar zu den bewährten Diagnostikinstrumenten gehören, aber nicht den von den Autoren geforderten Kriterien der Testkonstruktion genügen. In Fällen, in denen bereits standardisierte und normierte neuere Verfahren zur Verfügung stehen, wurde auf die Darstellung klassischer informeller Prüfverfahren verzichtet. Dies betrifft die Testverfahren für phonetisch/phonologische Störungen, die die Darstellung der klassischen rein phonetischen Lautüberprüfungen nicht mehr notwendig machen. In den Bereichen jedoch, in denen noch keine testtheoretisch fundierten Tests existieren, wie im Bereich der Dysarthriediagnostik, werden auch die tradierten informellen Verfahren vorgestellt. Computergestützte Testsysteme wurden nur im Bereich der Stotterdiagnostik aufgenommen, auf eine computergestützte Version des Tests oder der Testauswertung wird jedoch gesondert hingewiesen.

1.3 Tests im Überblick

Die **Tabelle 1-1** zeigt im Überblick, für welches Klientel die einzelnen Tests geeignet sind und welche Merkmale erfasst werden. Die statistische Prüfung der Gütekriterien und die Normierung wird nach «teilweise», «ja» und «nein» vorgenommen. Bei der Normierung wurde «veraltet» hinzugefügt, wenn die Erhebung der Stichprobe mehr als 20 Jahre zurück lag. Differenzierte Angaben zu den einzelnen Gütekriterien und zur Normierung finden sich in den jeweiligen Testbesprechungen.

Tabelle 1-1: Übersicht über die rezensierten Testverfahren.

● = teilweise, ◯̷ = nein, ▼ = ja

Entwicklungstests					
Testname	**Geltungs-bereich**	**Erfasste Merkmale**	**Güte-krite-rien**	**Nor-mie-rung**	**Seite**
Aktiver Wortschatztest (AWST 3-5)	3;0 bis 5;5 Jahre	Wortschatz	▼	▼	71
Analyseverfahren zu Aussprachestörungen bei Kindern (AVAK)	k. A.	Phonetik/Phonologie	◯̷	◯̷	65
Basiskompetenzen für Lese-Rechtschreib-leistungen (BAKO 1-4)	1. bis 4. Klasse Grundschule	phonologische Bewusstheit	▼	▼	77
Bielefelder Screening zur Früherkennung der Lese-Rechtschreibschwäche (BISC)	Kindergarten- und Schulkindergar-tenkinder: 10 Monate/ 4 Monate vor Schuleintritt	phonologische Bewusst-heit/Früherkennung von LRS	▼	▼	87
Elternfragebogen für die Früherkennung von Risikokindern (ELFRA)	ELFRA 1: 12 Monate ELFRA 2: 24 Monate	Früherkennung von Risiko-kindern (Sprachstörungen)	▼	▼	123
Evozierte Sprachdiag-nose grammatischer Fähigkeiten (ESGRAF)	4 bis 10 Jahre	Verständnis und Produkti-on: Grammatik/Syntax	●	●	129
Heidelberger Sprachent-wicklungstests (HSET)	4;0 bis 9;11 Jahre	Entwicklungsstand: Sprachverständnis, Produk-tion, Syntax, Morphologie, Lexikon	▼	▼ ver-altet	161
Inventar diagnostischer Informationen bei Sprachentwicklungsauf-fälligkeiten (IDIS)	Vorschulbereich 5 bis 6 Jahre	Entwicklung: Grammatik, Sprachverständnis Visuelles und auditives Kurzzeitgedächtnis, Zungen-Mundmotorik	●	◯̷	169
Kindersprachtest für das Vorschulalter (KISTE)	3;3 bis 6;11 Jahre	Entwicklung: Grammatik/ Lexik, Syntax/Morphologie, Semantik/Kommunikation	▼	▼	183
Logo Aussspracheprüfung	3 bis 6 Jahre	Phonetik/Phonologie	◯̷	◯̷	201

Tabelle 1-1: Fortsetzung.

Entwicklungstests					
Testname	**Geltungs-bereich**	**Erfasste Merkmale**	**Güte-krite-rien**	**Nor-mie-rung**	**Seite**
Marburger Sprachver-ständnistest für Kinder (MSVK)	Kinder ab 5;0 und Erstklässler	Sprachverständnis	▼	▼	217
Patholinguistische Diagnostik bei Sprach-entwicklungsstörungen	Kinder ab 3 Jahre	Sprachentwicklung im Profil: Phonetik/Phonologie, Semantik/Lexik, Sprach-verständnis, Morphologie/Syntax	✷	●	233
Psycholinguistische Analyse kindlicher Sprechstörungen (PLAKSS)	k. A.	Phonetik/Phonologie	✷	●	253
Psycholinguistischer Entwicklungstests (PET)	3;0 bis 9;11 Jahre	Hörmerkspanne, phonolo-gische Bewusstheit, Syntax/Morphologie, Semantik/Lexik, kognitive Leistungen	●	▼ ver-altet	239
Pyrmonter Aussprache-prüfung (PAP)	k. A.	Phonetik/Phonologie	✷	✷	229
Pyrmonter Inventar metaphonologischer Fähigkeiten (PIMF)	4,5 bis 6-jährige Vorschulkinder	Metaphonologische Fähigkeiten	✷	✷	247
Sprachentwicklungstests für zweijährige Kinder (SETK 2)	2;0 bis 2;11 Jahre	Sprachentwicklung rezeptiv/expressiv: Morphologie/Syntax, Semantik/Lexik	▼	▼	271
Sprachentwicklungstest für drei- bis fünfjährige Kinder (SETK 3-5)	3;0 bis 5;11 Jahre	Sprachentwicklung rezeptiv/expressiv: Morphologie/Syntax, Semantik/Lexik, phonologisches Arbeitsge-dächtnis/Gedächtnisspanne	▼	▼	279
Sprachscreening für das Vorschulalter (SSV)	3 bis 6 Jahre	phonologisches Arbeits-gedächtnis/Plural/Satzgedächtnis	▼	▼	285
Teddy-Test	3;6 bis 6;11 Jahre, sprachauffällige Kinder bis 9;6 Jahre	semantische Relationen	▼	▼	297

Tabelle 1-1: Fortsetzung.

Spezielle Entwicklungstests

Testname	Geltungs-bereich	Erfasste Merkmale	Güte-krite-rien	Nor-mie-rung	Seite
Bildwortserie zur Lautagnosieprüfung und zur Schulung des phonematischen Gehörs	Kurzform ab 4 Jahren, Lautagnosietest ab 6 Jahren	Lautdifferenzierung/ Lautagnosie	⌷	⌷	83
Frostigs Entwicklungstest zur visuellen Wahrnehmung (FEW)	Gesamttest: Kinder von 4;0 bis 8;11 Jahre Kurzformen: Kinder von 5;0 bis 7;11 Jahre	visuelle Wahrnehmung über graphomotorische Leistungen	▼	▼ veraltet	141
Göttinger Entwicklungstest der taktil-kinästhetischen Wahrnehmung (TAKIWA)	3;6 bis 6;0 Jahre	taktil-kinästhetische Wahrnehmung (Tastsinn)	●	●	291
Körper-Koordinationstest für Kinder (KTK)	5 bis 14 Jahre	Gesamtkörperkontrolle/ Koordination	●	▼ ver.	189
Lincoln-Oseretzky-Skala für Kinder (LOS-KF 18)	5;0 bis 13;0 Jahre	motorische Entwicklung	●	▼ ver.	205
Motoriktest für vier- bis sechsjährige Kinder (MOT)	4 bis 6 Jahre	motorische Entwicklung	▼	▼	211
Prüfung optischer Differenzierungsleistungen (POD)	5;0 bis 7;7 Jahre, Gruppen von 5 Kindern: 5;0 bis 5;11 Jahre, Gruppen von 10 Kindern: 6;0 bis 7;7 Jahren	optische Differenzierungsleistungen	▼	▼	259

Umfassende Entwicklungstests

Basisdiagnostik für umschriebene Entwicklungsstörungen im Vorschulalter (BUEVA)	4;0 bis 5;11 Jahre	Entwicklung: Sprache, allgemeine Intelligenz, Sensomotorik und Aufmerksamkeit	●	▼ veraltet	115

Tabelle 1-1: Fortsetzung.

Umfassende Entwicklungstests					
Testname	**Geltungs-bereich**	**Erfasste Merkmale**	**Güte-krite-rien**	**Nor-mie-rung**	**Seite**
Neuropsychologisches Entwicklungsscreenings (NES)	3 bis 24 Monate mit Normen für die Vorsorge-Unter-suchungszeitpunkte U4 bis U7 sowie der U6a	Entwicklungsscreening: Haltungs- und Bewegungs-steuerung, Feinmotorik, Visuomotorik, visuelle Wahrnehmung, Explora-tionsverhalten, rezeptive und expressive Sprache und kognitive Leistungen	●	▼	223
Wiener Entwicklungs-tests (WET)	3;0 bis 5;11 Jahre	Entwicklung: Sprache, Motorik, Visumotorik, kognitive und sozialkom-munikative Entwicklung, Gedächtnisleistungen	▼	▼	307
Entwicklungstest sechs Monate bis sechs Jahre (ET 6-6)	6 Monate bis 6;0 Jahre	Entwicklungstest: Körper-motorik, Handmotorik, kognitive Entwicklung (Gedächtnis, Handlungs-strategien, Kategorisieren, Körperbewusstsein), Sprachentwicklung (rezeptive und expressive Sprache), Sozialentwicklung (Interaktion mit Erwach-senen, Interaktion mit Gleichaltrigen, Verhalten in Gruppen, soziale Eigen-ständigkeit), emotionale Entwicklung	●	●	135
Klinische Tests/Sprachleistungstests					
Aachener Aphasie Test (AAT)	Aphasiker/postakute und chronische Phase	Feststellung Aphasie, Bestimmung/Schweregrad und Klassifikation in Standardsymptome	▼	▼	45
Aphasie-Check-Liste (ACL)	Aphasiker/alle Erkrankungsphasen	Feststellung Aphasie, Schweregrad	●	●	53
Aphasie-Schnell-Test (AST)	leichte bis mittel-schwer betroffene Aphasiker, Akutphase	Feststellung Aphasie und Schweregrad	●	▼	59

Tabelle 1-1: Fortsetzung.

Testname	Geltungs-bereich	Erfasste Merkmale	Güte-krite-rien	Nor-mie-rung	Seite
Klinische Tests/Sprachleistungstests					
Bogenhauser Semantik-untersuchung (BOSU)	aphasische und nicht aphasische Personen	semantische Störungen	●	●	109
Fluency Meter	Stotternde aller Altersgruppen	Schweregrad des Stotterns, Symptome	●	◌	147
Frenchay Dyarthrie Untersuchung	Neurologische Sprachstörungen	Dysarthie, Syndromklassifikation	●	▼*	155
Kurze Aphasie Prüfung (KAP)	Aphasiker/Akut-phase und chro-nische Phase	Feststellung Aphasie, Bestimmung Syndromklas-sifikation und Schweregrad	●	●	177
LeMo-Lexikon modellorientiert	Aphasiker/Dyslexi-ker, Dysgraphiker	Wortverarbeitungs-störungen	◌	◌	195
Materialien zur neurolinguistischen Aphasiediagnostik – auditives Sprachver-ständnis: Wortformen	Aphasiker	Wortformen	◌	◌	93
Materialien zur neurolinguistischen Aphasiediagnostik – auditives/visuelles Sprachverständnis: Wortbedeutungen	Aphasiker	Wortbedeutungen	◌	◌	101
Regensburger Wortflüs-sigkeitstest (RWT)	8 bis 15 Jahre, Erwachsene ab 18 Jahren	divergentes Denken (formallexikalische und kategorial-semantische Wortflüssigkeitsleistungen)	▼	▼	265
Untersuchungen neurologisch bedingter Sprech- und Stimmstö-rungen (UNS)	neurologisch be-dingte Sprech- und Stimmstörungen	Dysathrophonie	◌	◌	301

* anglo-amerikanische Normen

1.4 Tests in der Praxis

Zur Beurteilung der Nützlichkeit des Tests setzten Linguistinnen und Logopä-dinnen, bei den Tests zur Wahrnehmung und Motorik auch Ergo- und Physiotherapeutinnen, die einzelnen Tests bei mehreren Probanden ein. Die Testungen wurden auf Video aufgezeichnet und die Beurteilung der einzelnen Kriterien sowie die subjektive Bewertung durch die Therapeutinnen wurde anschließend als Konsens einer Expertinnengruppe vorgenommen. Durch diesen Einsatz in der Praxis ergaben sich wertvolle Hinweise zur Praktikabilität der Tests. So konnten Schwierigkeiten der Konstruktion, bei der Itemauswahl, beim Testmaterial oder bei der Durchführung erst beim Einsatz des Tests an Patienten erkannt werden. Diese Erkenntnisse wurden dann in den subjektiven Teil der Testbesprechungen aufgenommen. Neben den Gütekriterien wurden weitere Kriterien herangezogen. So wurde bei der Testdurchführung auch die Zumutbarkeit eines Tests in Bezug auf seine Dauer oder die damit einhergehende psychische Belastung beurteilt. Im Bereich der Testverwertung war die Informationsschöpfung für die Diagnostik und Therapie ein weiteres Kriterium. Bezüglich der Testevaluation wurde beachtet, ob sich der Test in der Praxis bereits bewährt hat und wie die Akzeptanz durch die Patienten ist. Das Material, also die *äußere Testgestaltung,* wurde separat beurteilt. Bei Tests für Kinder wurde auf kindgerechtes und motivierendes Material geachtet. Immer wurde aber auch die Eignung für den im Handbuch definierten Einsatzbereich, zum Beispiel beim Einsatz am Krankenbett, geprüft. Zudem wurde das Handbuch des Tests (Manual) beurteilt. Es stellt die Grundlage zur sachgerechten Durchführung des Tests und damit zur Erfüllung der Gütekriterien dar und sollte deshalb vollständig, übersichtlich, handhabbar und gut gegliedert sein.

1.5 Aufbau der Testdarstellungen

1. Testname: Autoren, Verlag, Erscheinungsjahr

1.1 Teststart

1.2 Geltungsbereich

1.3 Testmaterial

1.4 Grundkonzept

1.5 Testaufbau

1.6 Manual

1.7 Durchführung

1.8 Auswertung

1.9 Gütekriterien:

- Objektivität

- Reliabilität

- Validität

- Normen

- Ökonomie: Durchführungsdauer, Auswertungsdauer, Anschaffungspreis, Einarbeitungsaufwand

1.10 Kommentar

Tabelle: Vor- und Nachteile des Tests.

Vorteile	Nachteile

Literatur:
Verfasserin:

Die Testdarstellungen beginnen mit den allgemeinen Daten zum Test:

- Testname und Abkürzung

- Name(n) des Autors/der Autoren

- Verlagsort, Verlagsname, ggf. Auflage, Erscheinungsjahr.

Testart. In das in Kapitel 2.1 dargestellte Klassifikationssystem für Tests wird der Test eingeordnet und das Ziel der Testung dargestellt.

Geltungsbereich. Hier wurden die Angaben, in der Regel zum Alter, aus dem Testmanual übernommen, fehlten diese wird dies mit «keine Angaben» vermerkt.

Testmaterial. Alle zur Testdurchführung benötigten Unterlagen werden genannt. Auf Material, das nicht beim Bezug des Tests mitgeliefert wird, sondern von der Testleiterin selbst gestellt werden muss, wird gesondert hingewiesen.

Testaufbau. Die Anzahl der Items und Subtests und der allgemeine Testaufbau werden in dieser Rubrik erläutert. Hier finden sich auch Angaben, ob es sich um einen Gruppentest handelt, oder ob eine Kurzform des Tests vorliegt.

Grundkonzept. In dieser Rubrik werden die dem Test zu Grunde liegenden theoretischen Annahmen und Modelle erläutert, durch Zitate der Autoren belegt und beurteilt, inwieweit das Testkonzept die theoretischen Annahmen realisiert.

Manual. Das Handbuch des Tests wird hinsichtlich seiner Verständlichkeit, Vollständigkeit und Gliederung geprüft und beschrieben.

Durchführung. Die Durchführung der Testung wird erläutert und die Anforderungen an Testleiterin und Probanden fließen ein.

Auswertung. Der Auswertungsvorgang wird beschrieben und die Art der Kennwerte angegeben sowie auf in der Praxis auftretende Auswertungsprobleme hingewiesen.

Gütekriterien. Die Gütekriterien Objektivität, Reliabilität und Validität werden zusammenfassend dargestellt. Die angewendeten statistischen Prüfverfahren werden benannt und die Ergebnisse erläutert. Bei den Nebengütekriterien wird unter *Normen* angegeben, wann und an welchen Stichproben Normen erhoben wurden. Weitere Kriterien wie die Nützlichkeit oder die *Ökonomie* eines Tests werden in den Dimensionen Durchführungsdauer, Auswertungsdauer, Anschaffungspreis und Einarbeitungsaufwand beschrieben.

Kommentar. Abschließend wird ein zusammenfassender Kommentar der Testrezensentin(nen) abgegeben. In einer Bewertungstabelle werden die Vor- und Nachteile des zu besprechenden Verfahrens noch einmal zusammengefasst.

Literatur. Hier wird die zur Testbesprechung verwendete Literatur gekennzeichnet, sofern sie über das Handbuch des jeweiligen Tests hinausging.

Verfasserin. Am Ende jeder Testvorstellung erfolgt ein Hinweis auf die Autorin oder die Autorinnen der Rezension.

2 Was ist ein Test?

Testverfahren werden in der Forschung und den Anwendungsbereichen der Psychologie, der Medizin, der Sozial- und Wirtschaftswissenschaften eingesetzt. Die Anwendungsbereiche und Fragestellungen, die damit geklärt werden können, sind vielfältig. In Kliniken werden psychische und somatische Störungen mit Tests bestimmt, aber auch in Beratungsstellen und im Verwaltungsbereich werden Tests verwendet, beispielsweise in der Berufsberatung. Betriebe führen Eignungstests durch, und Marktforscher messen unsere Einstellung zu Produkten. In der Forschung dienen Tests zur Erfassung von Eigenschaften, Einstellungen und Befindlichkeiten von Versuchspersonen. Ein großer Anwendungsbereich findet sich in pädagogischen Einrichtungen, wo Schulfähigkeit, Hochbegabung oder spezifische Lernschwierigkeiten getestet werden. Die Logopädie und Sprachtherapie verfügt ebenfalls über eine Vielzahl von spezifischen Testverfahren zur Beurteilung von Kommunikationsstörungen und assoziierten Problemen.

Tests erfassen Eigenschaften, Fähigkeiten oder Merkmale bzw. Zustände von Personen. Unter Tests im weiteren Sinne versteht man auch Fragebögen, standardisierte Interviews und standardisierte Beobachtungen. Tests im engeren Sinne bezeichnen Verfahren, die durch die getestete Person möglichst nicht willentlich verfälscht werden können.

Definition des Begriffs «Test»

«Ein Test ist ein wissenschaftliches **Routineverfahren** zur Untersuchung eines oder mehrerer empirisch abgrenzbarer **Persönlichkeitsmerkmale** mit dem Ziel einer möglichst **quantitativen Aussage** über den relativen Grad der **individuellen Merkmalsausprägung**.» (Hervorhebungen vom Verfasser) (Lienert/Raatz, 1998, S. 1)

Nach dieser Definition (s. Kasten «Definition des Begriffs Test») erhalten wir durch Testungen hauptsächlich *quantitative* Aussagen. Es können jedoch auch qualitative, das heißt kategoriale Aussagen über die individuelle Ausprägung eines Merkmals Ziel des Tests sein (Rost, 1996). Am Beispiel der Sprachentwicklungstests sei dies verdeutlicht: Wenn quantitativ bestimmt wird, welche Pluralformen ein Kind richtig benutzt, wird der Ausprägungsgrad dieser Fertigkeit erfasst, die qualitative Beschreibung und Kategorisierung bzw. Klassifizierung der Strategie, die das Kind bei der Pluralbildung anwendet, kann jedoch eine entscheidende Zusatzinformation für den Therapieansatz sein.

2.1 Klassifikation von Tests

Tests lassen sich grob in drei Bereiche unterteilen: *Leistungstests, psychometrische Persönlichkeitstests* und *Persönlichkeits-Entfaltungsverfahren* (s. Kasten «Klassifikationsmodell»). Die Leistungstests erfassen, wie der Name schon sagt, die Leistung einer Person, zum Beispiel die sprachliche, die nach bestimmten Kriterien als richtig oder falsch klassifiziert wird. Darunter fallen Entwicklungstests, Intelligenztests, allgemeine Leistungstests, Schultests und spezielle Funktions- und Eignungstests.

Tests zur Beschreibung des kindlichen Sprachentwicklungsstandes gehören in der Regel zu den Entwicklungstests. Es existieren aber auch allgemeine Leistungstests wie diverse Tests zur Konzentrationsfähigkeit. Leistung kann in Bezug auf das Kriterium «Schnelligkeit» (sog. Speedtests), bei denen die Bearbeitungszeit begrenzt ist oder in Bezug auf das Leistungsniveau (sog. Powertests), bei denen der Schwierigkeitsgrad der Aufgaben ansteigt und keine Zeitbegrenzung vorgegeben wird, gemessen werden. Im Bereich sprachlicher Leistungen werden in der Regel Powertests eingesetzt oder Mischformen beider Testformen, wie zum Beispiel im *Bielefelder Screening zu Früherkennung der Lese-Rechtschreibschwäche* (BISC, Jansen/Mannhaupt/Marx/Skrowonek, 2002).

Psychometrische Persönlichkeitstests werden in Persönlichkeitsstrukturtests, Einstellungstests, Interessentests und klinische Tests untergliedert. Tests zur Beschreibung des sprachlichen Verhaltens bei Erwachsenen (z. B. in der Aphasiediagnostik) gehören zu den klinischen Tests. Bei dieser Testart werden Verhaltensaspekte direkt gemessen oder indirekt über Selbstauskünfte in Fragebögen erhoben. Bei den Persönlichkeits-Entfaltungsverfahren – manchmal auch projektive Tests genannt – können die Aufgaben individuell bearbeitet werden. Die zu testenden Personen sollen sich frei entfalten und nicht bestimmte, vorher definierte Verhaltensweisen zeigen. Darunter fallen die Formdeuteverfahren, bei denen zu unstrukturiertem, nicht eindeutig erkennbarem Reizmaterial (z. B. Tintenkleckse) assoziiert werden soll wie im Rorschach-Test, verbal-thematische Verfahren oder zeichnerische und Gestaltungsverfahren wie beispielsweise der Baumtest.

Klassifikationsmodell (vgl. Brähler/Holling/Leutner/Petermann, 2002, S. 28)

Leistungstests

* Entwicklungstests

* Intelligenztests

* allgemeine Leistungstests

* Schultests

* spezielle Funktionsprüfungs- und Eignungstests

Psychomotorische Persönlichkeitstests

* Persönlichkeitsstrukturtests

* Einstellungstests

* Intressentests

* klinische Tests

Persönlichkeits-Entfaltungsverfahren

* Formdeuteverfahren

* verbal-thematische Verfahren

* zeichnerische und Gestaltungsverfahren.

2.2 Diagnostik von Kommunikationsstörungen

Tests in der Logopädie und Sprachtherapie dienen der Erhebung und Aufbereitung von Informationen, um begründete therapeutische Entscheidungen zu treffen. Bei der Planung einer sprachtherapeutischen Intervention und in der Effizienzkontrolle sind sie unerlässlich. Einzelfallentscheidungen lassen sich so nachvollziehen und optimieren. Tests kommen immer dann zum Einsatz, wenn eine spezifische logopädische Fragestellung geklärt werden soll. Diese ergibt sich aus der systematischen Erfassung der aktuellen Problematik in Form der Anamnese, der persönlichen Lebensumstände sowie der sozialen und medizinischen Anamnese eines Klienten. Aber auch die Fähigkeiten und Ressourcen der Klienten sind von Interesse. Aufgrund der so gewonnenen Erkenntnisse wird die spezifische Fragestellung abgeleitet und das zur Klärung am besten geeignete Testinstrument ausgewählt.

Im Rahmen des Diagnostikprozesses muss ein theoretisches Modell der zu Grunde liegenden Störung herangezogen werden, um auf dieser Basis einen geeigneten Test auszuwählen. Tests und Messungen sind primäre Methoden zur Datenerhebung, die durch die professionelle Beurteilung der Praktikerin – als eine entscheidende Komponente des diagnostischen Prozesses – ergänzt werden müssen.

Tests in der Logopädie bestimmen in der Regel eine *Querschnittsdiagnose,* das heißt, sie geben Auskunft über einen aktuellen Zustand. Dabei können die Fragestellungen sehr unterschiedlich sein:

- Position einer Person innerhalb einer Gruppe, zum Beispiel die sprachlichen Leistungen eines Vierjährigen im Vergleich zum Gruppendurchschnitt bei Vierjährigen.

- Unterschiede in der Merkmalsausprägung, zum Beispiel Schweregrad des Stotterns einzelner Klienten.

- Feststellung eines Profils, nämlich dann, wenn Tests verschiedene Bereiche prüfen und ein Sprachprofil aus verschiedenen Unterbereichen erstellt wird, wie es beispielsweise beim *Psycholinguistischen Entwicklungstest* (PET, Angermaier, 1977) der Fall ist.

- Entscheidung über Erfüllung/Nichterfüllung einer Bedingung, zum Beispiel bei klinischen Tests zur Differenzialdiagnose wie etwa Aphasie/keine Aphasie.

Unter einer *Längsschnittdiagnose* versteht man dagegen die Merkmalveränderung im Laufe der Zeit, zum Beispiel wie sich die sprachliche Leistung einer Person mit zunehmendem Alter verändert.

Das Kommunikationsverhalten von Klienten lässt sich in Anlehnung an die ICF (**I**nternational **C**lassification of **F**unctioning, Disability and Health, WHO, 2004) auf drei Ebenen beschreiben: Die Beschreibung der sprachlichen Funktionsfähigkeit auf der Ebene der *Körperfunktionen und -strukturen,* der Ebene der sprachlichen *Aktivitäten* eines Klienten und der Ebene der *Partizipation* eines Menschen an kommunikativ relevanten Situationen des Alltags. Betrachtet man das vorhandene logopädische Prüfinventar, so befinden sich diese Tests in der Regel auf der Ebene der Körperfunktionen und -strukturen, in dem sprachliche

Ausfälle quantifiziert werden oder dienen zur Diagnosefindung eines Störungs-
bildes. Erste Ansätze zum Einbezug der Partizipation und Aktivität sind der *Voice
Handicap Index* (VHI, Deutsche Gesellschaft für Phoniatrie und Pädaudiologie,
1993) oder das *Aachener Lebensqualitätsinventar* (ACQI, Hütter/Gilsbach, 1995).
Hierin besteht in den nächsten Jahren sicher großer Entwicklungsbedarf.

Logopädische Diagnostik ist ein anspruchsvoller Prozess höchsten Grades.
Neben Testbefunden nutzen Praktikerinnen ihre problemlösenden Strategien,
um die Daten der sprachlichen Leistungsfähigkeit eines Patienten zu sammeln,
zu analysieren und zu interpretieren. Die problemlösenden Strategien entwickeln
sich dabei mit zunehmender Berufserfahrung und im Einbezug evidenzbasierter
Praxis und von Patientenvariablen.

2.3 Systematik der Befundinstrumente

Für eine systematische, strukturierte logopädische und sprachtherapeutische
Befunderhebung stehen verschiedenste Instrumente zur Verfügung, die im Folgenden dargestellt werden sollen.

2.3.1 Befragung

Zur Erfassung der Anamnese und persönlichen Lebensumstände eines Patienten
eignen sich freie oder spezifische Befragungen. In der freien Befragung werden
in einem Gespräch mit dem oder den Betroffenen Informationen zur Vorge-
schichte, zur subjektiv erlebten Problematik, zu den Begleitumständen und zur
medizinischen Anamnese erfragt. Hier kommen in der Regel individuelle, von
der einzelnen Therapeutin oder Einrichtungen erstellte Fragebögen zum Einsatz.
In einer spezifischen Befragung hingegen werden standardisierte Interviews oder
Fragebögen angewendet. Ein Beispiel hierfür ist der *Voice Handicap Index* (VHI,
Deutsche Gesellschaft für Phoniatrie und Pädaudiologie, 1993).

2.3.2 Beobachtung

Beobachtungsverfahren werden häufig zur qualitativen und quantitativen Beurteilung von Verhalten eingesetzt, zum Beispiel im Rahmen der Beobachtung
des allgemeinen Entwicklungsstandes eines Kindes, der Mutter-Kind-Interak-
tion oder der sozial-kommunikativen Kompetenzen. Zum einen ist das als freie
Beobachtung, zum Beispiel in einer Spielsituation mit dem Kind möglich. Die

Therapeutin fokussiert dabei in eigener Entscheidung bestimmte Teilbereiche und interpretiert das beobachtete Verhalten. Zum anderen ist eine systematische Beobachtung möglich, bei der eindeutige, allgemeingültig formulierte Vorgaben in Bezug auf das zu beobachtende Verhalten vorliegen. Ein Beispiel wären hier die linguistischen Analysen von im freien Spiel erhobenen kindlichen Sprachäußerungen.

2.3.3 Screeningverfahren

In der Medizin wird unter Screening die Untersuchung einer großen Anzahl von Probanden verstanden, um bestimmte Erkrankungen frühzeitig zu erkennen, zum Beispiel das Neugeborenenscreening zur Erkennung von Taubheit bzw. Hörstörungen. In der Logopädie und Sprachtherapie wird ein Screening als kurzes, erste Orientierung verschaffendes Instrument verstanden, mit dem man einen groben Einblick in Problembereiche erhält. Die meisten informellen Prüfverfahren, wie das *Ravensburger Dysgrammatiker Prüfmaterial* (Frank/Grziwotz, 1978) sind unter dieser Definition einzuordnen. Ein Screening kann sinnvoll sein, um im Anschluss daran weitere differenzierte, standardisierte Befundinstrumente anzuwenden.

2.3.4 Standardisierte Testverfahren

Ein standardisiertes Testverfahren ist ein wissenschaftliches Verfahren, das in seiner Durchführung, Auswertung und Interpretation so detailliert beschrieben ist, dass es von verschiedenen Testanwenderinnen in der gleichen Weise durchgeführt, ausgewertet und interpretiert werden kann. Es basiert auf einer theoretischen Grundlage, auf deren Basis die einzelnen Testergebnisse interpretiert werden können. In der Regel sollte ein standardisiertes Verfahren an einer größeren Stichprobe hinsichtlich seiner Durchführung und Auswertung erprobt sein sowie die geforderten Gütekriterien erfüllen.

2.3.5 Assessment

Der Begriff Assessment wird verschieden definiert. In der Regel ist eine mehrdimensionale Erfassung einer Störung oder eines Patienten in Form von Erhebungen auf verschiedenen Ebenen gemeint. Es stehen aber auch Assessmentbatterien zur Verfügung, zum Beispiel die *Kaufman-Assessment Battery for Children* (K-ABC;

Kaufman/Kaufman, 1994) mit mehreren Skalen zur Erfassung unterschiedlicher Bereiche kindlicher Intelligenz.

2.4 Wer soll testen?

Die Testdurchführung, vor allem im klinischen Bereich, lag lange Zeit in den Händen von Psychologen. Für den Bereich der Intelligenztests gilt dies sicher auch immer noch. Die Abgrenzungen der Professionen werden jedoch durchlässiger: Motoriktests werden sowohl von Ergotherapeutinnen und Physiotherapeuten als auch Logopädinnen durchgeführt, Sprachtest von Psychologen und Sprachtherapeuten und zunehmend auch von Arzthelferinnen und Erzieherinnen. Innerhalb der Heilmittel-Richtlinien und der Rahmenverträge mit den Krankenkassen wird die logopädische Diagnostik als eigenständige Position (Durchführung standardisierter Testverfahren, z. B. im VdAK-Rahmen-Vertrag zur Anwendung logopädischer Leistungen) explizit beschrieben und auch erste Testverfahren werden benannt, die zum Einsatz kommen sollen. Wer im klinischen und sonderpädagogischen Bereich Tests durchführen darf, entnehmen wir den *Standards für pädagogisches und psychologisches Testen* (Häcker/Leutner/Amelung, 1998). Dort heißt es in Standard 6.6, testen sollte nur, wer «eine ausreichende Ausbildung und Erfahrung vorweisen (kann), um dieser Verantwortung fachlich und technisch in angemessener Weise zu entsprechen. Alle besonderen Qualifikationen für die Testdurchführung oder -interpretation, die das Handbuch angibt, sollten erfüllt werden» (ebda., S. 50). In der Regel wird im Handbuch zu einem Test die Zielgruppe derjenigen, die den Test durchführen sollen, beschrieben oder es werden die notwendigen Voraussetzungen für die Erfüllung der Funktion der Testleiterin genannt. Wer einen Sprachentwicklungstest durchführt, sollte zum einen «fachlich» über Sprachentwicklungstheorien und Abläufe der Sprachentwicklung informiert sein. Zum anderen sollte eine Testanwenderin Wissen über testtheoretische Grundlagen haben, um ein Testverfahren auch kritisch betrachten zu können. Diese Grundlagen sind unverzichtbarer Bestandteil einer akademischen Ausbildung derjenigen Berufsgruppen, die diagnostisch arbeiten. Dass eine Testanwenderin in der Lage sein sollte, das begleitende Handbuch zu verstehen, den Test anweisungsgemäß durchzuführen, auszuwerten und zu interpretieren, versteht sich von selbst. Zu vielen Testverfahren werden aber auch Schulungen für Anwender angeboten, die den sorgfältigen, verantwortungsvollen Umgang mit den entsprechenden Tests sichern sollen.

3 Testtheoretische Grundlagen

Tests basieren auf der sogenannten Testtheorie. Die Testtheorie ist dasjenige Teilgebiet der Messtheorie, das sich mit den differenzialpsychologischen Messproblemen beschäftigt. Unterschieden werden die *klassische* und *probabilistische* Testtheorie (vgl. Rost, 1996). Die klassische Testtheorie befasst sich unter anderem mit den unterschiedlichen Bestandteilen von Messwerten, zum Beispiel dem Verhältnis des Messfehlers zum wahren Wert. Es wird angenommen, dass Messwerte fehlerbehaftet sind, dass aber im Falle objektiver und standardisierter Messbedingungen diese Fehler lediglich Zufallsschwankungen aufweisen und für den theoretisch denkbaren Fall unendlich vieler Messungen im Mittel 0 betragen. 95 Prozent aller Tests basieren auf der klassischen Testtheorie. Die probabilistische Testtheorie kam im Laufe der Zeit ergänzend dazu und beschäftigt sich mit der Frage, wie das Testverhalten einer Person von einem zu erfassenden Merkmal abhängt, zum Beispiel das gezeigte sprachliche Verhalten im *Aachener Aphasie Test* (AAT, Huber et. al., 1983) mit der zu Grunde liegenden Aphasieform. Die grundlegende Annahme ist, dass Antworten auf Testaufgaben lediglich Indikatoren auf verborgene Fähigkeiten, Merkmale und Verhaltensdispositionen sind. Hierzu werden Lösungswahrscheinlichkeiten berechnet und Signifikanztests durchgeführt.

3.1 Die Gütekriterien eines Testverfahrens

Es gibt verschiedene anerkannte Kriterien, nach denen die Güte eines Tests bestimmt werden kann. Sie werden in den Manualen, also den Handbüchern der Tests, dargestellt und ermöglichen eine Einschätzung der Testgüte. Man unterscheidet Haupt- und Nebengütekriterien. Die Hauptgütekriterien sind *Objektivität, Reliabilität* und *Validität*.

3.1.1 Ist der Test unabhängig vom Testenden? (Objektivität)

Das Ergebnis eines Tests darf nicht vom Untersuchenden beeinflusst sein, es soll objektiv sein. Der Test muss in der *Durchführung, Auswertung* und *Interpretation* der Ergebnisse unabhängig vom Testleiter sein, das heißt, die Testergebnisse eines Probanden sollten dieselben sein, egal wer ihn durchführt. In der Regel wird dies durch genaue Testinstruktionen zu den einzelnen Items, also den Testaufgaben und durch konkrete Anleitungen zur Auswertung und Interpretation im Handbuch sichergestellt. Man spricht dann von einem standardisierten Test. Man unterscheidet zudem die Itemstrukturiertheit und die Antwortstrukturiertheit. *Itemstrukturiertheit* heißt, der Test gibt eine klare und eindeutige Aufgabenstellung vor. Unter *Antwortstrukturiertheit* versteht man, dass die Antwortmöglichkeiten vorgegeben sind und eindeutig als richtig oder falsch klassifiziert werden können. Erst dies ermöglicht eine objektive Auswertung.

Durchführungsobjektivität

Es muss genau definiert sein, wie und unter welchen Bedingungen ein Test durchzuführen ist. Die Instruktion, also die genaue Anweisung enthält Angaben darüber, ob und welche Hilfestellungen gegeben werden dürfen, ob Zeitbegrenzungen existieren, in welcher Reihenfolge die Items präsentiert werden sollen und wie die Materialanordnung sein soll, sowie ob bestimmte Abbruchkriterien eingehalten werden sollen. Bei Sprachtest sind zum Beispiel Durchführungsbeispiele auf Tonträgern hilfreich.

Auswertungsobjektivität

Verschiedene Auswerter sollten bei einem Probanden zu gleichen Testergebnissen, zum Beispiel in Form von Punktwerten, kommen. Dazu sind genaue Auswertungsvorschriften notwendig. Bei Sprachtests sind Tabellen mit Wortlisten und Beispielauswertungen hilfreich. Ein Maß zur Bestimmung der Auswertungsobjektivität ist die Auswertung eines Tests durch verschiedene Beobachter und die Berechnung des Grades der Übereinstimmung der Ergebnisse (Interrater-Reliabilität).

Interpretationsobjektivität

Die Interpretation des Ergebnisses sollte bei jedem Auswerter gleich sein. Häufig fehlen jedoch standardisierte Interpretationen. Interpretationsobjektivität schließt ausreichend geprüfte Gütekriterien und entsprechend große repräsentative Normstichproben als Vergleichsmaßstab mit ein.

Was ist eigentlich Signifikanz?

In klinischen Studien werden häufig Gruppenunterschiede ermittelt, zum Beispiel zwischen einer therapierten Patientengruppe und einer Kontrollgruppe. Aus diesen Unterschieden werden die Durchschnitte der Veränderungen berechnet, und wie stark die Streuung der einzelnen Messwerte um diesen Mittelwert war. Um nun herauszufinden, ob diese Unterschiede bloß zufällig entstanden sind oder durch den Einfluss, zum Beispiel einer Therapie, kommen nun die sogenannten Signifikanztests zur Anwendung. Sie machen Aussagen darüber, mit welcher Wahrscheinlichkeit eine bestimmte Differenz zwischen zwei Mittelwerten zufällig zustande gekommen ist. Dies wird in p-Werten ausgedrückt. «P» steht für probability, also Wahrscheinlichkeit. Je kleiner der p-Wert, desto größer die Wahrscheinlichkeit, dass die Unterschiede überzufällig, also signifikant (bedeutsam) sind. In der Wissenschaft verlangt man in der Regel einen p-Wert von 0,05 oder kleiner. Das gilt als schwache Signifikanz. $P = 0,05$ bedeutet, dass mit einer Wahrscheinlichkeit von 5 % die Unterschiede zufällig sind. P-Werte, die < 0,01 sind, gelten als starke und p-Werte, die < 0,001 sind als hochgradige Signifikanz. Das Signifikanzniveau ist also die Größe des tolerierten Fehlers erster Art (α-Fehler) bei der Interpretation von Stichprobenergebnissen.

3.1.2 Wie genau misst der Test? (Reliabilität)

Die Zuverlässigkeit oder Reliabilität eines Tests gibt an, wie genau ein Test misst. Führt der Test, wenn er wiederholt angewendet wird, zu denselben Ergebnissen? Die Reliabiltät ist ein Maß für die formale Genauigkeit eines Tests. Man kann sie auf folgende Art und Weise schätzen:

- Berechnung des mittleren Zusammenhanges aller Items einer Skala unter Berücksichtigung der Testlänge (innere Konsistenz und Halbierungsreliabilität),

- wiederholte Durchführung desselben Tests an den gleichen Probanden (Retest-Reliabilität oder Stabilität) und

- der Vergleich zweier Testformen mit ähnlichen Items (Parelltest-Reliabilität).

Jedes Testinstrument muss in einer sogenannten *Konsistenzanalyse* auf seine Messgenauigkeit geprüft werden. Dazu werden Berechnungen zur *inneren Konsistenz* durchgeführt. Dabei wird jedes Item als eigenständiger Testteil angesehen und der mittlere Zusammenhang zwischen den Items in Bezug zur Testlänge bestimmt. Die errechneten Zusammenhänge geben Aufschluss über die Itemzusammensetzung des Tests.

Itemanalyse. Im Rahmen der Berechnungen zur internen Konsistenz werden in der Regel die *Trennschärfe* und der *Schwierigkeitsgrad* eines Items bestimmt. Die Trennschärfe bestimmt den Grad, mit dem ein Item zwischen Personen mit unterschiedlichen Ausprägungen eines Merkmals differenziert. Jedes Item sollte eine möglichst hohe Trennschärfe haben, zum Beispiel gut in einem Test zur Bestimmung von Sprechangst zwischen ängstlichen Sprechern und nichtängstlichen trennen. Berechnet wird die Trennschärfe durch Bestimmung des Zusammenhanges jedes Items mit dem Gesamtergebnis eines Tests. Der Trennschärfekoeffizient gibt dann an, wie gut ein einzelnes Item das Gesamtergebnis eines Tests repräsentiert.

Ein anderes Beschreibungskriterium für die Aufgaben ist der Schwierigkeitsgrad jedes Items. Der Schwierigkeitsindex einer Aufgabe ist definiert durch die prozentuale Häufigkeit, mit der sie von einer repräsentativen Stichprobe von Probanden richtig (bzw. in Schlüsselrichtung) beantwortet wird. Der Schwierigkeitsindex liegt also bei schwierigen Aufgaben niedrig, bei leichten hoch. Am besten differenziert der Schwierigkeitsgrad, wenn er im mittleren Bereich liegt, es sei denn, der Test ist so konstruiert, dass die Items einen aufsteigenden Schwierigkeitsgrad haben sollen, dann sollte der Schwierigkeitsgrad möglichst breit streuen, um auch in den Extrembereichen zu differenzieren.

Halbierungsreliabilität (Split-half-Methode). Ein Test wird in zwei Teile aufgeteilt. Dabei können verschiedene Halbierungstechniken angewandt werden. Bei der Odd-even-Methode werden die Testaufgaben nach geradzahligen und ungeradzahligen Testaufgaben geteilt. Eine andere Methode ist die Aufteilung der Items nach dem Zufallsprinzip. Eine Halbierung kann auch aufgrund der Analysedaten erfolgen. Man bildet hierbei Aufgabenpaare von annähernd gleicher Schwierigkeit und gleicher Trennschärfe. Dann wird der Zusammenhang beider Testhälften berechnet, je höher er ausfällt, umso reliabler ist das Verfahren. Die Halbierungsmethode hat zur Voraussetzung, dass der Test aus homogenen Niveauaufgaben besteht.

Stabilität. Als Maß für die *Stabilität* der Messergebnisse werden Tests häufig mehrmals durchgeführt. Dazu gibt es zwei Möglichkeiten. Bei der *Retestmethode* werden dieselben Probanden zu verschiedenen Zeitpunkten wiederholt getestet und der Grad des Zusammenhanges beider Ergebnisse bestimmt. Bei der *Parallelltest-Reliabilität* ist Voraussetzung, dass zwei parallele Formen eines Tests vorliegen, die äquivalente Items enthalten. Beide Testformen werden den Teilnehmern vorgelegt und der Zusammenhang zwischen den Testergebnissen ermittelt.

Reliabel ist ein Test also dann, wenn die oben genannten Berechnungen hohe Zusammenhänge ergeben.

Exkurs: Was ist eine Korrelation?

Der Grad des Zusammenhangs zweier Werte wird auch als *Korrelation* bezeichnet. Das bedeutet, dass bei positiven Korrelationen hohe Werte bei einem Merkmal häufig mit hohen Werten des anderen Merkmals korrespondieren und niedrige Werte mit niedrigen Werten einhergehen. In verschiedenen statistischen Verfahren wird dieser Grad ermittelt und in Form eines *Korrelationskoeffizienten* beschrieben. Dazu existieren verschiedene Rechenverfahren, die je nach Art der Ausgangsdaten ausgewählt werden. Korrelationskoeffizienten können Werte zwischen −1 und 1 annehmen. Ein Koeffizient von 0 bedeutet, dass kein Zusammengang zwischen den Werten bzw. Variablen besteht. Ein Koeffizient mit einem negativen Vorzeichen bedeutet, dass ein umgekehrt proportionaler Zusammenhang zwischen den Daten besteht, zum Beispiel die Sprechlautstärke mit zunehmender Sprechdauer in einer Rede abnimmt. Während die Werte bei dem einen Merkmal ansteigen (Anzahl gesprochener Minuten), fallen sie bei dem anderen Merkmal (Lautstärke in db). Ein positiver Wert bedeutet, beide Variablen verändern sich in der gleichen Richtung. Je größer der Korrelationskoeffizient, umso stärker der Zusammenhang.

3.1.3 Misst der Test was er messen soll? (Validität)

Die Validität oder Gültigkeit eines Tests gibt an, in welchem Grad er wirklich das misst, was er messen soll. Valide ist ein Test also dann, wenn er auch wirklich das Merkmal erfasst, das er vorgibt zu messen. Somit ist das Kriterium der Validität bei Befundinstrumenten das wichtigste Gütekriterium. Denn was nützt beispielsweise ein sehr reliabler Test zur visuellen Wahrnehmung, wenn er gar nicht die versprochene visuelle Leistung isoliert erfasst, sondern nur in Verbindung mit graphomotorischen Leistungen bestimmt? Man unterscheidet drei verschiedene Validitätsarten.

Inhaltliche Validität

Bei der inhaltlichen Validität macht man die – nur durch psychologische Einsicht begründbare – Annahme, dass die Testaufgaben selbst das bestmögliche Kriterium für das zu untersuchende Persönlichkeitsmerkmal darstellen. Für manche Tests ist diese Übereinstimmung unmittelbar evident, wie zum Beispiel bei Rechtschreibtests. Bei anderen Tests wird durch Experten beurteilt, ob die gewählten Testaufgaben das *Konstrukt*, also die zu messende Fähigkeit oder Eigenschaft, repräsentieren.

Kriteriumsvalidität

Es handelt sich hierbei um die Berechnung des Zusammenhangs der Testleistung mit anderen Merkmalen bzw. Kriterien, wie zum Beispiel der Schulnote, dem Intelligenzquotienten oder Ähnlichem, von denen angenommen wird, dass sie ausreichend valide Repräsentanten für das zu messende Merkmal sind. Die Auswahl der Kriterien und der Messvorgänge, um Kriteriumswerte zu erhalten, sind dabei von zentraler Bedeutung. Bei einem zeitlich koexistenten Außenkriterium spricht man von *Übereinstimmungsvalidität (konkurrente Validität)* – zum Beispiel der Zusammenhang IQ und Sprachentwicklung. Neu entwickelte Tests werden häufig an bereits entwickelten Tests validiert, das heißt, man berechnet den Zusammenhang zwischen einem älteren und einem neueren Motoriktest und erwartet hier hohe Korrelationen. Bei einem zukünftigen Außenkriterium spricht man von *Vorhersagevalidität (prädiktive Validität)*, zum Beispiel das Ausmaß der Sprachentwicklungsstörung als Vorhersage der späteren Deutschnote. Die Testergebnisse lassen dann Prognosen auf künftige Entwicklungen zu.

Weitere Parameter in der Testbeurteilung im Rahmen der Kriteriumsvalidität sind die *Sensitivität* und die *Spezifität* eines Tests. Sensitivität ist die Fähigkeit eines Tests, das vorliegende Verhalten zu identifizieren, das heißt, ein positives Ergebnis zu erbringen, wenn der gesuchte Zustand auch vorliegt, zum Beispiel eine Sprachstörung. Spezifität ist definiert als die Fähigkeit eines Tests, ein negatives Ergebnis zu produzieren, wenn der gesuchte Zustand nicht vorliegt, also das Kind beispielsweise keine Sprachstörung hat. Je aufwendiger Tests sind, umso mehr wird man ausschließen wollen, dass sie unnötig durchgeführt werden und Wert auf eine hohe Spezifität legen; je größer hingegen die Gefahren sind, die durch das Übersehen einer Störung entstehen, umso mehr Wert wird auf eine hohe Sensitivität gelegt. Ein idealer Test wäre also sowohl hoch spezifisch und hoch sensitiv. Ein Test mit geringerer Sensitivität birgt die Gefahr, «falsch negativ» zu beurteilen, also zu wenig Probanden zu erkennen, die zum Beispiel eine Sprachstörung aufweisen. Eine zu wenig ausgeprägte Spezifität in einem Test führt dazu, «falsch positiv» zu urteilen, also Kinder fälschlicherweise als sprachgestört zu klassifizieren.

Konstruktvalidität

Während bei der kriterienbezogenen Validität die Frage der psychologischen Bedeutung eines Testresultates ganz im Hintergrund steht, ist die psychologische Analyse des Tests gerade das Ziel einer Konstruktvalidierung. Bei einer Konstruktvalidierung geht man vom Konstrukt und der entsprechenden Theorie aus und leitet daraus Hypothesen ab, die unter Einsatz des zu validierenden Tests empirisch überprüft werden. Zur Beurteilung der Konstruktvalidität ist es notwendig, dass im Testhandbuch das theoretische Konstrukt des zu messenden Verhaltens beschrieben wird, zum Beispiel, welches Modell der Sprachverarbeitung zu Grunde gelegt wird oder welches Entwicklungskonzept zur Motorik herangezogen wurde. Die Korrelationen mit «konstruktfernen» Variablen sollten erheblich höher sein als mit «konstruktnahen» Variablen. Bei der *diskriminanten* oder *divergenten Validität* werden Korrelationen mit Tests anderer Gültigkeitsbereiche ermittelt. Beispielsweise wird der Zusammenhang eines Konzentrationstests mit einem Lese-Rechtschreib-Test ermittelt, da der LRS-Test möglichst rein das Konstrukt Lese- und Rechtschreibfähigkeit abbilden soll und nicht zum Beispiel die Konzentrationsfähigkeit. Erwartet würden hier eher niedrige bis mittlere Zusammenhänge. Bei der *konvergenten Validität* hingegen sollen positive Zusammenhänge des zu validierenden Tests mit Tests eines ähnlichen Validitätsanspruchs aufgezeigt werden. Neben der Korrelationsanalyse kommt auch häufig eine *Faktorenanalyse* zum Einsatz. Dies ist ein statistisches Verfahren zur Zusammenfassung homogener Inhaltsbereiche und zur Aussonderung von konstruktfremden Bereichen. Das Ergebnis ist die Angabe der Anzahl der im Test enthaltenen Faktoren (bei mehrdimensionalen Tests) zusammen mit der Gewichtigkeit des einzelnen Faktors im Test. Die Faktoren und ihre Gewichtung sollten mit dem zu Grunde liegenden Konstrukt erklärbar sein. So sollte ein Sprachentwicklungstest mit einem rezeptiven und expressiven Teil gleichen Aufgabentyps in der Faktorenanalyse idealerweise zwei Hauptfaktoren zeigen, die dann mit «Sprachverständnis» und «Sprachproduktion» tituliert werden könnten.

3.1.4 Zusammenhang zwischen den Hauptgütekriterien

Validität, Reliabilität und Objektivität stehen in einem Abhängigkeitsverhältnis. Ein nicht objektiver Test wird kaum eine optimale Reliabilität erreichen. Wenn verschiedene Auswerter durchführungs- oder auswertungsbedingt zu unterschiedlichen Testergebnissen bei einer Person gelangen, kann das Testergebnis nicht reliabel sein. Ist die Reliabilität gering, kann die Vorhersagevalidität, zum Beispiel für das Kriterium «Schulerfolg» nicht ausgeprägt sein, da der Test nur sehr ungenau den Wert eines Probanden ermittelt.

3.1.5 Nebengütekriterien

Normierung

Ein psychometrischer Test ist in der Regel normiert. Man möchte die Leistung einer zu testenden Person mit der Leistung von anderen Personen vergleichen, um zu erfahren, ob sie im Vergleich zu einer Norm gleichwertig, über- oder unterdurchschnittlich abgeschnitten hat. Um diesen Vergleich vornehmen zu können, müssen Normen für einen Test vorliegen. Diese werden in einer Untersuchung erhoben, in der der Test an einer hinreichend großen Stichprobe durchgeführt wurde. Aus diesen Testergebnissen werden Kennwerte in Form von Mittelwerten und Streuungsmaßen berechnet, die als Vergleichsbasis für die Einzelergebnisse dienen. Die Normierungsstichprobe sollte randomisiert, also zufällig zusammengestellt sein. Zur Stichprobengewinnung gibt es mehrere Möglichkeiten, zum Beispiel die Zufallsstichprobe, die Quotenstichprobe oder die Klumpenstichprobe. Bei der Zufallsstichprobe werden die Probanden zufällig aus der Grundgesamtheit aller möglichen Personen ausgewählt. Bei der Klumpenstichprobe wird ein natürlich vorhandener «Klumpen», zum Beispiel eine Kindergartengruppe untersucht. Bei der am häufigsten angewandten Methode, der Quotenstichprobe, wird anhand von verschiedenen Kriterien, beispielsweise Alter oder Geschlecht, die Grundgesamtheit in möglichst homogene Gruppen eingeteilt, zum Beispiel Vierteljahresabstände bei Kindern. Je nach Aufbau der Stichprobe sollten mehr als 100 Personen getestet werden, bei Untergruppen, zum Beispiel nach Altersschritten, muss jede Untergruppe entsprechend vertreten sein. Sie sollte repräsentativ für diejenige Population sein, für die der Test entwickelt wurde, das heißt, sie sollte in ihrer Zusammensetzung die wahren Gegebenheiten widerspiegeln. Soll beispielsweise ein Test zur Erfassung des aktiven Wortschatzes von vier- bis sechsjährigen deutschsprachigen Kindern entwickelt werden, sollte sich die Stichprobe aus Kinder aus Deutschland zusammensetzten, Jungen und

Mädchen umfassen und auch in verschiedenen Sprachregionen gezogen worden sein, um als repräsentativ für alle deutschen Kinder dieser Alterstufe gelten zu können. Aber auch andere Variablen könnten die Testergebnisse verfälschen. So hängt sicherlich die soziale Schichtzugehörigkeit mit der Größe des Wortschatzes eines Kindes zusammen und müsste bei der Stichprobenzusammensetzung berücksichtigt werden.

Vergleichbarkeit

Ein Test ist dann vergleichbar, wenn eine oder mehrere Parallelformen oder Tests mit gleichem Gültigkeitsbereich vorliegen.

Ökonomie

Von Tests erwartet man, dass der Aufwand der Testung im Verhältnis zum Nutzen steht. Ein Test ist dann ökonomisch, wenn er eine kurze Durchführungszeit beansprucht, wenig Material verbraucht, einfach zu handhaben und schnell und bequem auswertbar ist. Weiterhin gelten Tests als ökonomisch, die als Gruppentest durchführbar sind. Dies trifft auf Sprachentwicklungstests oder klinische Tests häufig jedoch nicht zu.

Nützlichkeit

«Ein Test ist dann nützlich, wenn er ein Verhaltens- oder Persönlichkeitsmerkmal erfasst, für dessen Erfassung und Beurteilung ein praktisches Bedürfnis besteht» (Lienert/Raatz, 1998, S. 13). In der Regel haben Logopädinnen und Sprachtherapeutinnen das Bedürfnis mit einem Test eine (a) eindeutige Klassifikation einer Störung zu erlangen, (b) Hinweise auf mögliche Ziele und Inhalte der Therapie von Kommunikationsstörungen abzuleiten und (c) sprachliches Verhalten auf verschiedenen Ebenen zu messen. In Bezug auf die Auswahl eines geeigneten Testverfahrens bezeichnet die Nützlichkeit eines Tests den Wert eines Testergebnisses im Vergleich zu anderen möglichen Testergebnissen ähnlicher Testverfahren.

3.2 Testkonstruktion

Bei der Konstruktion eines neuen Tests sind eine Reihe arbeitsintensiver, sorgfältig geplanter Schritte nötig, die nachfolgend beschrieben werden.

3.2.1 Von der Idee zum Test

Als Erstes definiert man die *Problemstellung*, zum Beispiel: Für einen Studiengang möchte man die den dort herrschenden Anforderungen am besten gewachsenen Studienanwärterinnen auswählen. Theoriegeleitet wird das zu messende Merkmal, nämlich «Studierfähigkeit», eingegrenzt und eine *Arbeitsdefinition* erstellt. Sicher fließt die Konzentrationsfähigkeit, der Grad der Selbstorganisation, das Vorwissen im betreffenden Fach und Ähnliches in die Definition mit ein. Es entsteht ein theoretisches *Konstrukt*, das beschreibt, was Studierfähigkeit ausmacht. Die *Zielgruppe* des Tests wird im Testentwurf festgelegt, hier: potenzielle Studierende. Der *Zweck* des Tests ist die Einteilung von Studiengangsbewerbern in diejenigen mit hoher Studierfähigkeit und damit voraussichtlich gutem Studienerfolg, und solchen, bei denen dies nicht der Fall sein könnte. Danach wird die *Auswahl der Testart* getroffen. Man könnte an Fragebögen, standardisierte Beobachtungen oder Interviews denken. Damit verbunden ist die *Auswahl und Konstruktion von Items*, den einzelnen Testaufgaben. Nehmen wir an, wir entscheiden uns für einen schriftlichen Test in Form eines Fragebogens. Nun müssen Fragen konstruiert werden, die möglichst repräsentativ in Bezug auf das zu erfassende Merkmal «Studierfähigkeit» sind.

Der Testentwurf wird nun an einer ausreichend großen Stichprobe evaluiert. Manche Autoren nennen hier eine Mindestgröße von 100 Personen (Mendoza/ Stafford/Stauffer, 2000). Anhand dieser Stichprobe wird eine *Verteilungsanalyse* der Items durchgeführt. Vor der eigentlichen Itemanalyse sollte anhand der Rohdaten, die zur Überprüfung des Tests erhoben wurden, eine Betrachtung der Itemverteilungen vorgenommen werden. Man sucht hier nach Boden- und Deckeneffekten. Tritt ein *Bodeneffekt* auf (linkssteile Verteilung), sind die Items zu leicht, tritt ein *Deckeneffekt* (rechtssteile Verteilung) auf, sind die Items zu schwer. Boden- und Deckeneffekte in einem Test wirken sich besonders an den Rändern des Geltungsbereiches aus – so etwa in einem Entwicklungstest für Drei- bis Fünfjährige bei den gerade Dreijährigen und gerade noch Fünfjährigen. Im unteren und oberen Bereich der Merkmalausprägung im Bereich «Sprachfähigkeit» wäre dann keine genaue Differenzierung mehr möglich. Es werden Itemschwierigkeit und Trennschärfe für jedes einzelne Item mit statistischen Verfahren berechnet, wenig trennscharfe und zu leichte und zu schwere Items werden eliminiert oder modifiziert. Eventuell muss der Test nun durch neue Items ergänzt werden, um noch messgenau zu sein. Anschließend werden die *primären Gütekriterien* bestimmt. Es sind grundsätzlich verschiedene Arten der Validierung denkbar, leider werden nur in den seltensten Fällen alle erhoben werden. Es sollten aber zumindest ein konstrukvalidierendes Verfahren und noch ein oder zwei Kriterien eingesetzt und geprüft werden. Der bisherige Lernerfolg in Schule oder Ausbildung könnte ein solches Außenkriterium in Zusammenhang mit Studierfähigkeit sein. Anhand der gewonnen Informationen sollte der Test revidiert und erneut einer psychometrischen Prüfung unterzogen werden. Wenn die Testendform vorliegt, werden *Normen* an einer möglichst repräsentativen Stichprobe erhoben, zum Beispiel an Abiturienten, die sich für ein Studium entschieden haben. Durch die so erfolgte *Eichung* können nun Bereiche festgelegt werden, die als unterdurchschnittliche, durchschnittliche und überdurchschnittliche Studierfähigkeit gelten. Um den Test zu veröffentlichen, muss das Vorgehen bei der Testdurchführung und -auswertung genau beschrieben und in einem sogenannten *Manual oder Handbuch* zusammengefasst werden. Die Daten der Normierung und der Überprüfung der Gütekriterien werden ebenfalls im Handbuch beschrieben, um der Anwenderin eine Prüfmöglichkeit zu geben.

3.2.2 Darstellung der Testergebnisse

Testergebnisse einer einzelnen befragten Person werden anhand der vergleichbaren Gruppe der Normstichprobe in verschiedene Normwerte umgerechnet, zum Beispiel T-Werte oder Prozentränge. Die Berechnung der aus der Normierung gewonnenen Normwerte erfolgt anhand der Normalverteilung, der Gauß'schen Glockenkurve, die eine wichtige Bezugsgröße für statistische Berechnungen darstellt (s. **Abb. 3-1**). Ziel ist es, die Rohwerte in ein aussagekräftiges Vergleichsmaß zu transformieren. Alle Transformationsmaße haben Vor- und Nachteile in ihrer Genauigkeit. Die Prozentrangskala differenziert beispielsweise in den Randbereichen (hohe und niedrige Prozentränge) eher ungenau. Deshalb empfiehlt es sich, bei der Angabe von verschiedenen Normskalen in einem Test die Ergebnisse zu vergleichen.

Rohwerte nennt man die Testergebnisse eines einzelnen Probanden, zum Beispiel in Form einer Punktgesamtsumme für alle richtigen Antworten in einem Test. Der Rohwert ist die Ausgangsbasis für die Umrechnung (Transformation) in andere Verteilungsmaße, beispielsweise in Prozentränge oder T-Werte. Diese Umrechnungen dienen der Vergleichbarkeit des Einzelwertes mit der Norm bzw. des Testwerts mit den Ergebnissen von anderen Tests mit ähnlichem Validitätsbereich.

Prozentränge (PR) geben die relative Position eines Probanden innerhalb einer Häufigkeitsverteilung an. Die Rohwerte werden in eine 100er Skala umgerechnet. So informiert ein PR darüber, wie viel Prozent der Kinder der Vergleichsgruppe in der Normstichprobe einen Testwert erzielten, der unter bzw. über dem Testwert des untersuchten Kindes liegt. Mit Prozenträngen darf nicht mathematisch operiert werden, weil die Prozentrangskala in den Extrembereichen einen größeren Werteabstand aufweist als im Mittelbereich (vgl. **Abb. 3-1**).

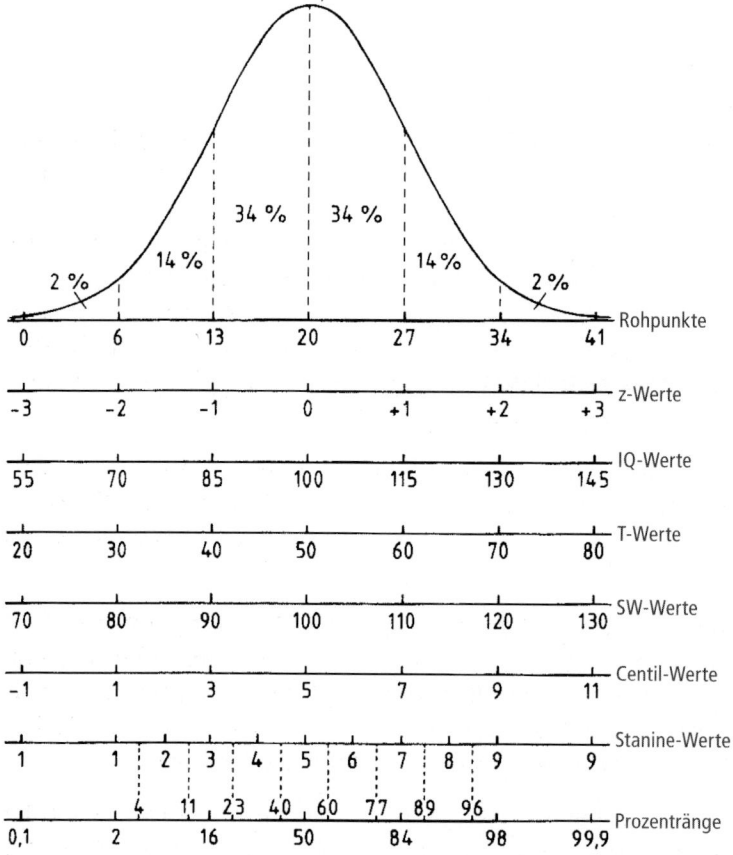

Abbildung 3-1: Darstellung der gebräuchlichsten Normen (Stelzl, 1993, S. 58).

T-Werte sind Standardmaße mit einem Mittelwert von 50 und einer Standardabweichung von 10. T-Werte werden durch Transformation eines Prozentranges oder eines Rohwertes errechnet. Auf der T-Wert-Skala entsprechen gleiche Abstände gleichen nummerischen Differenzen. Mit T-Werten darf also gerechnet werden. T-Werte werden in der Regel folgendermaßen verbalisiert:

T-Wert > 70:   weit überdurchschnittlich

T-Wert 61–69:   überdurchschnittlich

T-Werte 40–60:   durchschnittlich

T-Wert 30–39:   unterdurchschnittlich

T-Wert 20–29:   weit unterdurchschnittlich.

Vertrauensintervall (Konfidenzintervall). Da jeder Kennwert mit einem Messfehler behaftet ist, werden bei der Testentwicklung die Standardschätzfehler berechnet. Der Standardschätzfehler gibt an, welche Abweichung nach oben oder unten (Vertrauensintervall) man bei der Interpretation jedes Testwertes infolge der Unzuverlässigkeit des Testes berücksichtigen muss. Auf der Basis der Vertrauensintervalle werden dann sogenannte Prozentrang- oder T-Wertbänder ermittelt. Der gesuchte wahre (Test-) Wert einer Person entspricht also nicht einfach ihrem Prozentrang oder T-Wert, sondern liegt innerhalb des angegebenen Vertrauensintervalls mit einer bestimmten Wahrscheinlichkeit.

Stanine-Werte sind eine Transfomation der Rohwerte in neun Kategorien (standard nine). Diese Art der Transformation wird bei stetig steigenden Werten benutzt, zum Beispiel bei der Beurteilung der durchschnittlichen Äußerungslänge eines Kindes.

Cut-off-Werte sind Trennpunkte bzw. kritische Werte. Personen mit Werten oberhalb des Cut-off-Points erhalten eine andere diagnostische Zuweisung (und Behandlung) als die Personen mit Werten unterhalb des Cut-off-Wertes. Cut-off-Werte sind zum Beispiel in Entwicklungstests feststehende Testwerte, unterhalb deren die Entwicklung einer Testperson als gestört angesehen wird.

Motorikquotient. Ein in einem Testverfahren errechneter Motorikquotient (MQ) beschreibt den Entwicklungsstand einer Person relativ zur Vergleichsstichprobe, zum Beispiel zu Altersnormen.

C-(Centil-)Werte. Transformationsmaß mit einem Mittelwert von 5 und einer Standardabweichung von 2.

3.3 Störvariablen

Um bei einer Testung realistische Ergebnisse zu erhalten, ist ein entsprechendes Wissen über Störvariablen im Prozess einer Testdurchführung vonnöten. Den

ersten Störfaktor stellt die *Testsituation* selbst dar. Situationsbedingte Einflussfaktoren, wie zum Beispiel Tagesform des Probanden, die An- oder Abwesenheit
von Bezugspersonen, die äußere Umgebung, in der getestet wird, wirken sich
auf die Ergebnisse aus. Die Einrichtung oder Institution der die Testleiterin
angehört und deren Zielsetzung und Präferenz hat Einfluss auf die Testauswahl
und Durchführung. Eine weitere Störvariable stellt die *Testleiterin* selbst dar,
denn Testanwenderinnen unterscheiden sich hinsichtlich ihrer Persönlichkeit,
ihrer Erfahrung/Urteilsicherheit und ihrer diagnostischen Ausrichtung. Hinzu
kommt die *Interaktion zwischen Diagnostiker und Proband*. Hier können auch
Sympathie und Antipathie eine Rolle spielen und die Vertrauensbasis stören bzw.
fördern. Die *Informationsverarbeitung* ist von den unterschiedlichsten Variablen abhängig. Neben der Tagesform bei der Informationsaufnahme spielen die
Menge der Informationen und Reihenfolgeeffekte sowohl beim Testenden als
auch beim Getesteten eine Rolle. Ebenso wirken sich der Kontext eines Tests oder
die bereits vorhandene Vorinformation des Probanden auf das Testergebnis aus.
Beim *Probanden* selbst finden wir unterschiedliche Grade von Leistungsmoti-
vation, Störungsbewusstsein und Frustrationstoleranz sowie unterschiedliche
Persönlichkeitsstrukturen. Auch die Art und die Bedeutsamkeit der Symptome
für den Probanden selbst haben Einfluss auf das Testergebnis.

Erst im Wissen um mögliche Störvariablen und deren kritischem Einbezug
ist es möglich, eine differenzierte Interpretation von Testergebnissen vorzunehmen.

4 AAT – Aachener Aphasie Test

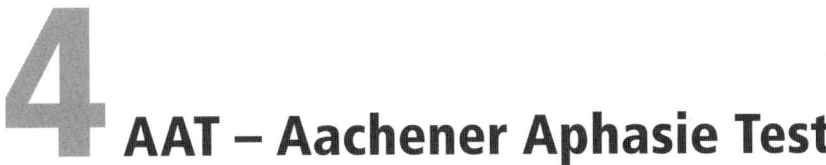

W. Huber, K. Poeck, D. Weniger, K. Willmes
(Hogrefe, Göttingen 1983)

4.1 Testart

Klinischer Test zur Feststellung, Klassifikation und Bestimmung des Schweregrads einer Aphasie.

4.2 Geltungsbereich

Die Autoren machen keine Angaben. Die Normstichprobe erstreckt sich jedoch
auf Personen zwischen 21 und 70 Jahren.

4.3 Testmaterial

Im Testkoffer befinden sich mehrere Protokollbögen, eine CD mit Demonstra-
tionen zur Bewertung der Spontansprache, ein Ordner mit den dazugehörigen
Aufgaben der einzelnen Subtests, Farbplättchen für den Token-Test sowie Buch-
stabenplättchen für den Subtest «Schriftsprache» und das Manual. Zusätzlich
wird ein Kassettenrekorder und eine leere Kassette benötigt.

4.4 Testaufbau

Der AAT gliedert sich in sechs Subtests:

- **Spontansprachanalyse:** Mittels semistrukturierten Interviews werden das Kommunikationsverhalten, die Artikulation und Prosodie, die automatisierte Sprache und die semantische, phonematische und syntaktische Struktur bewertet.

- **Token-Test:** Bestehend aus den Teilen I–V (50 Items). Er gibt erste Auskünfte über das Vorliegen und den Schweregrad einer Aphasie. Für erfahrene Testleiterinnen ist eine Differenzierung von aphasischen und kognitiven (Gedächtnis- und Aufmerksamkeitsstörungen) Defiziten möglich. Der Patient soll auf die vor ihm liegenden farbigen Vierecke und Kreise in der von der Therapeutin verbal vorgegebenen Reihenfolge zeigen bzw. in Teil V die Plättchen bewegen.

- **Nachsprechen:** Bestehend aus Lauten, einsilbigen Wörtern, Lehn- und Fremdwörtern, zusammengesetzten Wörtern und Sätzen (50 Items).

- **Schriftsprache:** Bestehend aus lautem Lesen, Zusammensetzen nach Diktat und Schreiben nach Diktat (30 Items).

- **Benennen:** Bestehend aus einfachen Nomina, Adjektiven, Nomina Komposita, Situationen und Handlungen (40 Items).

- **Sprachverständnis:** Bestehend aus auditivem Sprachverständnis und Lese-Sinn-Verständnis (40 Items).

Der AAT wird als Einzeltest durchgeführt. Der Subtest «Schriftsprache» und der Token-Test sind auch als Screening für das Vorliegen/Nicht-Vorliegen einer Aphasie durchführbar.

4.5 Grundkonzept

Die Autoren definieren Aphasie als eine zentrale Sprachstörung, die linguistisch als eine Beeinträchtigung der verschiedenen Komponenten des Sprachsystems zu beschreiben ist. Aphasische Störungen erstrecken sich dabei auf alle sprachlichen Modalitäten (Sprechen, Verstehen, Lesen, Schreiben). In ersten Untersuchungen über aphasische Syndrome wurden charakteristische Leitsymptome erarbeitet, deren sprachstrukturelle Merkmale bestimmt und nach sprachlichen Beschreibungsebenen gegliedert. Diese dienen im AAT als Grundlage für die Beurteilung der Spontansprache. Die Basis des Tests ist demnach die analysierte Pathologie des Sprachsystems von Aphasikern. Mit dem AAT ist zunächst feststellbar, ob eine Aphasie vorliegt oder nicht. Er differenziert zwischen verschiedenen Aphasieformen (Standardsyndrome und Nicht-Standardsyndrome) und einigen nicht-klassifizierbaren Aphasien. Die aphasischen Störungen werden in den einzelnen sprachlichen Modalitäten (Spontansprache, Nachsprechen, Benennen, Sprachverständnis, Schriftsprache) erfasst. Anhand eines Leistungsprofils bestimmt der Test den Schweregrad der aphasischen Störung, außerdem beschreibt er die aphasische Störung auf den eingangs definierten Ebenen (Phonologie, Lexikon, Syntax, Semantik).

4.6 Manual

Das Manual ist übersichtlich gestaltet und leserfreundlich formuliert.

4.7 Durchführung

Der Test kann vier bis sechs Wochen nach dem Ereignis erstmalig zur Diagnosestellung angewandt und anschließend in Jahresabständen zwecks Verlaufskontrolle genutzt werden. Die Instruktionen für die Testleiterin und nähere Erläuterungen zur Durchführung befinden sich im Manual. Ausschlusskriterium für die Durchführung des AAT ist die Bettlägerigkeit des Patienten. Der Test ist komplett, möglichst in einer Sitzung, durchzuführen. Für einzelne Subtests existieren Abbruchkriterien. Die Reihenfolge der Subtest ist festgelegt. Tonbandaufnahmen sind für alle Subtests zur expressiven Sprache erforderlich.

Spontansprache: Der Patient soll über die Themen Krankheit bzw. derzeitige Situation, Beruf, Leben, Familie und Hobbys möglichst frei erzählen. Eingeleitet oder ggf. geleitet wird das Gespräch durch offene Fragen zu jedem einzelnen Bereich durch die Therapeutin. Es sollten alle Bereiche berücksichtigt werden, da die Ausprägung der Symptome aufgrund von emotionaler Beteiligung oder durch für den Patienten hochfrequente Begriffe innerhalb eines Themenbereichs stark variieren kann.

Token-Test: Der Patient soll auf die vor ihm liegenden farbigen Vierecke und Kreise in der von der Therapeutin verbal vorgegebenen Reihenfolge zeigen bzw. in Teil V die Plättchen bewegen.

Nachsprechen: Der Patient soll die von der Testleiterin verbal vorgegebenen Laute, einsilbigen Wörter, Lehn- und Fremdwörter, zusammengesetzte Wörter und Sätze nachsprechen.

Schriftsprache: Überprüft werden hier die Übertragungsleistungen von der visuellen in die artikulatorisch-motorische Modalität und von der auditiven in die taktil(grapho)motorische Modalität. Ferner wird die Umsetzung von phonematischer in graphematische Information verlangt. Weiterhin können durch diesen Subtest reine Sprechstörungen von Sprachstörungen abgegrenzt werden.

Lautes Lesen: Der Patient soll die vor ihm liegenden Wörter und Sätze laut lesen.

Zusammensetzen nach Diktat: Der Patient soll Buchstaben bzw. Wortplättchen auf eine vor ihm liegende Vorlage legen und dann mit den Plättchen die von der Therapeutin verbal vorgegebenen Wörter/Sätze nachlegen.

Schreiben nach Diktat: Der Patient soll die von der Therapeutin verbal vorgegebenen Wörter bzw. Sätze niederschreiben.

Benennen: Der Patient soll die vor ihm liegenden Abbildungen benennen.

Sprachverständnis: Der Patient soll infolge eines verbalen bzw. schriftlichen Stimulus auf das jeweils dazu passende Bild zeigen.

4.8 Auswertung

Bei den Subtests *Nachsprechen, Schriftsprache, Benennen* und *Sprachverständnis* erfolgt eine Bewertung der erbrachten Leistungen auf einer 4-stufigen Skala (0 = keine Ähnlichkeit mit der Zielform bis 3 = keine Störung). Die Summe der erzielten Punkte ergibt den Rohwert, der für alle oben genannten Subtests separat ermittelt wird. Die Rohwerte der einzelnen Subtests können mittels Tabellen in Prozentränge, Stanine-Werte (zur Bestimmung des Schweregrades der Aphasie) und Terzile (für den Schweregrad des diagnostizierten Syndroms) sowie T-Werte für ein T-Wert-Leistungsprofil übertragen werden. Beim *Token-Test* erfolgt eine Bewertung lediglich in richtig oder falsch, hier werden im Gegensatz zu den oben aufgeführten Subtests die fehlerhaften Leistungen addiert, die dann den Rohwert für diesen Subtest ergeben. Bei der *Spontansprachanalyse* wird zur Auswertung der sechs Kategorien eine 5-stufige Skala für den Grad der Beeinträchtigung verwendet. Die Werte werden in den Protokollbögen übertragen.

Eine genaue Auswertung der so gewonnenen Werte hinsichtlich der Syndromklassifikation und der Schwere der Störung kann entweder mittels der in der

Handanweisung vorhandenen Tabellen oder mithilfe einer Computersoftware durchgeführt werden. Auswertungsbeispiele finden sich auf der CD und im Handbuch.

4.9 Gütekriterien

Objektivität. Die Durchführungsobjektivität darf bei strikter Einhaltung der Durchführungsanweisung als gegeben betrachtet werden.

Die Interrater-Reliabilität wurde anhand der Auswertung von 48 Spontansprachanalysen und je zwölf Protokollen der Bereiche Nachsprechen, Benennen und Schriftsprache durchgeführt. Die Ergebnisse für die Spontansprachanalyse lagen bei 80 Prozent Übereinstimmung, für die anderen Bereiche zwischen 92 und 99 Prozent. Auf eine Überprüfung der Auswertungsobjektivität für die Bereiche Token-Test und Sprachverständnis wurde verzichtet, da die Reaktionen der Patienten aufgrund der Testkonstruktion eindeutig protokollierbar sind.

Reliabilität. Die Stichprobe zur Ermittlung des Konsistenzkoeffizienten nach Hoyt bestand aus 120 Patienten (40 pro Standardsyndrom). Die Koeffizienten für die Gesamtgruppe lagen hierbei zwischen $r_{tt} = .93$ und $r_{tt} = .99$. Zur Bestimmung der Retest-Reliabilität wurde der AAT in einem zweitägigen Untersuchungsabstand bei 40 Patienten (10 pro Standardsyndrom) durchgeführt. Die Interkorrelation der Leistungen lag zwischen $r_{tt} = .83$ und $r_{tt} = .99$, was auf eine gute Retest-Reliabilität hindeutet.

Validität. Zur Bestimmung der Konstruktvalidität des AAT wurden eine Faktorenanalyse und eine Clusteranalyse berechnet sowie eine multidimensionale Skalierung vorgenommen. Die Hauptkomponentenanalyse ergab, dass aphasische Störungen generell multimodal ausgeprägt sind, das heißt, dass bei Aphasiepatienten meistens mehrere Modalitäten betroffen sind und selten nur eine einzige. Es zeigten sich hauptsächlich hohe Ladungen bei den sprachspezifischen im Gegensatz zu den sprechspezifischen Übungen, was darauf hindeutet, dass der AAT vor allem sprachspezifische Merkmale erfasst. Bei der Clusteranalyse ergaben sich Überschneidungen für die Untertests «Benennen» und «Schriftsprache», das heißt, diese beiden Untertests erfassen teilweise dasselbe Konstrukt. Insgesamt ließ sich die Struktur der Untertests jedoch bestätigen. Die differenzielle Validität wurde durch eine Diskriminanzanalyse berechnet. Die Ergebnisse zeigen, dass 92,2 Prozent der Personen korrekt eingestuft wurden. Es kann also angenommen werden, dass der AAT gut differenziert zwischen Personen mit und ohne Aphasie. Bezüglich der vier Standardsyndrome konnten mit dem Verfahren 85,8

Prozent der Personen dem jeweils zutreffenden Syndrom zugeordnet werden. Der AAT verfügt also insgesamt über eine gute Konstruktvalidität und weist eine zufrieden stellende Diskriminierungsfähigkeit zwischen Aphasiepatienten und anderen Personen auf.

Normen. Die Normierung des AAT erfolgte an 376 aphasischen und 100 nicht-aphasischen Kontrollpatienten. Maßgebliche Auswahlkriterien für die Zusammensetzung der Stichprobe waren eine vaskuläre Äthiologie und ein Alter unter 70 Jahren.

Ökonomie. Die Testzeit beträgt laut Autoren 60 bis 90 Minuten. Eigene Erfahrungen mit dem AAT zeigen, dass bei bestimmten Patientengruppen erheblich mehr Zeit einberechnet werden sollte. Die Auswertungszeit soll 30 bis 60 Minuten betragen. Bei Verwendung des Testauswertungsprogrammes scheint diese Angabe angemessen. Ist aber ein eigenständiges Ausrechnen der T-Werte nötig, dauert die Auswertung wesentlich länger. Der Einarbeitungsaufwand für das Manual ist relativ hoch. Der Anschaffungspreis beträgt 418 Euro, die Software zusätzlich 166 Euro.

Tabelle 4-1. Vor- und Nachteile des AAT.

Vorteile	Nachteile
• Abgrenzung: Aphasie – andere Störung	• Für Patienten mit Sehstörungen ist das Material zum Teil ungeeignet
• Klassifikation von Aphasien	
• Schweregradbestimmung	• Bei schweren Aphasien ist die Durchführungsdauer deutlich über dem angegebenen Wert
• Quantifikation der Störungen innerhalb der Modalitäten	
• standardisiert und normiert	• Der Test differenziert nicht gut bei sehr schweren sowie sehr leichten Aphasien
• akzeptabler Zeitraum in Durchführung und Auswertung	• Der Test bezieht sich auf die Standardsyndrome und vernachlässigt die nicht-klassifizierbare Aphasien
• Existenz von Abbruchkriterien	
• Einsatzbereich: postakute und chronische Phase	• Die Normierung und Standardisierung ist veraltet
	• kein Test für die Akutphase
	• keine alltagstypischen Situationen

4.10 Kommentar

Der AAT ist ein psychometrisch valides Standardinstrument in der postakuten und chronischen Phase einer aphasischen Störung. Die Kritik am AAT bezüglich der fehlenden Erfassung von Aphasien in der Akutphase und der mangelhaften Durchführbarkeit bei schweren Aphasien, der Nicht-Berücksichtigung nicht-klassifizierbarer bzw. von der Standardsyndromeinteilung abweichender Störungen und der fehlenden Analyse kommunikativer Fähigkeiten im Alltag sind hinlänglich diskutiert worden und bekannt. Das Wissen um die Grenzen des AAT erfordert von der Testleiterin eine patientenspezifische Testauswahl und gegebenenfalls die Ergänzung durch andere Verfahren. Der Test ist insgesamt sinnvoll für die Diagnostik von Aphasien der aphasischen Standardsyndrome und erfüllt die von den Autoren gesteckten Ziele im vorgegebenen Theorierahmen. In der Akutphase einer aphasischen Störung kann bereits auf neuere speziell für diesen Bereich konzipierte Tests zurückgegriffen werden (s. **Tab. 4-1**).

Verfasserinnen: Bettina Büssing, Viola Kalthöner.

5 ACL – Aphasie-Check-Liste

E. Kalbe, N. Reinhold, U. Ender, J. Kessler,
unter Mitarbeit von M. Brand
(ProLog, Köln 2002)

5.1 Testart

Klinischer Test zur Feststellung einer Aphasie und ihres Schweregrades in allen Erkrankungsphasen.

5.2 Geltungsbereich

Keine Angaben. Laut Manual eignet sich die ACL für Erwachsene mit neurologischen Erkrankungen unabhängig von ihrer Ursache.

5.3 Testmaterial

Das Testmaterial besteht aus den ACL-Vorlagen, einem Protokollheft für den Testleiter, einem Testheft für den Patienten, Schrift- und Zahlenkärtchen sowie aus zwei Auswertungsschablonen für die Subtests «Aufmerksamkeit» und «Logisches Denken» in einem Ringordner. Zusätzlich werden noch eine Stoppuhr oder eine Uhr mit Sekundenzeiger und ein Bleistift benötigt.

5.4 Testaufbau

Die ACL besteht aus einem längeren sprachlichen Teil und einem kürzeren neuropsychologischen Teil. Der *sprachliche Teil* geht dem neuropsychologischen voran und umfasst folgende Subtests in der Reihenfolge: Reihensprechen, Verständnis von Handlungsanweisungen, Farb-Figuren-Test, Wortflüssigkeitsaufgabe, Benennen, Lesen, Lesesinnverständnis, auditives Verständnis, Schreiben nach Diktat, Nachsprechen, Beurteilung der verbalen Kommunikationsfähigkeit, Zahlen Lesen, Schreiben und Nachsprechen. Die Anzahl der Items pro Subtest variiert zwischen zwei und zehn. Die je sechs Items der Subtests Benennen, Lesen, Lesesinnverständnis, auditives Verständnis, Schreiben nach Diktat und Nachsprechen setzen sich aus der Prüfung von zwei Nomen, zwei Verben und zwei Sätzen zusammen. Sie sind hinsichtlich ihrer Frequenz, Silbenstruktur und Prosodie parallelisiert. Damit sind die Anforderungen in den genannten Subtests vergleichbar.

Der *neuropsychologische Teil* umfasst die drei Subtests Gedächtnis, Aufmerksamkeit und logische Reihen. Im Subtest Gedächtnis werden sowohl das kurzfristige als auch das längerfristige Merken überprüft (sofortiger Gedächtnisabruf und Abruf mit zehnminütiger Verzögerung). Im Aufmerksamkeitstest, der den d2-Test (Brickenkamp, 1994) zum Vorbild hat, werden zum einen die Bearbeitungsgenauigkeit und zum anderen das Bearbeitungstempo erfasst. In den logischen Reihen, die den non-verbalen Intelligenztests nachempfunden sind, geht es um eine Prüfung der (logischen) Denkfähigkeit.

5.5 Grundkonzept

Sowohl der Testaufbau als auch die Itemauswahl basieren auf der Annahme, dass aphasische Symptome in allen Sprachmodalitäten und auf allen linguistischen Ebenen auftreten können. Damit folgt die ACL der klassischen Definition von Aphasien (vgl. Huber/Ziegler, 2000). Im Gegensatz dazu werden jedoch keine Leitsymptome oder typische Symptomkonstellationen angenommen, die Aphasiesyndrome definieren. Daher ist es mit der ACL auch nicht möglich, ein Aphasiesyndrom zu bestimmen. Zum Konzept der ACL gehört es jedoch, über die sprachlichen Fähigkeiten hinaus auch diejenigen neuropsychologischen Funktionen zu erfassen, die sprachliche Leistungen beeinflussen können. Dazu gehören das Gedächtnis, die Aufmerksamkeit und das logische Denken. Zusätzlich wird berücksichtigt, dass Aphasien häufig mit Störungen der Zahlenverarbeitung verbunden sind (Claros Salinas/Willmes, 2000).

5.6 Manual

Das Manual enthält eine Einleitung, einen kurzen Überblick über die Aphasiediagnostik, eine ausführliche Beschreibung der ACL sowie eine Anleitung zur Testdurchführung und -auswertung. Diese wird anhand eines Fallbeispiels illustriert.
Im Anhang sind noch einige teststatistische Tabellen und Bewertungsbeispiele
wiedergegeben. In der ausführlichen Beschreibung werden die Entwicklung der
ACL und ihre methodische Überprüfung dargestellt.

5.7 Durchführung

Für die Durchführung der einzelnen Subtests liegen genaue Instruktionen vor.
Die Reihenfolge, in der die Subtests durchzuführen sind, ist ebenfalls festgelegt.
Damit ist die ACL komplett standardisiert. Für jeden Subtest existiert eine Beschreibung, in der erläutert wird, welche Anforderungen an den Testleiter und
an den Patienten gestellt werden. Obwohl die Instruktionen nichts darüber aussagen, ist zu empfehlen, alle Subtests in einer einzigen Sitzung durchzuführen.
Da keine Abbruchkriterien vorliegen, ist jeder Subtest vollständig zu erheben. In
den Durchführungsbestimmungen bleibt unklar, ob eine orientierende Untersuchung mit ausgewählten Subtests (Screening-Verfahren) möglich ist. Der kritische Wert zur Bestimmung des Vorliegens einer Aphasie deutet jedoch darauf
hin, dass – wenn überhaupt – nur einige der (sprachlichen) Subtests als Screening
eingesetzt werden können.

5.8 Auswertung

Es handelt sich um eine quantitative Auswertung durch Vergabe von Punkten pro
Item (je nach Subtest 0 Punkte bis max. 3 Punkte). Bei expressiven Aufgaben ge-
hen lautliche Abweichungen, die eindeutig Sprechstörungen zugeordnet werden,
nicht in die Bewertung ein. Im Subtest «Wortgenerierung» werden die Rohwerte
altersabhängig umgerechnet und die Ergebnisse ins Profilblatt übertragen, um ein
Sprachprofil zu erstellen. Die Beschreibung enthält außerdem Cut-off-Werte für
Beeinträchtigungen und Beeinträchtigungsschweregrade der einzelnen Subtests.
Im Manual findet sich zudem ein kritischer Wert (S. 16), der zur Entscheidung
«Aphasie versus keine Aphasie» herangezogen werden kann. Dieser Wert setzt
sich aus den Ergebnissen der wichtigsten Subtests des Sprachteils zusammen und
darf bei Vorliegen einer Aphasie nicht überschritten werden.

Zur Auswertung der neuropsychologischen Tests wird die Anzahl der richtig gelösten Aufgaben gezählt. So wird im Gedächtnistest die Anzahl der richtig erinnerten Items von der Anzahl der falsch erinnerten Anzahl subtrahiert. Im Aufmerksamkeitstest werden zunächst alle bearbeiteten Items bestimmt. Davon werden Auslassungen und falsch angekreuzte Items abgezogen. Bei den logischen Reihen wird die Anzahl der richtig gelösten Reihen ermittelt. Die Auswertung des Aufmerksamkeitstests und der logischen Reihen wird durch zwei mitgelieferte Auswertungs-Schablonen vereinfacht. Für die neuropsychologischen Tests existieren ebenfalls (unterschiedliche) Cut-off-Werte, die Auskunft darüber geben, ob neuropsychologische Störungen vorliegen.

Es ist anhand der erhobenen Daten möglich, Aussagen über das Vorliegen einer Aphasie (Gesamtpunktzahl der sprachlichen Untertests < 135 und wenn mindestens jeweils ein Bereich der Sprachverständnisaufgaben und Sprachproduktion beeinträchtigt ist), über das Vorliegen einer zentralen Sprechstörung (wenn nur Sprachproduktion betroffen), den Schweregrad der Aphasie (schwer, mittel, leicht, anhand des Sprachprofils) und das Vorliegen einer isolierten Lese-/Schreibstörung als Hinweis auf eine Alexie bzw. Agraphie zu treffen. Hinweise auf neurodegenerativ-demenzielle Anteile der Sprachstörung legen eine weitere neuropsychologische Testung nahe.

5.9 Gütekriterien

Objektivität. Da sowohl die Durchführung als auch die Auswertung der ACL standardisiert sind, ist das Kriterium der Objektivität erfüllt.

Reliabilität. Die Retest-Reliabilität des sprachlichen Teils und die Interrater-Reliabilität für die Beurteilung der verbalen Kommunikationsfähigkeit sind mit Werten zwischen .55 und .91 im mittleren bis hohen Bereich. Lediglich für die Subtests «Reihensprechen» und «Handlungsanweisungen» ergeben sich keine signifikanten Retest-Reliabilitätswerte. Die Gesamthomogenität für den sprachlichen Teil ist mit einem Wert von .45 zufriedenstellend. Die Interrater-Reliabilität wird nur für den Untertest «Verbale Kommunikationsfähigkeit» angegeben.

Validität. Es werden überwiegend hohe Korrelationen zwischen ACL und korrespondierenden AAT Subtests berichtet. Somit liegt eine zufrieden stellende Konstruktvalidität vor. Die Wortgenerierungsaufgabe, der Aufmerksamkeitstest und die logische Reihen ergaben einen signifikanten Alterseffekt. Dieser wurde durch eine altersabhängige Punktauswertung berücksichtigt. Ansonsten waren keine Alters-, Bildungs- und Geschlechteffekte nachweisbar.

Normen. Eine Kontrollgruppe (106 gesunde, sprachunauffällige Probanden) und eine Aphasikergruppe (168 Personen mit akuten bzw. chronischen Aphasien unterschiedlicher Ätiologie) wurden innerhalb von zehn Monaten in zehn verschiedenen Kliniken und Aphasikerzentren getestet. Eine vorherige Schulung der beteiligten Therapeuten wurde vorgenommen. Erwartungsgemäß ergaben sich für die Kontrollprobanden in allen Subtests (mit Ausnahme der Wortflüssigkeitsaufgabe) Deckeneffekte. Im Gegensatz dazu zeigten die Personen mit einer Aphasie sehr heterogene Leistungen, die im Vergleich zu den Leistungen der Kontrollprobanden signifikant schlechter waren.

Ökonomie. Die Testzeit beträgt laut Autoren 30 Minuten. Nach eigener Erfahrung beträgt die Testzeit etwa 45 bis 50 Minuten. Die Testauswertungszeit wird im Manual nicht angegeben, nach eigener Erfahrung werden ca. 30 Minuten benötigt. Die Kosten für die ACL betragen 230 Euro. Der Einarbeitungsaufwand liegt bei ca. drei Stunden. Die ACL ist zeitsparend auswertbar. Sie erfordert keine langwierige Einarbeitung in die Auswertung und keine spezielle Auswertungssoftware.

5.10 Kommentar

Die ACL ist bei allen neurologischen Störungsbildern unabhängig von der Erkrankungsdauer anwendbar, und eine Überprüfung neuropsychologischer Funktionen ist möglich. Es resultiert ein Leistungsprofil für alle Sprachmodalitäten sowie für einige Aspekte der Zahlenverarbeitung. Es handelt sich um ein zeitökonomisches Testverfahren, allerdings ist die ACL im Vergleich zum Token-Test (Orgass, 1976a; 1976b) für die bloße Entscheidung «Aphasie versus keine Aphasie» zu zeitaufwendig.

Die Testmaterialien sind leicht transportierbar und können daher am Krankenbett eingesetzt werden. Einige Subtests setzen jedoch ein sehr gutes Instruktionsverständnis voraus, was den Einsatz bei schweren Aphasien einschränkt.

Im Subtest «Zahlenverarbeitung» fehlen Items zu den Grundrechenarten sowie zum Umgang mit der Uhr und mit Geld. Bei Verwendung der ACL als Verlaufsdokumentation ist die Änderungssensitivität unklar. Die vierstufige Ratingskala ist ein grobes Raster, mit dem kleine Fortschritte nicht erhoben werden können. Als Ausgangspunkt für die Planung einer (störungsspezifischen) Therapie ist die Anzahl der Items in den Subtests zu gering, hier ist ergänzend der Einsatz anderer Testverfahren nötig (s. **Tab. 5-1**).

Tabelle 5-1. Vor- und Nachteile der ACL.

Vorteile	Nachteile
• zeitökonomische Erfassung wesentlicher Symptome der Aphasie	• bei schweren Aphasien nur bedingt einsetzbar
• standardisierter Test	• Im Subtest Zahlenverarbeitung fehlen Items zu den Grundrechenarten, zum Umgang mit der Uhr und mit Geld
• Erfassung assoziierter kognitiver Fähigkeiten	
• erste Hinweise bzgl. weiterer neurologischer Störungen (Alexie, Agraphie) erhältlich	• Bei Verwendung der ACL als Verlaufsdokumentation ist die Änderungssensitivität unklar
• Anwendung in akuter und chronischer Phase möglich	• Eine störungsspezifische Therapieplanung ist nur eingeschränkt möglich
• Schweregradeinteilung möglich	• Keine Abbruchkriterien, was zu einer verlängerten Durchführungszeit bei schwer Betroffenen führt
	• zu geringe Itemzahl in den einzelnen Subtests

Literatur

Brickenkamp, R. (1994): Test d2. Aufmerksamkeits-Belastungs-Test. Hogrefe, Göttingen.

Claros Salinas, D.; Willmes, K. (2000): Störungen der Zahlenverarbeitung. In: Sturm, W.; Herrmann, W.; Wallesch, C. W. (Hrsg.): Lehrbuch der klinischen Neuropsychologie. Swets & Zeitlinger, Lisse: 521–536.

Huber, W.; Ziegler, W. (2000): Störungen von Sprache und Sprechen. In: Sturm, W.; Herrmann, W.; Wallesch, C. W. (Hrsg.): Lehrbuch der Klinischen Neuropsychologie. Swets & Zeitlinger, Lisse: 562–511.

Orgass, B. (1976a): Eine Revision des Token-Tests. I. Vereinfachung der Auswertung, Itemanalyse und Einführung einer Alterskorrektur. Diagnostica, 22: 70–87.

Orgass, B. (1976b): Eine Revision des Token-Tests. II. Validitätsnachweis, Normierung und Standardisierung. Diagnostica, 22: 141–156.

Verfasser: Holger Grötzbach.

6 AST – Aphasie-Schnell-Test

C. Kroker
(Schulz-Kirchner, Idstein, 2. verbesserte Auflage 2002)

6.1 Testart

Klinischer Test zur Erfassung von leichten und mittelschweren Aphasien in der Akutphase.

6.2 Geltungsbereich

Keine Angaben, die Normstichprobe umfasste Patienten von 35 bis 92 Jahren.

6.3 Testmaterial

Das Testmaterial besteht aus folgenden Komponenten: Durchführungsbogen (Berglandschaft mit sechs Lesestreifen und geometrische Figuren), Prozentrangmappe, Manual, Protokollbögen. Zusätzlich werden folgende Materialien benötigt: Stift, Stoppuhr oder Uhr mit Sekundenzeiger.

6.4 Testaufbau

Der Test beinhaltet folgende sechs Subtests:

- *Subtest Verstehen 1*: (5 Items) Überprüft das Sprachverständnis hochfrequenter Items.

- *Subtest Verstehen 2*: (5 Items) Überprüft das Sprachverständnis abstrakter niederfrequenter Items.

- *Subtest Ausdruck 1*: Überprüft wird hier die Fähigkeit der Wortfindung bzw. des Ausdruckes.

- *Subtest Ausdruck 2*: «Tiere benennen»: Im Gegensatz zu Ausdruck 1 wird die Fähigkeit überprüft, ohne visuelle Hilfe bzw. ohne Einbeziehung rezeptiver Modalitäten innerhalb von einer Minute möglichst viele Tiere zu benennen.

- *Subtest Lesen*: Überprüft wird hier das Lesesinnverständnis (5 Items).

- *Subtest Schreiben*: Überprüft werden verschiedene schriftsprachliche Fähigkeiten wie zum Beispiel schriftsprachliches Benennen.

Einzelne Testteile dürfen nicht extrahiert werden. Jedoch kann der Test um Testteile verkürzt werden. Die Subtests «Ausdruck 1 + 2» können bei einem Patienten mit schwerer Sprechstörung weggelassen werden, um so anhand der rezeptiven Modalitäten zu überprüfen, ob eine Aphasie vorliegt oder nicht. Auch kann der Subtest «Schreiben» weggelassen werden, wenn die Schriftprobe unleserlich und somit schlecht auswertbar ist.

6.5 Grundkonzept

Der Test wurde auf der Grundlage des *Frenchay Aphasia Screening Test* (Enderby/Wood/Wade/Langton-Hewer, 1987) entworfen. Ein aphasiologisches Erklärungsmodell, auf dem der Test beruht, wird nicht erläutert.

6.6 Manual

Das Manual gibt verständlich vor, wie das Material zu verwenden ist, und wie die Reaktionen des Patienten zu bewerten sind. Im Rahmen des *Subtest 4 – Ausdruck 2* ist unklar, ob die Wortfindung oder das divergente Denken überprüft werden soll.

6.7 Durchführung

Ein gut strukturierter Durchführungsbogen ermöglicht eine leichte Testdurchführung. Jedoch wird bei der Einführung der jeweiligen Subtests keine genaue Instruktion vorgegeben. Der Autor begründet dies mit der unterschiedlich schwer ausgeprägten Störung im Frühstadium.

- *Subtest Verstehen 1:* Der Patient zeigt nach verbaler Aufforderung verschiedene Items auf dem Durchführungsbogen (Berglandschaft).

- *Subtest Verstehen 2:* Hier zeigt der Patient nach verbaler Aufforderung verschiedene geometrische Figuren.

- *Subtest Ausdruck 1:* Der Patient wird aufgefordert zu erzählen, was auf dem Bild «Berglandschaft» des AST zu sehen ist.

- *Subtest Ausdruck 2:* Der Patient soll möglichst viele Begriffe eines definierten Wortfeldes generieren.

- *Subtest Lesen:* Der Patient zeigt zu den einzelnen Schriftkarten die entsprechenden Objekte der Berglandschaft. Es wird nur das Lesesinnverständnis überprüft, die reine Leseleistung (lautes Lesen) des Patienten wird nicht erfasst.

- *Subtest Schreiben:* Der Patient soll zum Beispiel Begriffe notieren. Sollte der Patient, aus unterschiedlichen Gründen, jedoch nicht in der Lage sein, die vorgelegte Landschaft schriftlich zu benennen, erhält der Untersucher keinen Eindruck von der Leistung Schreiben nach Diktat.

6.8 Auswertung

Die einzelnen Subtests lassen sich schnell auswerten, da die Leistungen des Patienten ausgezählt und innerhalb einer fünfstufigen Skala mit maximal fünf Punkten bewertet werden können. Es liegen Interpretationsbeispiele und Bewertungsbeispiele für die Schriftprobe vor. In den Subtests *Ausdruck 1 Schreiben* muss der Testleiter allerdings selbst bewerten, welchen Gegenstand der Patient auf dem Durchführungsbogen benannt hat, und ob es sich um eine semantische Paraphrasie handelt oder nicht.

Die erreichten Punktwerte können mithilfe von Tabellen schnell den entsprechenden Prozenträngen zugeordnet werden. So kann eine Aussage über den Schweregrad der aphasischen Störung getroffen werden. Des Weiteren gibt es gesonderte Prozentränge für die rezeptiven und die expressiven Leistungen sowie für das Vorliegen einer aphasischen Störung, die eine schnelle Zuordnung zu den Problembereichen ermöglichen.

6.9 Gütekriterien

Objektivität. Im Rahmen des Tests ist unter der Objektivität die Interpretationsobjektivität angegeben. Sämtliche Untertests weisen eine Konkordanz von über 0,80 auf und zeigen so eine hohe Übereinstimmung der Raterinnen bei der Interpretation der Ergebnisse auf. Durch eine nicht standardisierte Formulierung der Testanweisung ist die Durchführungsobjektivität jedoch herabgesetzt.

Reliabilität. Zur Bestimmung der Retest-Reliabilität wurde der Korrelationskoeffizient nach Kendall angewendet. Der Korrelationskoeffizient von $r = 0,94$ für den Gesamttest deutet auf eine hohe Reliabilität hin. Eine Konsistenzanalyse wurde nicht durchgeführt.

Validität. Im Rahmen der Validität sind die Kennwerte der Subtests und des Gesamttests aufgeführt. Die Trennwerte zeigen, dass der Test aphasische Störungen differenziert. Um festzustellen, ob die einzelnen Subtests die Schwere einer Teilleistungsstörung erfassen, wurden die Ergebnisse des AST-Subtests mit den Punktwerten des entsprechenden Untertests des Aachener Aphasie Tests verglichen. Dazu wurde 22 Probanden in kurzen zeitlichen Abständen (< 1 Woche) einmal der AST und einmal der Aachener Aphasie Test (AAT) vorgelegt. Anhand des Kendall-Korrelationskoeffizienten wurde die Validität hinsichtlich der Schwere ermittelt. Zwei der Subtests («Schreiben», «Verstehen 2») erreichten hierbei nicht den geforderten Wert von .80, was sich durch die unterschiedliche Konstruktion und Zielsetzung der Subtests erklären lässt. So beinhaltet der Subtest «Schriftsprache» im AAT unter anderem auch die Modalität des Lesens, die im entsprechenden Subtest «Schreiben» des AST nicht berücksichtigt wird.

Normen. 193 Patienten aus vier Akut-Krankenhäusern (verschiedene Städte) und einer Früh-Rehabilitationsklinik wurden spätestens vier Wochen nach dem Ereignis mit dem AST getestet. Bei allen wurde aufgrund des Läsionsortes eine Aphasie vermutet. Die Diagnose erfolgte mit bildgebenden Verfahren. Von Ärzten und Sprachtherapeuten wurde diese Diagnose bestätigt. Der Test wurde durchgeführt, sobald der Patient in der Lage war, sich 15 Minuten zu konzentrieren. Das Alter der Probanden reichte von 35 bis 92 Jahren (Mittelwert 68,97).

Die Kontrollgruppe bestand aus 100 Personen, die aus denselben Städten kamen wie die Patientengruppe und die bereit waren, sich testen zu lassen. Sie wurden von Sprachtherapeutinnen untersucht und als nicht-aphasisch (92 Personen) oder restaphasisch (acht Personen) eingestuft. Unter den nicht-aphasischen Patienten befanden sich 28 Personen mit reinen Dysarthrien. Bei weiteren 20 Personen (mit aphasischen Symptomen) war eine vollständige Remission eingetreten. Das Alter der Probanden reichte hier von 21 bis 90 Jahren (Mittelwert 64,42). Die Anzahl der Probanden ist innerhalb der Normstichprobe als positiv zu bewerten.

Ökonomie. Die Durchführungszeit aller Testteile wird vom Autor mit ca. fünf bis 15 Minuten angegeben. Dieses stimmt mit den Erfahrungswerten von zwei in einem Hamburger Akutkrankenhaus tätigen Logopädinnen überein. Die Auswertungszeit wird vom Autor nicht angegeben. In der Praxis beträgt sie nach eigener Einschätzung höchstens acht Minuten und ist dadurch in einem Akutkrankenhaus gut einsetzbar. Der Anschaffungspreis beträgt 49 Euro. Der Einarbeitungsaufwand ist im Vergleich zu anderen standardisierten Aphasiediagnostikverfahren gering.

6.10 Kommentar

Der AST bietet eine erste, einen Überblick verschaffende Diagnostik. Mit seiner Hilfe ist es möglich, erste Aussagen über den Schweregrad einer aphasischen Störung in der Akutphase zu treffen oder die Differenzialdiagnose Aphasie ja/nein zu stellen. Besonders für den Einsatz am Krankenbett ist er, durch die Kürze der Durchführungsdauer gut geeignet. Eine Syndromklassifikation oder die Einteilung in «flüssige/nicht flüssige Aphasie» ist jedoch nicht möglich.

Weiterhin kann der Test für Verlaufskontrollen eingesetzt werden. Da aufgrund der Kürze des Tests nicht immer alle sprachlichen Leistungen ausreichend erfasst werden, müssen zusätzliche Testverfahren angewendet werden, um genügend therapierelevante Informationen, zum Beispiel über die Wirkung von Stimulierungstechniken, zu erhalten. Besonders bei leichten Störungen erscheint eine weiterführende Überprüfung des Textverständnisses oder der Textformulierung sinnvoll. Als schwierig erwiesen sich im Gebrauch die sehr kleinen Abbildungen; Patienten mit einer schlechten Sehleistung konnten in diversen Subtests keine Punkte erreichen, da sie die Bilder nicht identifizieren konnten. Die Materialien, die für die Testdurchführung gebraucht werden, sind verschmutzungsresistent eingeschweißt. Da keinerlei Wortkarten etc. mitzuführen sind bzw. die Wortkarten an dem Durchführungsbogen befestigt sind und das Material handlich und nicht zu umfangreich ist, eignet es sich sehr gut für den Einsatz am Krankenbett. Durch die Kurzversion soll laut Autor auch eine Abgrenzung zu einer vorhandenen Dysarthrie oder Sprechapraxie möglich sein. Dieser Anspruch scheint bei der geringen Itemzahl jedoch fraglich. Eine einheitliche Klassifikation des Schwergrades bei verschiedenen Testleiterinnen erwies sich durch fehlende standardisierte Instruktionen im Rahmen der Prozenttabellen als schwierig (s. **Tab. 6-1**).

Tabelle 6-1. Vor- und Nachteile des AST.

Vorteile	Nachteile
• Material gut am Krankenbett einsetzbar	• Objekte auf Durchführungsbogen können schlecht identifiziert werden (zu klein)
• kurze Durchführungszeit/Auswertungszeit	
• geringer Einarbeitungsaufwand	• Beim Text Ausdruck 2 ist nicht klar, ob das divergente Denken oder die Wortfindung überprüft wird
• Anschaffungspreis	
• leicht verständliches Manual	• Ein aphasiologisches Erklärungsmodell, auf dem der Test beruht, wird nicht erwähnt
• gut strukturierter Durchführungsbogen	
• leichte Auswertung	• Therapeutin kann nicht nachvollziehen, welches Item beim Subtest „Ausdruck 1" benannt wird
• Vergleichsdiagnostik in der Akutphase möglich	
	• Abgrenzung Sprechpraxie/Dysarthrie bei dieser Testkürze fraglich
	• nicht standardisierte Instruktionen

Literatur

Enderby, P.; Wood, V.; Wade, O. T.; Langton-Hewer, R. (1987): Frenchay Aphasia Screening Test. Whurr Publishers Ldt., London.

Verfasser: Matthias Pietrek.

7 AVAK – Analyseverfahren zu Aussprachestörungen bei Kindern

D. Hacker, H. Wilgermein
(Ernst Reinhardt, München 2002, Bilderbuch 2003)

7.1 Testart

Sprachentwicklungstest zur Beschreibung phonetisch/phonologischer Störungen.

7.2 Geltungsbereich

Angaben zum Altersbereich werden nicht gemacht.

7.3 Testmaterial

Das Testmanual ist in einer Veröffentlichung von Hacker und Wilgermein (1999) enthalten, zusätzlich ist ein Testheft mit Protokoll- und Auswertungsbögen, Schwarzweiß-Kopiervorlagen für Bildkarten und einer CD-Rom (Auswertungsprogramm) sowie einem verkürzten Screeningverfahren zur Ausspracheuntersuchung (SVA) notwendig (Hacker/Wilgermaier, 2002). Optional können die Testitems auch in Form eines Bilderbuchs abgeprüft werden (Hacker/Wilgermaier, 2003).

7.4 Testaufbau

Es handelt sich um einen Aussprachetest mit 113 Items (Nomen), größtenteils ein- bis zweisilbige Wörter (105 Items). Einzelkonsonanten werden in jeder Wortposition mindestens zweifach elizitiert. Mehrfachkonsonanz wird nur als Doppelkonsonanz überprüft. Abbruchkriterien werden nicht vorgegeben.

Es existiert eine verkürzte Version, das sogenannte SVA-Screeningverfahren zur Ausspracheuntersuchung. Alle 44 Prüfwörter dieses Tests, bis auf eines, wurden aus der AVAK entnommen. Der Aufbau und die diagnostischen Aussagen des Screeningverfahrens stimmen weithin mit der AVAK überein. Bei Verdacht auf Assimilationsprozesse müssen noch Prüfitems aus der AVAK hinzugenommen werden.

7.5 Grundkonzept

Die Autoren geben in ihrem Buch einen groben Abriss über den normalen Spracherwerb «für Eltern und andere Experten» (vgl. Hacker/Wilgermein, 1999, S. 11). Sie machen allerdings lediglich Aussagen zum Lauterwerb und legen hierbei besonderen Wert auf den phonologischen Aspekt. Über die Lallphase als spielerische Erprobung der Möglichkeiten der Sprechwerkzeuge gelangt das Kind zu Silbenverdoppelungen und zu ersten Wörtern. Diese werden zunächst noch ganzheitlich behalten. Zur genaueren Analyse seiner Aussagen wird das Kind erst gezwungen, wenn es mehrere ähnlich klingende Aussagen erworben hat. Die Ausdifferenzierung der Aussprache läuft von nun an über die immer wiederkehrende Erfahrung der Bedeutung unterscheidenden Funktion der Laute ab (vgl. Hacker/Wilgermein, 1999). Die Autoren geben hierbei an, dass das Kind erst einen aktiven Wortschatz von 50 Wörtern erworben haben muss, bevor eine allmähliche Gliederung dieser Wörter in Silben und Laute vorgenommen werden kann (vgl. Hacker/Wilgermein, 1999). Der Lauterwerb jedes Kindes ist individuell zu betrachten. Wohl können Aussagen über den Zeitpunkt des Auftretens bestimmter phonologischer Prozesse gemacht werden, aber die Abfolge der einzelnen Teilschritte, mit denen das Kind sich der Sprache der Erwachsenen annähert, bleiben bei jedem Kind unterschiedlich. Spracherwerb wird hier als «graduelles und dynamisches Entwicklungsgeschehen» gesehen (Hacker/Wilgermein, 1999, S. 22). Die Autoren geben keine Definition bzw. Differenzierungskriterien für phonologische oder phonetische Artikulationsstörungen an.

7.6 Manual

Das Manual liegt bei diesem Test in Buchform vor. Die Auswertung des Tests ist sehr ausführlich und mit vielen Beispielen beschrieben, allerdings auch streckenweise unübersichtlich und nicht leserfreundlich formuliert. Zum schnellen Einlesen in die Durchführung und Auswertung wäre eine knappere und strukturiertere Beschreibung wünschenswert.

7.7 Durchführung

Als Anforderung an den Testleiter gilt als Mindeststandard die Beherrschung einer breiten, allophonischen Lauttypentranskription, darüber hinausgehende engere phonetische Transkriptionen sind anzustreben. Für die Auswertung sollten die von den Autoren im Manual vorgegebenen Abkürzungen bzw. Definitionen der einzelnen Prozesse beherrscht werden.

Der Test ist leicht durchzuführen, die Protokollbögen sind übersichtlich strukturiert. Wird der Test mit dem Bilderbuch durchgeführt, sind die Items in anderer Reihenfolge nach Themen sortiert. Hierfür kann man sich auf der Internetseite des Verlages spezielle Protokollbögen kostenlos herunterladen. Die Autoren machen zur Durchführung nur wenige Angaben.

7.8 Auswertung

Der AVAK wird auf fünf Seiten plus einer zusammenfassenden Seite, das SVA auf einer Doppelseite ausgewertet. Die Auswertung mit der CD-Rom (AVAK und SVA) erfordert nur eine Transkription der Prüfwörter in das Programm (Tipp: «Übernehmen»-Taste benutzen und nur die Veränderungen separat eintragen). Die Auswertung wird komplett vom Programm übernommen und kann auch ausgedruckt werden. Hierbei sind nur kleine Einschränkungen im Auswertungsumfang in Kauf zu nehmen.

Es werden Aussagen zu folgenden Punkten gemacht: *Wortstrukturen* (u. a. maximale Wortlänge, Häufigkeit verwendeter Wortstrukturen); *Silben* (u. a. Silbentypen mit Häufigkeiten); *Phontypen* (u. a. Lautinventar mit Positionsbestimmung); *Lautpräferenzen*; *Phonologische Prozesse* (u. a. Auftreten und Häufigkeit). Es werden zwölf phonologische Prozesse vorgegeben, weitere können ergänzt werden. Die Ziele des Tests im Hinblick auf die einzelnen Interpretationsbereiche werden kurz und prägnant dargestellt.

7.9 Gütekriterien

Der Test ist nicht standardisiert. Es werden keinerlei Aussagen zu statistischen Erhebungen bei der Testentwicklung gemacht.

Normen. Der Test ist nicht normiert.

Ökonomie. Die Durchführungsdauer liegt laut Autoren innerhalb einer Therapiestunde, der Test kann allerdings auch in zwei Sitzungen durchgeführt werden. Zur Auswertungsdauer machen die Autoren keine Angaben. Die Praxis hat gezeigt, dass dafür handschriftlich mindestens 30 bis 45 Minuten eingerechnet werden sollten. Die Auswertungsdauer mit der enthaltenen CD-Rom ist deutlich kürzer (ca. zehn Minuten). Für das Screeningverfahren ist eine entsprechend kürzere Durchführungs- und Auswertungsdauer zu erwarten. Der Anschaffungspreis für das Buchmanual beträgt 24,90 Euro, für das Heft mit Bögen, Bildkarten und CD-Rom 44,90 Euro und für das Bilderbuch 59 Euro. Der Einarbeitungsaufwand in die Testdurchführung und die Auswertung mit der CD-Rom ist gering, einige Übung verlangt sicherlich die handschriftliche Auswertung.

7.10 Kommentar

Mit dem AVAK ist ein weiterer nicht standardisierter und nicht normierter Test für Aussprachestörungen auf dem Markt. Der Test bietet einen umfassenden deskriptiven Blick auf das Lautsystem artikulationsgestörter Kinder und ist unter diesem Aspekt zu empfehlen. Es werden phonetische, aber schwerpunktmäßig phonologische Kriterien von Aussprachestörungen betrachtet. Der Test ist besonders für Kinder mit schweren Dyslalien entwickelt worden. Er steht mit dieser Zielgruppe allerdings vor der Schwierigkeit, einerseits ausreichend quantitative Daten zu erfassen und andererseits in seiner Länge noch im therapeutischen Alltag praktikabel zu sein. Dies kann nur zu Kompromissen auf der einen, wie auf der anderen Seite führen. Die als Kopiervorlage enthaltenen Bildkarten sind kindgerecht und ansprechend gezeichnet. Im Bilderbuch sind bis zu 13 Items auf einer Doppelseite abgebildet, was für manche Kinder eine starke visuelle Ablenkung bei der Untersuchung bedeuten kann. Außerdem sind die Abbildungen im Bilderbuch für Kinder teilweise schlecht erkennbar und recht klein gestaltet. Wenn man den Preis des Bilderbuches bedenkt, würde man sich hier eine Überarbeitung wünschen.

Der Test macht qualitative (z. B. phonologische Prozesse) und quantitative (z. B. Häufigkeiten) Aussagen über das Lautsystem des Kindes. Für die allgemeine Therapieplanung bei phonologisch gestörten Kindern werden im hinteren Teil des Buches Merksätze genannt und ausgeführt. Ebenfalls im Buch sind sieben Fallbeispiele von Therapien mit phonologisch gestörten Kindern beschrieben. Des Weiteren werden Praxishilfen in Form einiger Spielvorschläge zur Überwindung häufig auftretender phonologischer Prozesse gegeben. Die konkrete Planung von Therapiezielen, zum Beispiel mit welchem Laut/phonologischen Prozess zu beginnen ist, bleibt weiterhin der einzelnen Therapeutin überlassen (s. **Tab. 7-1**).

Tabelle 7-1. Vor- und Nachteile des AVAK.

Vorteile	Nachteile
• Screeningsversion vorhanden (SVA)	• nicht standardisiert und normiert
• Auswertungs-CD-ROM	• teilweise unübersichtliches Manual
• relativ günstiger Anschaffungspreis	• lange Auswertungsdauer (handschriftlich)
• einfache Durchführung	• Bilderbuch unter Gesichtspunkten der Anforderungen an Prüfbilder eher von geringer Qualität
• umfassende Artikulationsdiagnostik	• keine konkreten Therapieziele aus dem Test ableitbar

Literatur

Hacker, D.; Wilgermein, H. (1999): Aussprachestörungen bei Kindern. Ernst Reinhardt, München.

Hacker, D.; Wilgermein, H. (2002): Analyseverfahren zu Aussprachestörungen bei Kindern (AVAK), Ernst Reinhardt, München.

Hacker, D.; Wilgermein, H. (2003): Bilderbuch zum AVAK-Test. Ernst Reinhardt, München.

Verfasserin: Hanna Runge.

8 AWST-R 3-5 – Aktiver Wortschatztest für drei- bis fünfjährige Kinder

C. Kiese-Himmel
(Hogrefe, Göttingen 2005)

8.1 Testart

Sprachentwicklungstest zur Messung der Sprachdimension aktiver Wortschatz.

8.2 Geltungsbereich

Kinder zwischen 3;0 und 5;5 Jahren.

8.3 Testmaterial

Der Test besteht aus einem Manual, zwei spiralgebundenen farbigen Bildvorlagen (Mappe 1 und 2) und je zehn Protokoll- und Auswertungsbögen in einem Hartschalenkoffer.

8.4 Testaufbau

Der AWST-R 3-5 ist ein reiner Bilderbenenntest mit 75 Items und stellt eine Revision des 1979 erstmals erschienenen AWST 3-6 (Kiese/Kozieski, 2. überarbeitete Ausgabe, 1996) dar. Teilweise wurden alte Items übernommen und um Items anderer Tests oder Begriffe aus vergleichenden Wortlisten der häufigsten Inhaltswörter entnommen. Die Abbildungen sind digitale Farbfotos von 51 Gegenständen und 24 Tätigkeiten. Diese Auswahl soll die Repräsentanz der verschiedenen Wortarten in der Kindersprache widerspiegeln. Angaben zu Testabbruchkriterien werden lediglich zu Beginn der Testdurchführung gemacht. Die erhobenen Daten erlauben sowohl eine quantitative als auch qualitative Auswertung.

8.5 Grundkonzept

Die zu Grunde liegenden Sprachmodelle dieses Tests beziehen sich vor allem auf entwicklungspsychologische Ansätze im Bereich der semantisch-lexikalischen Ebene. Zuerst wird die Bedeutung des Wortschatzes als «notwendige, wenn auch nicht hinreichende Bedingung für Sprachkompetenz und -performanz sowie für die Fähigkeit, sprachlich zu kommunizieren» (Kiese-Himmel, 2005) erläutert. Die Wortschatzentwicklung über Lallwörter, Ausdrücke in Kindersprache bis hin zur Standardsprache verändert sich radikal, sobald die Wörter Nennfunktion erhalten. «Benennen meint die Entwicklung von festgelegten lexikalischen Ausdrücken für bestimmte Sachverhalte» (Kiese-Himmel, 2005, S. 5). Weiter wird die Entwicklung des Wortschatzes auf zeitlicher, qualitativer und quantitativer Ebene näher beleuchtet. Dabei werden vor allem das Auftreten erster Wörter, erster verbaler Bezeichnungen, verschiedener Wortarten in ihrem zeitlichen Bezug zur kognitiven Entwicklung des Kindes und das Phänomen der Wortschatzbooms erläutert.

8.6 Manual

Das Manual verfügt über eine klare Gliederung und zum großen Teil über eine gute Verständlichkeit. Die Schritte der Testentwicklung über Testvorform und Prätest werden ausführlich dargestellt. Ein ausführliches Literaturverzeichnis sowie Normen in Form von Prozenträngen und T-Werten finden sich im Anhang. Der Abschnitt zum Wortschatztraining, der im AWST 3-6 enthalten war, entfiel. Hinweise zur Therapieplanung lassen sich jedoch aus zwei Fallbeispielen zur qualitativen Analyse entnehmen.

8.7 Durchführung

Eine ausreichend intensive Einarbeitung in das Manual sollte obligatorisch sein, als Zielgruppe der Durchführenden werden von den Autoren klinische Psychologen mit Tätigkeitsfeld in der Phoniatrie und Pädaudiologie, aber auch Logopäden, Erzieherinnen, Sonderpädagogen und Kinderärzte genannt.

Die Durchführungsinstruktion im Manual lautet: «Wir wollen uns jetzt Bilder ansehen, und du sollst mir sagen, was du erkennen kannst. Was ist das?» (Bei Verben: «Was macht der bzw. die?»). Das Testprotokoll bietet die Testitems in der entsprechenden Reihenfolge der Bildvorlagen an, wobei eine Spalte für «Spontanantwort» und eine weitere Spalte für «Antwort auf Nachfrage» vorgesehen ist. «Antwort auf Nachfrage» bedeutet hierbei, dass mit der Frage: «Und was ist das hier?», welche mit einem Fingerzeig auf das entsprechende Detail verdeutlicht wird, eine richtige Detailbenennung des Kindes provoziert werden soll. Diese Nachfrage kommt aber nur zum Einsatz, falls das Kind das gesamte Bild und nicht das gesuchte Detail benannt hat. Richtige Spontanantworten des Kindes und richtige Antworten auf Nachfrage werden mit einem Kreuz auf dem Protokollbogen notiert. Die Antworten des Kindes, die abweichend vom Zielitem sind, werden wörtlich im Protokollbogen vermerkt. Es empfiehlt sich, das Kapitel «Qualitative Auswertung» vor der Testdurchführung zu lesen, damit die Reaktionskategorien des Kindes bei der Testung gleich mitnotiert werden können.

8.8 Auswertung

Die Auswertung des Tests ist einfach und erfasst die richtigen Antworten in Form von Punktsummenwerten. Antwortalternativen, die ebenfalls richtig bzw. falsch sein können, sind exemplarisch im Manual vermerkt, so dass nur wenig Interpretationsspielraum seitens der Untersucherin notwendig ist. Die Rohwerte lassen sich in der Normtabelle in Prozentränge und T-Werte umwandeln. Zusätzlich sind Konfidenzintervalle angegeben.

Die Interpretation der Daten kann sowohl unter quantitativen als auch qualitativen Aspekten erfolgen. Ein T-Wert von 40 bis 60 gilt als durchschnittlich, 30 bis 39 als unterdurchschnittlich und ein Prozentrang von unter 30 als weit unterdurchschnittlich.

Bei der qualitativen Analyse wird im Auswertungsprotokoll das Antwortverhalten des Kindes dokumentiert, in der Regel die Spontanantwort oder die Reaktion auf Nachfrage. Dies erlaubt eine Beurteilung nach grammatischen Kategorien (Verb-Substantiv), lexikalisch-semantischen Relationen, Genus, phonologischer Ähnlichkeit und morphologischen Merkmalen wie zum Beispiel der Kompositabildung.

8.9 Gütekriterien

Objektivität. Das Kriterium der Durchführungsobjektivität kann durch im Manual standardisierte Testinstruktionen als erfüllt beurteilt werden. Die Auswertungsobjektivität im quantitativen Teil ist augenscheinlich verwirklicht, da richtig zu bewertende Antworten auf dem Protokollbogen und Antwortalternativen (richtig/falsch) im Manual vermerkt sind. In der qualitativen Auswertung ist sie eher nicht gegeben. Interpretationsobjektivität ist durch vorliegende Normen und numerische Auswertung vorhanden. Daten zur Interrater-Reliabilität liegen nicht vor.

Reliabilität. Beim AWST-R 3-5 wurden mit der Testhalbierung nach der Odd-even-Methode und der Spearman-Brown-Formel Reliabilitätskoeffizienten für Jungen und Mädchen, getrennt nach unterschiedlichen Altersgruppen, und für die Gesamtstichprobe berechnet. Für die Gruppen der Jungen und Mädchen und die Gesamtstichprobe wurde ein Koeffizient je nach Alter und Geschlecht von $r = 0{,}76$ bis $r = 0{,}86$ angegeben. Die interne Konsistenz beläuft sich auf .88.

Validität. Beim AWST-R 3-5 wurde die Validierung mit mehreren Subtests des PET, die das Merkmal «Wortschatz/Benennleistung» aufweisen, durchgeführt und ergab zufrieden stellende Zusammenhänge. Im Rahmen der Konstruktvalidität erbrachten Variablen wie Alter der Kinder, Wohnumfeld (Stadt versus Land) die erwarteten Zusammenhänge. Die Leistungen von Jungen und Mädchen unterschieden sich nicht signifikant über alle Altersstufen.

Im Bereich einer Extremgruppen-Validierung zeigten sich hochsignifikante Unterschiede in der Benennleistung von monolingual und bilingual aufwachsenden Kindern und signifikante bei sprachentwicklungsgestörten Kindern im Vergleich zu nicht-sprachentwicklungsgestörten Kindern. Weitere Validitätsberechnungen wurden nicht durchgeführt.

Normen. Eine Normierung des AWST für den gesamten Altersbereich (von 3;0 bis 5;5 Jahren) wurde an 551 Kindern aus zehn Bundesländern vorgenommen, 50 Prozent der Kinder kamen davon aus Niedersachsen. Insgesamt war die Altersgruppe der 3;0- bis 3;5-jährigen Kinder deutlich schwächer besetzt als andere Altersgruppen. Prozentrangnormen wurden getrennt nach Altersstufen in Halbjahresabständen berechnet.

Ökonomie. Im Manual wird die Testzeit mit 15 bis 20 Minuten angegeben. Zur Testauswertungszeit werden im Manual keine Angaben gemacht, die dichotome Auswertung in richtig/falsch mit der Bewertung von einem bzw. keinem Punkt erlaubt jedoch zumeist eine rasche und ökonomische Auswertung. Der Anschaffungspreis liegt bei 148 Euro. Positiv zur Ökonomie trägt zudem der als gering zu beschreibende Einarbeitungsaufwand in den AWST-R 3-5 bei.

8.10 Kommentar

Im Vergleich zu anderen Tests ist der AWST-R 3-5 der einzige standardisierte deutschsprachige Wortschatztest, der kein Subtest eines Sprachentwicklungstests ist und dadurch gemäß einer standardisierten Auswertung interpretierbar ist. Der AWST-R 3-5 ist ein eher unkompliziert durchzuführender, schnell auswertbarer Bilderbenenntest zur Beurteilung des aktiven Wortschatzes (definiert als Nomen und Verben). Adjektive und Funktionswörter sind damit nicht prüfbar.

Erste Therapieideen zur Behandlung eines reduzierten Wortschatzes sowie entsprechende Literatur sind im Kapitel «Qualitative Auswertung» des AWST-R 3-5 vermerkt. Die qualitativen Auswertungshinweise sind insgesamt jedoch zu ungenau. Bei einer Neuauflage des Testes sollten hier konkrete Wortlisten und Beispielantworten hinzugefügt werden. Auch wären ergänzende Durchführungshinweise im Kapitel «Testdurchführung» hilfreich. Da der AWST-R 3-5 nicht erfasst, ob die Wortschatzauffälligkeiten auf Speicher- oder Zugriffsstörungen zurückzuführen sind, kann sich die Ableitung von Therapieansätzen aus den Testergebnissen als schwierig erweisen (s. **Tab. 8-1**).

Tabelle 8-1. Vor- und Nachteile des AWST-R 3-5.

Vorteile	Nachteile
• Zufriedenstellend, ökonomischer Test in Bezug auf Preis, praktische Durchführung und Praxisrelevanz	• keine Unterscheidung zwischen Wortschatzabrufstörung oder -speicherstörung möglich
• einziger standardisierter, separater Wortschatztest für den deutschsprachigen Raum	• Variationsbreite durchschnittlicher Leistungen der quantitativen Analyse ist sehr groß, so dass die Aussagekraft der Ergebnisse eingeschränkt ist
• erste Ansätze für die spätere Therapieplanung	• Adjektive und Funktionswörter sind nicht abprüfbar
• Gütekriterien erfüllt	

Verfasserinnen: Anne Kohler, Ulla Beushausen.

9 Bako 1-4 – Basiskompetenzen für Lese-Rechtschreibleistungen

C. Stock, P. Marl, P. W. Schneider
(Hogrefe, Göttingen 2003)

9.1 Testart

Einzeltest zur Erfassung der phonologischen Bewusstheit von Kindern im Grundschulalter.

9.2 Geltungsbereich

Erste bis vierte Klasse Grundschule.

9.3 Aufbau

Bako 1-4 besteht aus 74 Aufgaben zu insgesamt sieben Untertests:

- *Pseudowortsegmentierung:* Die Laute eines vorgegebenen Pseudoworts müssen einzeln und in der richtigen Reihenfolge genannt werden.
- *Vokalersetzung:* In einem Pseudowort sollen alle «a» durch «i» ersetzt werden.
- *Restwortbestimmung:* Der Anlaut eines Pseudowortes soll weggelassen werden und der Rest nachgesprochen werden.

- *Phonemvertauschung:* Die ersten beiden Laute eines Pseudowortes sollen vertauscht werden.

- *Lautkategorisierung:* Aus vier Wörtern/Pseudowörtern soll das herausgefunden werden, das lautlich abweicht.

- *Vokallängenbestimmung:* Aus vier Wörtern/Pseudowörtern soll das herausgefunden werden, das in der Vokallänge abweicht.

- *Wortumkehr:* Vorgegebene Pseudowörter sollen rückwärts nachgesprochen werden.

Eine Kurzform existiert nicht.

9.4 Material

CD-Rom mit Testitems, Handanweisung, zwölf Spielsteinen und zehn Protokollbögen. Zusätzlich wird ein CD-Spieler benötigt.

9.5 Konzeption

Für die Testkonstruktion wurde davon ausgegangen, dass im Grundschulalter die phonologische Bewusstheit im engeren Sinne, also die Fähigkeit, die Lautstruktur der gesprochenen Sprache zu erkennen und zu analysieren, eine wichtige Basisfunktion für den Schriftspracherwerb darstellt. Insbesondere der Fähigkeit zur Lautsegmentierung kommt dabei nach Aussage der Autoren ein hoher Stellenwert zu. Die Autoren referieren Modelle zum Schriftspracherwerb. Theoretisch basiert der Bako 1-4 unter anderem auf dem von Frith (1985) konzipierten Stufenmodell zur Schriftsprachentwicklung. Danach werden drei Phasen unterschieden, die durch verschiedene Strategien, die beim Lesen und Schreiben verwendet werden, gekennzeichnet sind: Die logographemische Strategie steht am Anfang des Schriftspracherwerbs. Bei der alphabetischen Strategie werden die Beziehungen zwischen Buchstaben und Lauten genutzt, um Wörter zu schreiben und unbekannte Wörter zu lesen. Mit zunehmender Erfahrung erkennen die Kinder orthographische Regeln und können die zu Buchstabenfolgen passenden Lautfolgen abrufen und schließlich auch irreguläre Wörter korrekt lesen (orthographische Strategie).

Modelle zum Konstrukt der phonologischen Bewusstheit werden allerdings nicht weiter erläutert. Die vorgenommene Itemauswahl wird nicht theoretisch gestützt.

9.6 Manual

Das Manual ist gut lesbar, übersichtlich und verständlich geschrieben. Lediglich die Instruktionen zu den CD-Items hätten übersichtlicher gestaltet werden können.

9.7 Durchführung

Die Durchführung ist einfach. Die Testinstruktion für Testitems und Übungsaufgaben ist hinlänglich beschrieben. Für einige Untertests liegen Abbruchkriterien vor (Subtest 2, 4, 6 und 7: nach drei aufeinander folgenden falsch gelösten Items). Alle vorzusprechenden Wörter werden von der beiliegenden CD abgespielt, wobei jedes Testwort gesondert aufgerufen werden kann.

9.8 Auswertung

Pro richtige Antwort wird ein Punkt vergeben. Die Auswertung erfolgt durch Aufsummieren der Punkte in den einzelnen Untertests und anschließendem Vergleich mit den Ergebnissen der Normstichprobe. Sowohl die Subtest-Rohwerte als auch die Gesamttest-Rohwerte können in Prozentränge umgewandelt werden. Zur Interpretation des Testergebnisses liegen T-Werte und Prozentränge jeweils für die letzten drei Monate des ersten bis vierten Schuljahres vor, die eine individuelle Einschätzung ermöglichen.

9.9 Gütekriterien

Objektivität. Die Durchführungs- und Auswertungsobjektivität erscheint gegeben, da Instruktionen und Auswertungsmodus genau vorgegeben sind. Daten zur Interrater-Reliabilität werden nicht angegeben.

Reliabilität. Die Split-half-Reliabilität wird mit einem Halbierungskoeffizienten nach Spearman Brown zwischen .90 und .92 angegeben und kann als sehr gut bezeichnet werden. Die interne Konsistenz ist mit Cronbachs Alpha-Werten zwischen .90 und .94 ebenfalls sehr gut. Die überwiegende Anzahl der Items weist eine mittlere bis hohe Trennschärfe auf, so die Autoren. Leider werden die Einzeldaten der Items nicht im Manual angegeben.

Validität. Die Korrelationen des Bako 1-4 mit Verfahren zur Erfassung der Lese-Rechtschreibleistung und Intelligenz liegen im mittleren Bereich ($r = .42$ bis $.68$, je nach Klassenstufe), was auf eine zufrieden stellende konvergente Validität des Verfahrens hindeutet.

Normen. Die Normierung wurde an insgesamt 876 Kindern aus fünf deutschen Bundesländern vorgenommen. Geschlechtsspezifische Unterschiede in der phonologischen Bewusstheit ließen sich dabei nicht nachweisen. Die Verteilung der vierten Jahrgangsstufe zeigte eine eingeschränkte Differenzierbarkeit im oberen Leitungsbereich (Deckeneffekt).

Ökonomie. Die Durchführungsdauer beträgt durchschnittlich 30 Minuten, zur Auswertungsdauer machen die Autoren keine Angaben. Nach eigener Erfahrung beträgt sie ca. zehn bis 15 Minuten. Der Anschaffungspreis von 58 Euro bietet ein gutes Preis-Leistungsverhältnis. Der Einarbeitungsaufwand ist gering. Der Test ist leicht durchführbar und in einer Therapiestunde einsetzbar. Lediglich die korrekte Vorgabe der Instruktionen erfordert etwas Vorbereitungszeit.

9.10 Kommentar

Die Bako 1-4 stellt ein wichtiges diagnostisches Instrument für eine Basiskompetenz des Lesens – die der phonologische Bewusstheit – bei lese-rechtschreibschwachen Kindern im Grundschulalter dar. Defizite im phonologischen Bereich sind jedoch nur eine mögliche Ursache von LRS, Aussagen über assoziierte andere ätiologische Faktoren, die in engem Zusammenhang stehen, wie die visuelle Wahrnehmung und die Merkfähigkeit sind mit diesem Test nicht möglich. Andere für den Lese-Rechtschreiberwerb wichtige Basiskomponenten müssen also anderweitig geprüft werden. Für die Therapieplanung bietet die Ergebnisdarstellung die Möglichkeit zur Herausarbeitung individueller Stärken und Schwächen eines Kindes in den einzelnen Teilbereichen phonologischer Bewusstheit und gibt damit sinnvolle Anhaltspunkte für die Inhalte therapeutischer Maßnahmen (s. **Tab. 9-1**).

Tabelle 9-1. Vor- und Nachteile des Bako 1-4.

Vorteile	Nachteile
• einziger Test für Altersgruppe	• theoretische Fundierung nicht immer nach-vollziehbar
• normiert	• Instruktionen unübersichtlich
• Preis-Leistungsverhältnis	
• Therapieschwerpunkte ableitbar	
• ökonomische Durchführung	

Literatur

Frith, U. (1985): Beneth the surface of developmental dyslexia. In: Patterson, K. E.; Marshall, J. C.; Coltheart, M. (eds.): Surface dyslexia: Neuropsychological and cognitive studies of phonological reading. L. Erlbaum, London.

Verfasserin: Ulla Beushausen.

10 Bildwortserie zur Lautagnosieprüfung und zur Schulung des phonematischen Gehörs

H. Schäfer
(Hogrefe, Göttingen 1986)

10.1 Testart

Entwicklungstest zur Überprüfung der Lautdifferenzierungsfähigkeit bei Kindern, insbesondere zur Identifizierung einer partiellen akustischen Lautagnosie.

10.2 Geltungsbereich

Die Lautagnosieprüfung ist für Kinder ab sechs Jahren geeignet, die Kurzform für Kinder ab vier Jahren.

10.3 Testmaterial

In diesem Test sind ein Manual, drei Ringbücher mit 30 Bildwortpaaren, 24 Einzelbilder, 25 Protokollbögen, eine Tonbandkassette und Therapiematerial (Arbeitsblätter, Lottobilder, Wortkärtchen) enthalten. Zusätzlich wird ein Kassettenrekorder benötigt.

10.4 Testaufbau

Das Testmaterial der Lautagnosieprüfung besteht aus drei Übungsmappen: blaue, rote und gelbe Prüfmappe mit jeweils gleichem Inhalt (30 Items). Bei der Kurzform des Tests, der «Lautdifferenzierungsprobe», werden die Bildkarten in reduzierter Form von zwölf Bildwortpaaren angeboten. Der therapeutische Teil besteht aus Übungsmaterial zur Schulung des phonematischen Gehörs. In Übungen wie «Das falsche Wort», «Fehler im Satz», «Das passende Wort», «Reihenlegen», «Zuordnung: Bild-Wort-Stille-Leseübung», «Memory für gute Leser» und «Ungleiche Verwandte» wird die phonematische Unterscheidungsfähigkeit trainiert.

10.5 Konzeption

Schäfer (1963) entwickelte den Test aufgrund eigener Beobachtungen, so dass ein theoretischer Hintergrund, beziehungsweise ein erklärendes Sprachmodell fehlt. Die Autorin beschreibt das Störungsbild der Dyslalie mit eingeschränkter auditiver Wahrnehmung infolge einer Unterscheidungsschwäche für phonematische Klangestalten. Die ausgewählten Prüfungslaute der vorliegenden Version basieren auf Metzgers (1967) Lauterwerbstabelle. Das Ziel dieses Testes ist laut Autorin, eine Störung im sensorisch-rezeptiven Bereich als (Teil-) Ursache des Stammelns zu erfassen. Dabei soll der Test die Möglichkeit bieten, eine partielle akustische Lautagnosie, eine besondere Form der oben beschriebenen sensorischen Dyslalie zu ermitteln. Als weiteres hintergründiges Ziel soll der «Grad der Konzentrationsfähigkeit überprüft werden» (Schäfer, 1986, S. 6).

10.6 Manual

Das Manual besteht aus 16 Seiten und ist gut verständlich geschrieben. Es werden für die drei Auswertungsmöglichkeiten drei Beispiele gegeben. Es sind jedoch keine Vergleichswerte gegeben (s. auch Gütekriterien), so dass man das Auswertungsergebnis nicht weiter einordnen kann.

10.7 Durchführung

Zunächst werden anhand der blauen Mappe die Prüfwörter eingeübt, indem das Kind die Bilder benennen soll. Falls die Bilder falsch benannt werden, korrigiert die Testleiterin und vergewissert sich, ob das Kind die vorher nicht erkannten Begriffe in einem weiteren Durchgang richtig benennt. Gegebenenfalls werden die Bilder so lange geübt, bis das Kind die Bilder benennen kann.

In der gelben und roten Mappe sind 30 Bildwortpaare (Minimalpaare) gegenübergestellt. Über das Tonband oder durch die Versuchsleiterin wird das Kind aufgefordert, bestimmte Bilder zu zeigen, die Testleiterin notiert die entsprechende Antwort und die Reaktionen des Kindes. Nach einem Gongton wird weitergeblättert.

10.8 Auswertung

Laut Autorin besteht die Möglichkeit, den Test quantitativ und qualitativ auszuwerten. Wenn sechsjährige Kinder mehr als drei Fehler machen, gelten sie als auffällig. Im Manual werden keine Normdaten genannt, Schäfer verweist bei ihrer Angabe auf eine unveröffentlichte Prüfungsarbeit von 1963. Des Weiteren sind im Protokollbogen mögliche qualitative Beobachtungskriterien angegeben, die Hinweise auf eine Differenzialdiagnose geben können. Schäfer nennt dabei drei verschiedene Störungsebenen: 1. eine nicht altersgemäß entwickelte Sprachentwicklung, 2. auditive Unaufmerksamkeit oder 3. eine auditive Lautwahrnehmungs- und Unterscheidungsschwäche, die in ihrer ausgeprägtesten Form als Lautagnosie bezeichnet wird.

10.9 Gütekriterien

Es werden keinerlei Angaben zu den Kriterien Objektivität, Reliabilität, Validität und Normen gemacht. Es scheint jedoch die Durchführungsobjektivität gewährleistet zu sein, da die Durchführung genau beschrieben ist und die Prüfwörter über Kassette eingespielt werden können.

Normen. Normdaten wurden keine erhoben.

Ökonomie. Es sind keine Angaben zur Durchführungsdauer im Manual enthalten. Die Dauer der vorab durchgeführten Übungseinheit ist vom untersuchten Kind abhängig. Nach eigener Erfahrung benötigt man ungefähr 15 Minuten für den gesamten Test. Die Durchführung des Screenings dauert laut Autorin acht Minuten. Die Auswertungsdauer beträgt ungefähr fünf Minuten. Der Anschaffungspreis liegt bei 318 Euro. Der Einarbeitungsaufwand ist gering.

10.10 Kommentar

Aufgrund der quantitativen Auswertung kann eine Differenzierungsschwäche festgestellt werden, die allerdings nur bei bestimmten und nicht bei allen Sprachlauten getestet wird. Die qualitative Auswertung ist unspezifisch und hat keine Therapierelevanz, auch wenn das dem Test beigefügte Material dies suggeriert. Im historischen Kontext betrachtet, war das Thema der sensorischen Dyslalie sicherlich ein wichtiger Gedanke, der die phonologische Betrachtungsweise und Therapie vorantrieb. Mittlerweile gibt es einen aktuelleren Forschungsstand, so dass der Test veraltet wirkt und neuere Tests diese Störung spezifischer und aussagekräftiger erfassen (s. **Tab. 10-1**).

Tabelle 10-1. Vor- und Nachteile der Lautagnosieprüfung.

Vorteile	Nachteile
• Möglichkeit zur Differenzialdiagnose, z. B. kann das Kind /k/ und /t/ unterscheiden	• Es werden nur gezielte Laute überprüft
• Das Manual ist verständlich geschrieben	• Der Wissenstand ist überholt
• Das Tonband bietet eine gute Durchführungsobjektivität	• Teilweise etwas drängend, beim Gongton umzublättern
• kurze Einarbeitungszeit	• Die Gütekriterien sind nicht erfüllt
• schnelle Durchführung und Auswertung	• Die Bilder sind für Kinder nicht ansprechend und veraltet
	• Der Test ist relativ teuer für seinen Nutzen
	• keine Normwerte

Literatur

Schäfer, H. (1963): Die partielle akustische Lautagnosie und ihre Erkennung durch ein neu entwickeltes Prüfverfahren. Unveröffentlichte Prüfungsarbeit, Marburg.
Metzker, H. (1967): Stammler-Prüfbogen. Die Sprachheilarbeit, 3: 89–95.

Verfasserin: Claudia Beier.

11 BISC – Bielefelder Screening zur Früherkennung von Lese- und Rechtschreibschwierigkeiten

H. Jansen, G. Mannhaupt, H. Marx, H. Skrowonek
(Hogrefe, Göttingen, 2. überarbeitete Auflage 2002)

11.1 Testart

Das Bielefelder Screening (BISC) ist ein Einzeltest zur Früherkennung von Lese- und Rechtschreibschwierigkeiten (LRS) und unterstützt diagnostisch die primäre Prävention von LRS.

11.2 Geltungsbereich

Kindergarten- und Schulkindergartenkinder: zehn Monate und vier Monate vor Schuleintritt.

11.3 Testmaterial

Je nach Altersklasse sind unterschiedliche Auswertungs- und Protokollbögen in der Testbatterie enthalten sowie eine Vorlagenmappe (Spiralblock) mit Bildern, CD, Manual, Hartkoffer. Zusätzlich benötigt man noch eine Stoppuhr, einen CD-Player und einen Stift.

11.4 Testaufbau

Der Test besteht aus insgesamt neun Subtests zu den Dimensionen «phonologisches Gedächtnis» (vier Subtests) und «Aufmerksamkeit/Gedächtnis» (fünf Subtests). Die Untertests «Reimen», «Silben-Segmentieren», «Laut zu Wort» und «Laute assoziieren» prüfen mit je zehn Items die Analyse und Synthese phonologischer Einheiten. Die Abrufgeschwindigkeit und Störanfälligkeit des Abrufprozesses aus dem Langzeitgedächtnis prüfen die Subtests «Schnelles-Bennenen-Farben (SBF 1+2)» mit insgesamt zwölf Items. Der Untertest «Pseudowörter-Nachsprechen» überprüft mit zehn Items die Gedächtnisspanne und die Artikulationsgenauigkeit für unbekannte Wörter. Schließlich wird noch die visuelle Aufmerksamkeit mit zwölf Items im Subtest «Wort-Vergleich-Suchaufgabe» geprüft. Eine Kurzform existiert nicht.

11.5 Grundkonzept

Das BISC-Verfahren basiert auf der Annahme, dass Kinder beim Schriftspracherwerb an bereits vorhandenes im Lautspracherwerb erworbenes phonologisches Wissen anknüpfen (Marx, 1997). Ausgangspunkt für die Testentwicklung bildete die Analyse des Schriftsprachlernprozesses und der hierfür benötigten Fertigkeiten, da die vorhandenen Kenntnisse und Fertigkeiten und die schulischen Schriftsprachleistungen umso mehr miteinander korrelieren, je geringer sie zeitlich auseinander liegen (Marx, 1997). Zudem muss der Lernende für den Erwerb der entscheidenden Zuordnungen von Lauten und Schriftzeichen (Phonem-Graphem-Zuordnung) seine Aufmerksamkeit von der Bedeutung von Sprachäußerungen weg auf den formalen Aspekt der Sprachlaute richten, um geeignete Merkmale zu unterscheiden und abstrahieren zu können. Aus diesen Überlegungen und empirischen Untersuchungen, hat sich das Konstrukt «Phonologische Bewusstheit» als grundlegende, wenn auch nicht hinreichende Bedingung des Erwerbs von Lesen und Schreiben in einer alphabetischen Sprache etabliert (Stanovich, 1988). Eine nicht ausreichend entwickelte phonologische Bewusstheit sowie Gedächtnis- und Aufmerksamkeitsprobleme werden von den Autoren als wesentliche Ursachen für die Ausbildung von Lese- und Rechtschreibschwierigkeiten gesehen. Um Lesen und Schreiben erlernen zu können, brauchen Kinder:

1. Die Fähigkeit, sprachliche Einheiten auf phonologischer Ebene zu analysieren und zu synthetisieren (phonologische Bewusstheit).

2. Die Fähigkeit, über gelernte, sprachspezifische Wissensbestände in automatisierter Form zu verfügen (schneller Abruf aus dem Langzeitgedächtnis).

3. Die Fähigkeit phonologische Einheiten, wie Laute, Buchstaben und Phoneme im Arbeitsgedächtnis präsent zu halten, bis der Lese- oder Schreibvorgang beendet ist (Kapazität des Kurzzeitgedächtnisses).

4. Die Fähigkeit, zwischen relevanten und irrelevanten Informationen zu unterscheiden (visuelle Aufmerksamkeitssteuerung).

11.6 Manual

Das Manual ist in allen Bereichen leicht verständlich und übersichtlich aufgebaut. Es werden Auswertungsbeispiele aufgeführt, die die Auswertung veranschaulichen und erleichtern.

11.7 Durchführung

Alle Aufgaben bieten vor der Testphase eine Übungsphase, in der an Beispielen die gewünschte Antwortform vermittelt wird. Die Reihenfolge der Aufgaben ist unbedingt einzuhalten, da jede Veränderung zu einer Verfälschung der Risikobestimmung führt.

11.8 Auswertung

Die Auswertung der Rohwerte lässt sich durchgängig mit «richtig/falsch» durchführen. Um ein Risiko von Lese- und Rechtschreibschwierigkeiten festzustellen, müssen in mindestens zwei Leistungsbereichen Ausfälle vorliegen. Für die Auswertung wird eine Umrechnungstabelle für die jeweils benötigte Durchführungsdauer zur Verfügung gestellt, die die Umrechnung der Dauer in Punkte ermöglicht. Zur Interpretation der Testergebnisse sind auf dem Deckblatt des Fragebogens für die verschiedenen Altersstufen verschieden hohe «Risikopunkte» angegeben, so dass einfach ablesbar ist, ob ein Kind ein Risiko für LRS trägt.

11.9 Gütekriterien

Objektivität. Der Wirkfaktor «Testleiterin» wurde varianzanalytisch untersucht und erbrachte keine signifikanten Unterschiede in der Durchführung. Das Verfahren kann bei geschulten Testleiterinnen zumindest als durchführungsobjektiv betrachtet werden. Weitere Angaben zur Auswertungs- und Interpretationsobjektivität werden nicht gemacht.

Reliabilität. Das Testinstrument weist mit einem Gesamtwert von .82 eine gute Retest-Reliabilität auf. Insgesamt können die mit dem BISC erhobenen Fertigkeiten trotz ihrer Entwicklungsdynamik im Hinblick auf ihre interindividuelle Variation über einen Zeitraum von sechs Monaten zuverlässig erfasst werden. In der Normierungsstichprobe unterscheiden sich die Stabilitätskennwerte der einzelnen Aufgaben erwartungsgemäß recht erheblich. Diese nicht ganz befriedigenden Stabilitätsbefunde auf Aufgabenebene unterstreichen, dass bei individuellen Entscheidungen nur der Gesamtscore verwendet werden sollte. Weitere Kennwerte zur Reliabilität werden nicht angegeben.

Validität. Alle Leistungen der untersuchten Kinder wurden faktoranalytisch untersucht (Hauptkomponentenanalyse mit Varimaxrotation). Aufgrund der für eine Faktorenanalyse nicht optimalen Verteilung können die Ergebnisse nur unter Vorbehalt interpretiert werden, weil anzunehmen ist, dass die Faktorenstruktur nicht ausreichend stabil ist. Die Faktorenstruktur zum Testzeitpunkt T1 bestätigt die theoretisch angenommenen Faktoren «Phonologische Bewusstheit» und «Aufmerksamkeit und Gedächtnis» bedingt.

Im Bereich der prognostische Validität wurde der BISC mit Kriterien wie Schreibfähigkeit, Lesefähigkeit, Mathematikleistungen und Intelligenz anhand von standardisierten Lese-Rechtschreibtests, Intelligenztests und selbst konstruierten Rechentests korreliert und zu sechs verschiedenen Zeitpunkten vom Kindergartenalter bis kurz vor Abschluss der zweiten Klasse erhoben. Die stärksten Zusammenhänge zeigten sich bei der Vorhersage der Schreib- und Lesefähigkeit (zwischen r = .53 und r = .62).

Normen. 1120 Kinder (567 Mädchen und 553 Jungen) aus 84 Kindergärten in Bielefeld wurden zehn Monate vor Schuleintritt getestet. Das Durchschnittsalter betrug 70,04 Monate. Aus dieser Stichprobe wurden 177 Kinder gezogen und um neun Risikokinder ergänzt. Diese Stichprobe unterschied sich nicht signifikant vom Rest der Ausgangsstichprobe. Sie bildete die repräsentative Normstichprobe und umfasste 86 Mädchen und 100 Jungen mit einem Durchschnittsalter von 74,74 Monaten. Es liegen Normwerte und Angaben über Risikobereiche für die einzelnen Subtests sowie für den Gesamtscore vor.

Ökonomie. Die Testzeit beträgt laut Autoren 20 bis 30 Minuten, was durch eigene Erfahrung bestätigt werden kann. Die Testauswertungszeit wird mit zehn Minuten angegeben, was sich nach kurzer Einarbeitungszeit in das Thema umsetzen lässt. Der Anschaffungspreis liegt bei 138 Euro. Der Einarbeitungsaufwand ist angemessen.

11.10 Kommentar

Das BISC ist ein etabliertes, testtheoretisch und statistisch abgesichertes Verfahren zur Frühdiagnostik von möglichen Lese- oder Rechtschreibschwächen. Der Test sollte zweimal durchgeführt werden (10 +/– 1 Monat und 4 +/– 1 Monat vor der Einschulung), um mögliche «Risikokinder» herauszufiltern und therapieren zu können. Die Aufgaben des BISC differenzieren eher im unteren Drittel der Leistungsverteilung. Der Test erlaubt keine Profilauswertung auf Aufgabenebene, therapeutische Maßnahmen lassen sich deshalb nicht unmittelbar ableiten.

Eigene Untersuchungen der Autoren zur prognostischen Validität des BISC im Bereich der Schriftsprachentwicklung eines Kindes ergaben, dass mit dem Screening gute bis sehr gute Voraussagen von jeweiligen Lese-Rechtschreibschwierigkeiten gemacht werden können. Allerdings berichtet Schneider (1997) über eine geringere Identifizierungsquote. Für ihn stellt das BISC deshalb lediglich ein unspezifisch konzipiertes Grobsiebverfahren dar.

Das BISK ist zurzeit das einzige normierte und standardisierte Verfahren für den Vorschulbereich. Der Gefahr «falsch negativer» Einschätzungen kann die Therapeutin durch eine zusätzliche vertiefende Diagnostik einzelner Teilbereiche phonologischer Bewusstheit begegnen. Dringend beachtet werden muss die geringe Alterspanne von je drei Monaten zu den beiden möglichen Testzeitpunkten für Vorschulkinder, die den Einsatz des BISC als Standarddiagnostikum in der tagtäglichen therapeutischen Praxis erheblich einschränkt (s. **Tab. 11-1**).

Tabelle 11-1. Vor- und Nachteile des BISC.

Vorteile	Nachteile
• einziger Test für Altersgruppe	• Gefahr, Kinder als falsch negativ zu diagnostizieren?
• normiert	
• Prüft wichtige Basiskompetenzen für den Schriftspracherwerb	• Nur zu bestimmten „Zeitfenstern" im Vorschulalter einsetzbar
• im Vorschulalter einsetzbar	
• geeignet für Reihenerhebungen in Kindergarten und Vorschule	

Literatur

Marx, H. (1997): Erwerb des Lesens und des Rechtschreibens: Literaturüberblick. In: Weinert, F. E.; Helmke, A. (Hrsg.): Entwicklung im Grundschulalter. Psychologie Verlags Union, Weinheim.

Schneider, W. (1997): Rechtschreiben und Rechtschreibschwierigkeiten. In: Weinert, F. E. (Hrsg.): Psychologie des Unterrichts und der Schule. Hogrefe, Göttingen: 328–363.

Stanovich, K. E. (1988): Explaining the difference between dyslexic and the garden-variety of poor readers: the phonological-core variable-difference model. Journal of Learning Disabilities, 21: 590–604.

Verfasserin: Kira Schneidereit.

12 Blanken-Test – Auditives Sprachverständnis: Wortformen

G. Blanken
(NAT-Verlag, Hofheim 1999)

12.1 Testart

Klinischer Test zur Erfassung des Verständnisses für Wortformen bei aphasischen Patienten.

12.2 Geltungsbereich

Zielgruppe sind aphasische Personen. Da es keine Normierung gibt, bleibt der Altersbereich offen.

12.3 Testmaterial

Zur Prüfung «Wortformen» gehört ein Protokollbogen, in dem die Instruktionen, die zu präsentierenden Items mit den Ablenkern sowie die Auswertungstabellen enthalten sind. Der Untersuchungsteil besteht aus insgesamt 150 Tableaus mit jeweils drei farbigen Objektabbildungen, von denen eines den Referenten des Zielwortes (ZW) darstellt und die beiden anderen einen nahen (A1) und einen entfernten Ablenker (A2) repräsentieren (z. B. ZW: Puder – A1: Ruder – A2: Nudel) (vgl. Blanken, 1999).

12.4 Testaufbau

Ziel ist es, die Defizite beim Verarbeiten von lexikalischen Formen in der auditiven Modalität nach Art und Schweregrad zu erfassen. Dem Patienten werden auf 150 Farbtafeln Items auf Wortebene angeboten, die sich laut Autor auf zwei zentrale Aspekte der auditiv-phonologischen Einzelwortverarbeitung richten. Einerseits beziehen sie sich auf segmentale Unterschiede auf der Ebene phonologischer Merkmale (Untersuchungsteil «Segmentale Kontraste») und andererseits auf Wortformunterschiede, die durch Hinzufügung oder Auslassung von einzelnen Konsonanten in unterschiedlichen Positionen entstehen (Untersuchungsteil «Additionen/Deletionen»). Die Untersuchungsteile «Segmentale Kontraste» und «Additionen/Deletionen» setzen sich aus zehn bzw. fünf einzelnen Stimulusgruppen mit jeweils zehn Items zusammen. Alle 150 Items werden in vollständig randomisierter Form angeboten, können aber getrennt auf Störungsschwerpunkte hin ausgewertet werden (vgl. Blanken, 1999). Die Durchführung einer Kurzform der Prüfung «Wortformen» ist nicht möglich, da sonst keine systematische Auswertung erfolgen kann. Es müssen somit alle 150 Items abgeprüft werden.

12.5 Grundkonzept

Bei den beiden Diagnostikmaterialien «Wortformen» und «Wortbedeutungen» handelt es sich um modellgeleitete Prüfungen der Einzelwortverarbeitung von aphasischen Personen. Beide Prüfbände gehören zur Reihe *Materialien zur neurolinguistischen Aphasiediagnostik*, die von Neubert, Rüffer und Zeh-Hau im NAT-Verlag herausgegeben werden. Nach Angaben der Herausgeber entstand damit ein Baukastensystem, mit dessen Einzeluntersuchungen sich «Störungsschwerpunkte und verschonte Bereiche der Einzelwortverarbeitung im Hinblick auf eine gezielte Behandlung oder eine Abschätzung des Therapieverlaufs feststellen lassen» (Blanken, 1999, Vorwort der Herausgeber). Als psycholinguistische Grundlage dient hierbei das Logogen-Modell, anhand dessen die Verarbeitung von Wörtern in unterschiedlichen Modalitäten nachvollzogen werden kann. Mit der kombinierten Anwendung der beiden Diagnostik-Bände «Wortformen» und «Wortbedeutungen» lässt sich differenzialdiagnostisch feststellen, «ob mögliche Störungen des auditiven Sprachverständnisses aphasischer Personen auf Beeinträchtigungen der Wortsemantik zurückgehen oder auf Probleme im Bereich der lexikalisch-phonologischen Wortverarbeitung» (Blanken, 1999, Vorwort der Herausgeber).

Zur Beschreibung der Störungen in der Verarbeitung gehörter Wortformen sowie auf der Ebene der Wortbedeutungen zieht Blanken die entsprechenden Module des Logogen-Modells heran: Für die angesprochenen aphasischen Defizite kommen das Phonologische Eingangslexikon und das Semantische System in Frage. Auf der Umschlagsgrafik der beiden Diagnostikbände können die Module direkt im Gesamtmodell eingeordnet und ggf. zueinander in Bezug gesetzt werden.

12.6 Manual

Die Protokollbögen enthalten gleichzeitig Angaben zum Aufbau der Untersuchungsteile, zur Durchführung und zur Auswertung. Alle wichtigen Informationen zur Durchführung und Auswertung sind durch die übersichtliche Darbietung und verständliche Sprache leicht zu entnehmen.

12.7 Durchführung

Die kurzen Instruktionen können vom Protokollbogen abgelesen werden. Die Stimuluswörter sollen in normaler Sprechgeschwindigkeit und Lautstärke vorgesprochen werden. Tonaufnahmen sind nicht erforderlich.

Der Patient wird aufgefordert, aus einer Auswahlmenge von drei Objektbildern das zu einem vom Untersucher auditiv vorgegebenen Stimuluswort passende Objektbild zu zeigen. Dabei sind die zu den drei Objektbildern passenden Wortformen phonologisch ähnlich, so dass die korrekte Identifikation des Zielwortes erschwert wird. Bei der Durchführung soll der Untersucher darauf achten, dass der Patient die vorgesprochenen Wörter nicht von den Lippen des Untersuchers ablesen kann.

12.8 Auswertung

Nach Angaben des Autors erlaubt der Prüfband «Wortformen» «diagnostische Analysen zur Häufigkeit der Wahl der Ablenkertypen und dabei zum Einfluss der Faktoren Lautkategorie (Konsonanten/Vokale), Silbenzahl und Wortposition sowie der Dimension Segmentale Kontraste versus Additionen bzw. Deletionen auf auditiv-phonologische Fehlleistungen» (Blanken, 1999, S. 1). Dabei können Störungsschwerpunkte des Patienten durch Fehlerhäufungen in den entsprechenden Einflusskategorien ermittelt werden. Qualitativ erfolgt die Auswertung der Patientenreaktionen nach korrekter Reaktion, Zeigen des nahen Ablenkers, Zeigen des entfernten Ablenkers sowie Nullreaktionen und Selbstkorrekturen.

Zur weiteren Interpretation der Testergebnisse des Prüfbandes «Wortformen» werden vom Autor keine Angaben gemacht, zum Beispiel ob ab einer bestimmten Fehleranzahl statistisch von einer Beeinträchtigung des phonologischen Eingangslexikons ausgegangen werden muss oder ob eine schwere, mittlere oder leichte funktionelle Beeinträchtigung dieses Moduls vorliegt. Es handelt sich hier also um rein informelle, modellgeleitete Ergebnisse, die sich auf die funktionelle Ursache des aphasischen Symptoms «auditive Sprachverständnisstörungen» beziehen und die den Einfluss linguistischer Parameter auf die überprüfte Leistung verdeutlichen. Im Vergleich liefert die LEMO-Testbatterie (Lexikon modellorientiert, De Bleser, Cholewa, Stadie, Tabatabaie, 2004), ein ebenfalls auf dem Logogen-Modell basiertes Verfahren, genauere Aussagen. Beispielsweise ließe sich in Bezug auf das Modul «Phonologisches Eingangslexikon» die Leistung eines Patienten im Vergleich zu den Ergebnissen einer Kontrollgruppe als «normal», «beeinträchtigt» oder «Leistung im Ratebereich» beschreiben.

12.9 Gütekriterien

Gütekriterien wurden nicht bestimmt.

Normen. Der Test ist nicht normiert.

Ökonomie. Nach eigenen Praxiserfahrungen beträgt die Durchführungsdauer etwa 20 bis 30 Minuten. Das Protokollieren der Reaktionen des Patienten gestaltet sich aufgrund des übersichtlichen Protokollbogens einfach. Die Auswertung der Testergebnisse beträgt nach eigener Einschätzung ca. 20 Minuten. Das Übertragen der jeweiligen Reaktionen nach segmentalem Kontrast, Additionen-Deletionen macht die Auswertung jedoch etwas umständlich. Der Anschaffungspreis von 115 Euro ist im Verhältnis zum gelieferten Material und zum diagnostischen Informationswert angemessen. Der Einarbeitungsaufwand ist gering; durch die gleich bleibende Instruktion an den Patienten und den übersichtlichen Protokollbögen kann der Test von Untersuchern, die zum Beispiel praktische Erfahrungen mit dem Aachener Aphasie Test (AAT, Huber, Poeck, Weniger, Willmes, 1983) haben, sofort angewandt werden.

12.10 Kommentar

Bei den beiden vom NAT-Verlag herausgegebenen Prüfbänden «Wortformen» und «Wortbedeutungen» von Gerhard Blanken (1999 bzw. 1996) handelt es sich um zwei auf das Logogen-Modell bezogene Diagnostikinstrumente, die nach ihrer Anwendung spezifische Aussagen über die wortformbezogene sowie die semantische Einzelwortverarbeitung von aphasischen Patienten zulassen. Die Prüfbände werden eher bei speziellen Fragestellungen ihren Einsatz finden als beispielsweise bei einer Erstdiagnostik. Die Anwenderin muss sich darüber im Klaren sein, dass er als Ergebnis eine relativ isolierte Aussage über zwei Formen der rezeptiven Verarbeitung von Einzelwörtern erhält. Sollte jedoch im Einzelfall die Therapie genau auf eines dieser Verarbeitungsmodule spezifisch ausgerichtet sein, lohnt es sich, genauere Erkenntnisse über aphasische Ressourcen und Fehlleistungen zu gewinnen.

Zwar ist das Logogen-Modell (z. B. Morton, 1979) als Vertreter der seriellen Sprachverarbeitungsmodelle im Hinblick auf Aktualität inzwischen von inkrementellen (z. B. Levelt, 1991) oder konnektionistischen Modellen (z. B. Stemberger, 1985; Dell, 1988; Schade, 1992) überholt worden, hat jedoch durchaus seine Berechtigung, wenn es um die praktische Anwendbarkeit und die Umsetzung von modellbezogenen Diagnostikergebnissen in der Therapie geht. Für einen grundsätzlichen Überblick über eine aphasische Symptomatik ist ein modellgeleitetes diagnostisches Vorgehen allerdings zeitaufwendig und verliert im Verhältnis Durchführungsaufwand – Aussagekraft an Effektivität. Mit den beiden Prüfbänden «Wortformen» und «Wortbedeutungen» sollen punktuell Leistungen zweier Sprachverarbeitungsmodule («Phonologisches Eingangslexikon», «Semantisches System») und ihrer Verbindungswege überprüft werden. Die Ergebnisse einer solchen Überprüfung liefern spezifische Detailinformationen, die nur dann eine relevante Aussagekraft für die Praxis haben, wenn beim Patienten entsprechende Störungs- bzw. Therapieschwerpunkte vorliegen. Ob Sprachverständnisstörungen eines aphasischen Patienten ihre Ursache eher in einer defizitären Wortformverarbeitung oder in einer problematischen Bedeutungsverarbeitung haben, darüber kann sicherlich auch der Untertest «Sprachverständnis» des Aachener Aphasie Test (AAT) erste Hinweise geben. Möchte man allerdings genauere Aussagen über sowohl Wortform- als auch Semantikverarbeitung eines Patienten treffen, um entsprechend gezielt in der Therapie anzusetzen, versprechen die beiden Prüfbände «Wortformen» und «Wortbedeutungen» durch eine ausreichende Anzahl von Items und durch die Systematisierung des Wortmaterials nach lexikonrelevanten linguistischen Kriterien aussagekräftige und spezifische Erkenntnisse. Allerdings – und das muss beim Logogen-Modell immer einschränkend berücksichtigt werden – nur im Hinblick auf die Einzelwortverarbeitung. Bezogen auf die Verarbeitung von Wortbedeutungen weist Blanken (1996, S. 2) selbst darauf hin, dass abstrakte bzw. nicht-bildhafte Wörter ein besonderes Problem für aphasische Patienten mit semantischen Störungen darstellen. Diese Schwierigkeiten können – so der Autor – jedoch über Wort-Bild-Zuordnungsaufgaben nicht erfasst werden, sondern müssen beispielsweise durch Synonym-Beurteilungsaufgaben nachgewiesen werden. Eine umfassende Diagnostik semantischer Fähigkeiten mit im Vergleich zu einer Patientenstichprobe interpretierbaren Ergebnissen bietet darüber hinaus die Bogenhausener Semantik-Untersuchung (BOSU, Glindemann, Klintwort, Ziegler, Goldenberg, 2002) als ein in Ansätzen normiertes Testverfahren an (s. **Tab. 12-1**).

Tabelle 12-1. Vor- und Nachteile des Prüfbandes „Wortformen".

Vorteile	Nachteile
• einfache Durchführung und Auswertung der Prüfung	• Gefahr der Ermüdung des Patienten durch den großen Umfang der Items (150 Farbtafeln) und die Eintönigkeit der Aufgabenstellung
• gute bildhafte Darstellung der Items	
• Systematisierung der Items nach linguistischen Kriterien	• Aussage bezieht sich lediglich auf genau ein Verarbeitungsmodul des Logogen-Modells (phonologisches Eingangslexikon)
• übersichtlich gestalteter Protokollbogen	
• modellbezogene und genaue Aussagen über die wortformspezifischen Verarbeitungsleistungen eines Patienten	• Keine Interpretation der Ergebnisse im Vergleich zu einer Stichprobe möglich
• Ergebnisse gut verwertbar für modellgeleitete Therapieplanung	
• gut einsetzbar zur Evaluation von Therapieansätzen im Bereich phonologischer Verarbeitung	

Literatur

De Bleser, R.; Cholewa, J.; Stadie, N.; Tabatabaie, S. (2004): LEMO. Lexikon modellorientiert. Einzelfalldiagnostik bei Aphasie, Dyslexie und Dysgraphie. Elsevier, München.

Dell, G. S. (1988): The retrieval of phonological forms in production: Tests of predictions from a connectionist model. Journal of Memory and Language, 27: 124–142.

Glindemann, R.; Klintwort, D.; Ziegler, W.; Goldenberg, G. (2002): Bogenhausener Semantik-Untersuchung. BOSU. Elsevier, München.

Huber, W.; Poeck, K.; Weniger, D.; Willmes, K. (1983): Der Aachener Aphasie Test (AAT). Hogrefe, Göttingen.

Levelt, W. J. M. (1991): Die konnektionistische Mode. In (übersetzt von Carola Engelkamp): Sprache und Kognition, 10, 2: 61–72.

Morton, J. (1979): Facilitation in word recognition: Experiments causing a change in the logo-gen model. In: Kolers, P. A.; Wrolstad, M. E.; Bouma, H. (eds.): Processing visible language. Plenum Press, New York: 259–268.

Schade, U. (1992): Konnektionismus: Zur Modellierung der Sprachproduktion. Westdeutscher Verlag, Opladen.

Stemberger, J. P. (1985): An interactive activation model of language production. In: Ellis, A. W. (ed.): Progress in the psychology of language (Vol. 1). Erlbaum, London: 143–186.

Verfasserin: Barbara Schneider.

13 Blanken-Test – Auditives/ visuelles Sprachverständnis: Wortbedeutungen

G. Blanken
(NAT-Verlag, Hofheim 1996)

13.1 Testart

Klinischer Test zur Erfassung des semantischen Verständnisses einzelner Wörter (auditiv und visuell) bei aphasischen Patienten.

13.2 Geltungsbereich

Zielgruppe sind aphasische Personen. Da es keine Normierung gibt, bleibt der Altersbereich offen.

13.3 Testmaterial

Zur Prüfung «Wortbedeutungen» gehören ein kurzes Vorwort der Herausgeber sowie des Autors. Der Protokollbogen beinhaltet über die in den Tabellen aufgelisteten Stimuluswörter hinaus Angaben zum Aufbau, zur Durchführung und zur Auswertung des Tests. Der Untersuchungsteil umfasst drei Teile (A, B und C), die im Schwierigkeitsgrad zunehmen.

13.4 Testaufbau

Im Untersuchungsteil der Prüfung «Wortbedeutungen» werden dem Patienten auf 160 Farbtafeln Wörter sowohl auditiv als auch visuell dargeboten, die im Zusammenhang mit den jeweiligen Ablenkern nach semantischen Kontrasten systematisiert sind. Die Prüfungsteile A, B und C sind nach semantischer Verarbeitungsanforderung hierarchisiert und nach auditiver bzw. visueller Stimulusvorgabe getrennt. Die Prüfungsteile A, B und C können unabhängig voneinander angewendet werden (z. B. kann bei nur leicht aphasischen Patienten auf Teil A verzichtet werden). Der Autor weist darauf hin, dass bei einem Vergleich der Teile A und B mindestens eine Woche Abstand zwischen beiden Abnahmeterminen liegen sollte.

Der steigende Schwierigkeitsgrad der Items soll sowohl die Erfassung von Restfähigkeiten bei sehr schweren Sprachverständnisstörungen als auch die Aufdeckung von nur leichten Störungen möglich machen. Darüber hinaus enthält die Prüfung zwei parallele Versionen für das Verständnis gesprochener Wörter (auditives Sprachverständnis) und geschriebener Wörter (visuelles Sprachverständnis), so dass modalitätsspezifische Störungsausprägungen erkannt werden können. Teil A prüft das Wortverständnis für insgesamt 20 Wortstimuli mit je drei Ablenkern aus unterschiedlichen semantischen Kategorien (z. B. Wortvorgabe: Becher; Bildvorgabe: Becher, Traktor, Tomate, Kommode). Teil B differenziert bei insgesamt 40 Wortstimuli zwischen den Ablenkertypen (semantisch nah, semantisch fern, keine semantische Ähnlichkeit) (z. B. Wortvorgabe: Hobel; Bildvorgabe: Hobel, Feile, Zange, Giraffe). Teil C besteht wiederum aus 20 Wortstimuli, wobei hier jeweils sechs Objekte aus einer semantischen Kategorie zur Auswahl stehen und diese Aufgabe insofern die höchsten Anforderungen an das semantische Differenzieren stellt (z. B. Wortvorgabe: Kanu; Bildvorgabe: Kanu, Tanker, Fähre, Dampfer, Ruderboot, Segelboot). Nach Angaben des Autors wurde beim Erstellen des Bildmaterials beachtet, dass das visuelle Erkennen der Objekte möglichst einfach sein sollte. Die in Farbe von Michaela Bautz gezeichneten Objekte zeigen Gegenstände mit hoher Typikalität aus einer kanonischen Perspektive.

13.5 Grundkonzept

Bei den beiden Diagnostikmaterialien «Wortformen» und «Wortbedeutungen» handelt es sich um modellgeleitete Prüfungen der Einzelwortverarbeitung von aphasischen Personen. Beide Prüfbände gehören zur Reihe *Materialien zur neurolinguistischen Aphasiediagnostik,* die von Neubert, Rüffer und Zeh-Hau herausgegeben wurden. Nach Angaben der Herausgeber entstand damit ein Baukastensystem, mit dessen Einzeluntersuchungen sich «Störungsschwerpunkte und verschonte Bereiche der Einzelwortverarbeitung im Hinblick auf eine gezielte Behandlung oder eine Abschätzung des Therapieverlaufs feststellen lassen» (Blanken, 1999, Vorwort der Herausgeber). Als psycholinguistische Grundlage dient hierbei das Logogen-Modell, anhand dessen die Verarbeitung von Wörtern in unterschiedlichen Modalitäten nachvollzogen werden kann. Mit der kombinierten Anwendung der beiden Diagnostik-Bände «Wortformen» und «Wortbedeutungen» lässt sich differenzialdiagnostisch feststellen, «ob mögliche Störungen des auditiven Sprachverständnisses aphasischer Personen auf Beeinträchtigungen der Wortsemantik zurückgehen oder auf Probleme im Bereich der lexikalisch-phonologischen Wortverarbeitung» (Blanken, 1999, Vorwort der Herausgeber).

Zur Beschreibung der Störungen in der Verarbeitung gehörter Wortformen sowie auf der Ebene der Wortbedeutungen zieht Blanken die entsprechenden Module des Logogen-Modells heran: Für die angesprochenen aphasischen Defizite kommen das phonologische Eingangslexikon und das semantische System in Frage. Auf der Umschlagsgrafik der beiden Diagnostikbände können die Module direkt im Gesamtmodell eingeordnet und ggf. zueinander in Bezug gesetzt werden.

13.6 Manual

Die Protokollbögen enthalten gleichzeitig Angaben zum Aufbau der Untersuchungsteile, zur Durchführung und zur Auswertung. Alle wichtigen Informationen zur Durchführung und Auswertung sind durch die übersichtliche Darbietung und verständliche Sprache leicht zu entnehmen.

13.7 Durchführung

Die kurzen Instruktionen können vom Protokollbogen abgelesen werden. Die Stimuluswörter sollen in normaler Sprechgeschwindigkeit und Lautstärke vorgesprochen werden. Tonaufnahmen sind nicht erforderlich.

Beim Diagnostikband «Wortbedeutungen» wird dem Patienten vom Untersucher ein Wort entweder auditiv (vorgesprochener Stimulus) oder visuell (gedruckter Stimulus) vorgegeben, und wird gebeten, aus einer Menge von Objekt-Abbildungen den korrekten Referenten herauszusuchen und durch Zeigen zu identifizieren. Das visuelle Sprachverständnis sollte nach Angaben des Autors über das stille Lesen des Patienten überprüft werden. Es wird jedoch darauf hingewiesen, dass zusätzlich und mit mindestens einer Woche Abstand das Sprachverständnis auch über das laute Lesen der Stimuli getestet werden kann. Ein Vergleich könne Auskunft über Input- versus Output-seitige Lesestörungen geben (vgl. Blanken 1996, S. 2). Jeder Testteil enthält jeweils zwei Übungsblätter, mithilfe derer die Aufgabenstellung verdeutlicht werden kann.

13.8 Auswertung

Der Prüfband «Wortbedeutungen» erlaubt nach Blanken das Aufdecken von Störungen des semantischen Systems oder mögliche modalitätsspezifische Probleme im Zugang zum semantischen System in Abhängigkeit von der semantischen Differenzierungsanforderung der Stimuli zu den jeweiligen Ablenkern. Die Ergebnisse können getrennt nach durchgeführten Testteilen (A, B und C) mit ihren jeweiligen Anforderungen ausgewertet werden. Die Auswertung der Patientenreaktionen erfolgt je nach Testteil nach korrekter Reaktion, Zeigen des Ablenkers, Zeigen des weiten, nahen oder unbezogenen Ablenkers, Nullreaktion und Selbstkorrektur. Bei Selbstkorrekturen wird zwischen korrekter und falscher Selbstkorrektur unterschieden, also danach, ob die letzte Wahlreaktion des Patienten tatsächlich mit dem Zielitem übereinstimmt oder nicht. Meiner Meinung nach impliziert der Begriff «Selbstkorrektur» jedoch die Korrektur einer Fehlreaktion zur richtigen Reaktion; der Begriff «falsche Selbstkorrektur» erscheint missverständlich und stellt letztendlich in der Auswertung nichts anderes als eine Fehlreaktion dar. Des Weiteren werden Wiederholungen auf dem Protokollbogen mitnotiert, was aber nur bei wiederholter auditiver Darbietung des Stimulus Sinn macht. Die visuell dargebotenen Stimuli erscheinen gleichzeitig mit den abgebildeten Objekten in Form eines gedruckten Wortes auf dem Farbtableau und können daher vom Patienten beliebig häufig gelesen werden.

Je nach Ergebnis der Testteile A, B und C kann zwischen leichteren und schweren Störungen der semantischen Verarbeitung unterschieden werden sowie modalitätsspezifische Verarbeitungsstörungen von Wortbedeutungen aufgedeckt werden. Auch bei diesem Prüfband bleiben die Ergebnisse rein informell und einzelfallbezogen.

13.9 Gütekriterien

Ergebnisse zur Prüfung der Gütekriterien liegen nicht vor.

Normen. Der Test ist nicht normiert.

Ökonomie. Nach eigenen Praxiserfahrungen beträgt die Durchführungsdauer aller Testteile der Prüfung «Wortbedeutungen» etwa 30 bis 40 Minuten, kann aber, wie oben angemerkt, durch das isolierte Anwenden der Testteile A, B und C verkürzt werden. Das Protokollieren der Reaktionen des Patienten gestaltet sich auch bei diesem Prüfband dank des übersichtlichen Protokollbogens als einfach. Die Auswertung der Testergebnisse erhält man durch das Summieren der verschiedenen Patientenreaktionen; die summierten Ergebnisse können relativ schnell in eine Überblickstabelle übertragen werden. Damit dürfte die Auswertung nicht länger als zehn Minuten dauern. Der Anschaffungspreis von 115 Euro ist im Verhältnis zum gelieferten Material und zum diagnostischen Informationswert angemessen. Der Einarbeitungsaufwand ist bei diesem Prüfband ebenfalls sehr gering.

13.10 Kommentar

Bei den beiden vom NAT-Verlag herausgegebenen Prüfbänden «Wortformen» und «Wortbedeutungen» von Gerhard Blanken (1999 bzw. 1996) handelt es sich um zwei auf das Logogen-Modell bezogene Diagnostikinstrumente, die nach ihrer Anwendung spezifische Aussagen über die wortformbezogene sowie die semantische Einzelwortverarbeitung von aphasischen Patienten zulassen. Die Prüfbände werden eher bei speziellen Fragestellungen ihren Einsatz finden als beispielsweise bei einer Erstdiagnostik. Der Anwender muss sich darüber im Klaren sein, dass er als Ergebnis eine relativ isolierte Aussage über zwei Formen der rezeptiven Verarbeitung von Einzelwörtern erhält. Sollte jedoch im Einzelfall die Therapie genau auf eines dieser Verarbeitungsmodule spezifisch ausgerichtet sein, lohnt es sich, genauere Erkenntnisse über aphasische Ressourcen und Fehlleistungen zu gewinnen.

Zwar ist das Logogen-Modell (z. B. Morton, 1979) als Vertreter der seriellen Sprachverarbeitungsmodelle im Hinblick auf Aktualität inzwischen von inkrementellen (z. B. Levelt, 1991) oder konnektionistischen Modellen (z. B. Stemberger, 1985; Dell, 1988; Schade, 1992) überholt worden, hat jedoch durchaus seine Berechtigung, wenn es um die praktische Anwendbarkeit und die Umsetzung von modellbezogenen Diagnostikergebnissen in der Therapie geht. Für einen grundsätzlichen Überblick über eine aphasische Symptomatik ist ein modellgeleitetes diagnostisches Vorgehen allerdings zeitaufwendig und verliert im Verhältnis Durchführungsaufwand – Aussagekraft an Effektivität. Mit den beiden Prüfbänden «Wortformen» und «Wortbedeutungen» sollen punktuell Leistungen zweier Sprachverarbeitungsmodule («Phonologisches Eingangslexikon», «Semantisches System») und ihrer Verbindungswege überprüft werden. Die Ergebnisse einer solchen Überprüfung liefern spezifische Detailinformationen, die nur dann eine relevante Aussagekraft für die Praxis haben, wenn beim Patienten entsprechende Störungs- bzw. Therapieschwerpunkte vorliegen. Ob Sprachverständnisstörungen eines aphasischen Patienten ihre Ursache eher in einer defizitären Wortformverarbeitung oder in einer problematischen Bedeutungsverarbeitung haben, darüber kann sicherlich auch der Untertest «Sprachverständnis» des Aachener Aphasie Test (AAT) erste Hinweise geben. Möchte man allerdings genauere Aussagen über sowohl Wortform- als auch Semantikverarbeitung eines Patienten treffen, um entsprechend gezielt in der Therapie anzusetzen, versprechen die beiden Prüfbände «Wortformen» und «Wortbedeutungen» durch eine ausreichende Anzahl von Items und durch die Systematisierung des Wortmaterials nach lexikonrelevanten linguistischen Kriterien aussagekräftige und spezifische Erkenntnisse. Allerdings – und das muss beim Logogen-Modell immer einschränkend berücksichtigt werden – nur im Hinblick auf die Einzelwortverarbeitung. Bezogen auf die Verarbeitung von Wortbedeutungen weist Blanken (1996, S. 2) selbst darauf hin, dass abstrakte bzw. nicht-bildhafte Wörter ein besonderes Problem für aphasische Patienten mit semantischen Störungen darstellen. Diese Schwierigkeiten können – so der Autor – jedoch über Wort-Bild-Zuordnungsaufgaben nicht erfasst werden, sondern müssen beispielsweise durch Synonym-Beurteilungsaufgaben nachgewiesen werden. Eine umfassende Diagnostik semantischer Fähigkeiten mit im Vergleich zu einer Patientenstichprobe interpretierbaren Ergebnissen bietet darüber hinaus die Bogenhausener Semantik-Untersuchung (BOSU) als ein in Ansätzen normiertes Testverfahren an (s. **Tab. 13-1**).

Tabelle 13-1. Vor- und Nachteile des Prüfbandes „Wortbedeutungen".

Vorteile	Nachteile
• einfache Durchführung und Auswertung der Prüfung	• Aussage bezieht sich lediglich auf genau ein Verarbeitungsmodul des Logogen-Modells (semantisches System) und beschränkt sich auf die Verarbeitung konkreten bzw. bildhaften Wortmaterials
• gute bildhafte Darstellung der Items	
• Systematisierung der Items und des Untersuchungsteils nach semantischer Differezierungsanforderung	• Keine Interpretation der Ergebnisse im Vergleich zu einer Stichprobe möglich
• modellbezogene und genaue Aussagen über semantische Verarbeitungsleistungen eines Patienten	• Fehlerkategorie „Ablenker" (A), die im Ergebnisprotokoll aufgeführt ist, taucht in der Überblickstabelle nicht mehr auf
• Aussage über den Schweregrad der semantischen Störung möglich	• Das Mitnotieren von Wiederholungen macht bei visueller Darbietung des Items bei gleichzeitiger Darbietung der Abbildungen auf einer Farbtafel keinen Sinn
• Ergebnisse gut verwertbar für modellgeleitete Therapieplanung	
• Gut einsetzbar zur Evaluation von Therapieansätzen im Bereich semantischer Verarbeitung	• Die Unterscheidung von Selbstkorrekturen in „falsche" und „richtige" Selbstkorrekturen ist missverständlich
	• Ergebnisse der Wortbedeutungsverarbeitung können durch formbezogene Wortverarbeitungsstörungen verzerrt werden; evtl. muss der Prüfband „Wortformen" vor „Wortbedeutungen" durchgeführt werden, um formbezogene Wortverarbeitungsstörungen auszuschließen

Literatur

De Bleser, R.; Cholewa, J.; Stadie, N.; Tabatabaie, S. (2004): LEMO. Lexikon modellorientiert. Einzelfalldiagnostik bei Aphasie, Dyslexie und Dysgraphie. Elsevier, Elsevier.

Dell, G. S. (1988): The retrieval of phonological forms in production: Tests of predictions from a connectionist model. Journal of Memory and Language, 27: 124–142.

Glindemann, R.; Klintwort, D.; Ziegler, W.; Goldenberg, G. (2002): Bogenhausener Semantik-Untersuchung. BOSU. Elsevier, München.

Huber, W.; Poeck, K.; Weniger, D.; Willmes, K. (1983): Der Aachener Aphasie Test (AAT). Hogrefe, Göttingen.

Levelt, W. J. M. (1991): Die konnektionistische Mode. In (übersetzt von Carola Engelkamp): Sprache und Kognition, 10, 2: 61–72.

Morton, J. (1979): Facilitation in word recognition: Experiments causing a change in the logo-gen model. In: Kolers, P. A.; Wrolstad, M. E.; Bouma, H. (eds.): Processing visible language. Plenum Press, New York: 259–268.

Schade, U. (1992): Konnektionismus: Zur Modellierung der Sprachproduktion. Westdeut-scher Verlag, Opladen.

Stemberger, J. P. (1985): An interactive activation model of language production. In: Ellis, A. W. (ed.): Progress in the psychology of language (Vol. 1). Erlbaum, London: 143–186.

Verfasserin: Barbara Schneider.

14 BOSU – Bogenhausener Semantik-Untersuchung

R. Glindemann, D. Klintwort, W. Ziegler, G. Goldenberg
(Urban und Fischer-Elsevier, München/Jena 2002)

14.1 Testart

Klinischer Test zur Abklärung semantischer Störungen im Rahmen einer Aphasie oder als eigenständiges Syndrom.

14.2 Geltungsbereich

Der Test ist anwendbar bei allen aphasischen und nicht-aphasischen Patienten, die nach Einschätzung der Therapeutin die 60 Aufgaben ohne Einbrüche in der Konzentration und dem Durchhaltevermögen durchführen können.

Kontraindiziert ist die Durchführung des Tests bei Patienten mit:

- schlechter Aufmerksamkeit
- visuellen oder agnostischen Problemen, Gesichtsfeldeinschränkungen oder Neglect
- schlechtem Sprachverständnis.

Altersangaben werden keine gemacht.

14.3 Material

Der Test besteht komplett aus einem Manual, einem Durchführungsprotokoll sowie den Testmaterialien (insgesamt 60 Testbilder mit dargestellten Gegenständen und/oder Situationen und Wörtern).

14.4 Testaufbau

Die BOSU besteht aus folgenden fünf Untertests mit je zwölf Items (zwei Übungsbeispiele und zehn Testaufgaben):

- Untertest 1 (Zuordnen von Objekten in Situationen)
- Untertest 2 (Sortieren von Objekten nach semantischen Hauptmerkmalen)
- Untertest 3 (Sortieren von Objekten nach semantischen Nebenmerkmalen)
- Untertest 4 (Sortieren von geschriebenen Wörtern)
- Untertest 5 (Sortieren von Objekten nach Farben).

14.5 Grundkonzept

Der BOSU werden das Logogen-Modell (Morton, 1979) und das Modell von Howard und Franklin (1988) als Basismodelle zu Grunde gelegt. Als Grundlage erfolgt die Erläuterung des «semantischen Gedächtnisses». Dieses enthält allgemeines Wissen über die Dinge der Welt und umfasst Wissen über die Bedeutung von Wörtern, Zeichen und Wissen, zum Beispiel über das Aussehen oder die Funktion von Dingen. Dieses Wissen ist nicht unmittelbar sprachlich und kann deshalb auch ohne Sprache ausgedrückt und überprüft werden, beispielsweise über das Zuordnen von Dingen nach gemeinsamen Eigenschaften oder Funktionen. Der Abruf des semantischen Wissens über ein Ding setzt die Abstraktion von der Einmaligkeit des Dinges zu den Eigenschaften voraus, die allen Exemplaren derselben Art gemeinsam sind.

Bei der Darstellung des Zusammenhangs zwischen Aphasie und dem semantischen Zuordnen wird auf die häufigen Schwierigkeiten der Aphasiker eingegangen, Besonderheiten eines einzelnen Exemplars zu abstrahieren und aus mehreren Eigenschaften eines Dinges nur die zu beachten, die für eine Aufgabe von Bedeutung sind. Auch mit Sortieraufgaben haben Aphasiker größere Probleme. Die Fehler beim Zuordnen betreffen am häufigsten semantisch nahe Ablenker.

Besonders schwer fällt Aphasikern die Zuordnung der richtigen Farbe zu einem Gegenstand. Zusammenfassend haben Patienten mit Aphasie Probleme, eine abstrakte Haltung einzunehmen und ihre Aufmerksamkeit gezielt auf bestimmte Merkmale aus der Gesamtheit der Wahrnehmung von Dingen zu richten.

Allerdings treten nicht alle Störungen des semantischen Gedächtnisses und somit des semantischen Zuordnens als Begleitstörung einer Aphasie auf, sondern auch als eigenständiges Syndrom. Laut Autoren ist die BOSU ebenso für die Diagnostik bei diesen Patienten geeignet.

Abschließend ziehen die Autoren einige vorläufige Schlussfolgerungen zu dem Verhältnis von Sprache zu semantischem Gedächtnis und von Aphasie zu Störungen des semantischen Zuordnens:

- Störungen des semantischen Zuordnens sind eine relativ häufige, aber nicht obligatorische Begleitstörung der Aphasie.

- Störungen des semantischen Zuordnens stellen eigenständige Probleme dar.

- Symptome einer Aphasie und ein gestörter Zugang zur Semantik können einander beeinflussen und verstärken.

14.6 Manual

Die Handanweisung ist gut gegliedert, verständlich und übersichtlich, dadurch ist eine schnelle Einarbeitung möglich. Sie enthält hinreichend Informationen zu dem theoretischen Hintergrund des Tests, zu dem Aufbau der verschiedenen Untertests und der Durchführung inklusive Durchführbarkeit, Instruktionen, Abbruchkriterien und Hilfestellungen. Auf die Objektivität des Tests wird nicht eingegangen. Nach einigen Fallbeispielen beginnt der Untersuchungsteil mit den fünf Untertests.

14.7 Durchführung

Der Test ist nach kurzer Einarbeitung gut durchführbar. Von den Patienten werden keine expressiv sprachlichen Leistungen gefordert. Bedingt durch die Durchführbarkeit der BOSU bei Patienten unterschiedlicher sprachlicher und kognitiver Störungsprofile, gibt es keine wortwörtlichen Instruktionen zu den einzelnen Untertests. Es ist jedoch zu beachten, dass außer bei den Übungsaufgaben keine weiteren Erläuterungen bzw. Hilfestellungen zu den Testaufgaben gegeben werden dürfen, um die Reaktionen und Leistungen des Patienten nicht zu verfälschen. Es liegen keine strengen Abbruchkriterien vor. Der Untersucher protokolliert die Reaktion des Patienten verdeckt und unkommentiert auf dem dafür vorgesehenen Durchführungsprotokoll.

14.8 Auswertung

Bei der Auswertung werden lediglich die auffälligen Reaktionen des Patienten für jeden Untertest zusammengezählt und notiert. Im Anschluss werden diese Zahlen in einer Übersichtstabelle auf dem Durchführungsprotokoll vermerkt. Anhand der Cut-off-Werte kann gekennzeichnet werden, welche Untertests auffällig waren.

In der Untersuchungsmappe der BOSU existieren keine Normtabellen, die zur Interpretation herangezogen werden könnten. Auf dem Durchführungsprotokoll ist nach der Auswertung zu erkennen, in welchem Untertest am häufigsten auffällige Reaktionen gezeigt wurden und dementsprechend der Patient am schlechtesten abgeschnitten hat.

14.9 Gütekriterien

Objektivität. Der Test ist nicht standardisiert. Es existieren keine festgelegten Instruktionen. Die Auswertungs- und Interpretationsobjektivität scheint aufgrund von Auswertungsbeispielen und Cut-off-Werten gegeben.

Reliabilität. Die Reliabilität wurde anhand der Ergebnisse aus den Untertests der 75 hirngeschädigten Patienten geprüft. Für den Gesamttest ergab sich eine hohe interne Konsistenz von Cronbachs Alpha $\alpha = .90$. Für die einzelnen Untertests ergaben sich geringere Reliabilitätskoeffizienten (vgl. Glindemann et al. 2002) für α zwischen .57 bis .81.

Validität. Die empirisch ermittelten Daten für die Aufgabenschwierigkeit stimmten mit den vorhersagbaren Unterschieden der Aufgabenschwierigkeiten innerhalb eines Untertests überein. Zur Bestimmung der konvergenten Validität wurden die BOSU-Scores mit allen Untertestwerten des *Aachener Aphasie Tests* verglichen und signifikante Korrelationen mit einigen Subtests festgestellt (Sprachverständnis: $r = .72$, Benennen: $r = .61$). Als weiteres unabhängiges Außenkriterium wurde ein für die deutsche Sprache nicht standardisierter Test zur Prüfung von semantischen Verarbeitungsleistungen eingesetzt: Der Pyramids-and-Palm-Trees-Test (PPT, Howard/Patterson, 1992) korrelierte signifikant mit den BOSU-Summenscores ($r = .55$).

Normen. Die BOSU ist das Resultat einer Pilotstudie. Die eher kleine Stichprobe umfasste eine Kontrollgruppe und eine Patientengruppe. Die Kontrollgruppe bestand aus 72 hirngesunden Probanden, die nach Alter, Geschlecht und Bildung unterteilt wurden. Die Patientengruppe setzte sich aus 75 hirngeschädigten Patienten aus der Abteilung für Neuropsychologie des Städtischen Krankenhauses Bogenhausen und der Fachklinik Lenggries zusammen. Diese wurden nach folgenden Kriterien stratifiziert: Geschlecht, Alter, Händigkeit, Monate seit Läsion, Ätiologie, Läsionsseite und Kommunikationsstörung.
Die Cut-off-Werte wurden nach einem konservativen Verfahren aus der Maximalzahl, der in der Kontrollgruppe beobachteten Fehler, ermittelt (vgl. Glindemann et.al., 2002). Bei deren Erreichen oder Überschreiten muss man davon ausgehen, dass eine Störung vorliegt. Für die Patientengruppen existieren Gesamtfehlerzahlen für die verschiedenen Symptomgruppen.

Ökonomie. Die Durchführung dauert je nach Instruktionsverständnis des Patienten und des Schweregrades der semantischen Störung 20 bis maximal 45 Minuten. Die Auswertungsdauer wird von den Autoren nicht angegeben, nach eigener Einschätzung beträgt sie ca. zehn Minuten. Die Einarbeitung ist leicht und gelingt schnell. Der Einarbeitungsaufwand ist dem Test angemessen. Sowohl die Kopiervorlage des Durchführungsprotokolls, als auch die Testbilder sind in der Testmappe integriert. Anschaffungspreis: 52 Euro.

14.10 Kommentar

Die BOSU ist ein ökonomisch einzusetzendes Verfahren zur Erfassung semantischer Fähigkeiten von neuropsychologischen Patienten. Es handelt sich um ein nicht-standardisiertes Untersuchungsverfahren zur Überprüfung des Zuordnens von Abbildungen und Wörtern nach semantischen Kriterien, das als sinnvolle Ergänzung für die Aphasiediagnostik gelten kann. Abgesehen von Mängeln in der psychometrischen Prüfung des Testverfahrens liegt ein großer Vorteil des Verfahrens darin, semantische Fähigkeiten auch unabhängig von Sprachstörungen bestimmen zu können (s. **Tab. 14-1**).

Tabelle 14-1. Vor- und Nachteile der BOSU.

Vorteile	Nachteile
• misst semantische Fähigkeiten unabhängig von Sprachstörungen • Eine schnelle und einfache Einarbeitung in den Test ist möglich • Das Manual ist übersichtlich gegliedert und verständlich • Die Darstellung der Testbilder erfolgt in prototypischen Strichzeichnungen	• sehr kleine Normierungsstichprobe • Gütekriterien noch nicht hinreichend geprüft • Schriftgröße im Untertest 4 (semantisches Sortieren von geschriebenen Wörtern) eventuell zu klein

Literatur

Howard, D.; Franklin, S. (1988): Missing the meaning? Cambridge, Maas: the MIT-Press.

Howard, D.; Patterson, K. (1992): The Pyramids-and-Palm-Trees-Test. Thames Valley Test Company, Bury St. Edmunds.

Morton, J. (1979): Facilitation in word recognition: Experiments causing a change in the logogen model. In: Kolers, P. A.; Wrolstad, M. E.; Bouma, H. (eds.): Processing visible language. Plenum Press, New York: 259–268.

Verfasserinnen: Sandra Krueger und Mara Wieck.

15 BUEVA – Basisdiagnostik für umschriebene Entwicklungsstörungen im Vorschulalter

G. Esser, unter Mitarbeit von A. Wyschkon
(Hogrefe, Göttingen 2002)

15.1 Testart

Entwicklungstest zur Früherkennung umschriebener Entwicklungsstörungen der Bereiche Sprache, allgemeine Intelligenz, Sensomotorik und Aufmerksamkeit im Vorschulalter.

15.2 Geltungsbereich

Kinder von 4;0 bis 5;11 Jahren.

15.3 Testmaterial

Die Testbatterie enthält, neben mehreren Testheften und Ergebnisbögen, einen Kartensatz (60 Testbilder mit abgebildeten Gegenständen), einen Schablonensatz, einen Materialsatz (insgesamt 31 Testbilder mit abgebildeten Gegenständen und Situationen), mehrere Testbögen sowie das Manual und einen Hartkoffer.

15.4 Testaufbau

Die Testbatterie besteht aus sieben teilweise modifizierten Untertests bereits bestehender Verfahren:

- Allgemeine Intelligenz wird mit der Columbia Mental Maturity Scale (CMM, Eggert, 1972) anhand von 60 Items erfasst.

- Sensomotorik wird mit dem Untertest «Visuomotorische Koordination» aus Frostigs Entwicklungstest der visuellen Wahrnehmung (FEW, Lockowandt, 1976) mit elf Items erfasst.

- Artikulation wird mit dem Möhring-Test (Möhring, 1939) erfasst.

- Expressive Sprache wird mit dem Grammatiktest (GT) aus dem Psycholinguistischen Entwicklungstest (PET, Angermaier 1977) mit 15 Items erfasst.

- Rezeptive Sprache wird mit dem Untertest «Wörter ergänzen» (WE) aus dem Psycholinguistischen Entwicklungstest (PET, Angermaier 1977) mit 16 Items erfasst.

- Aufmerksamkeit I wird mit dem Frankfurter Test für Fünfjährige – Konzentration (FTF-K, Raatz/Moehling, 1971) erfasst.

- Aufmerksamkeit II wird mit dem Zahlenfolgegedächtnis (ZFG) aus dem Psycholingistischen Entwicklungstest (PET, Angermaier, 1977) erfasst.

15.5 Grundkonzept

Kinder mit «umschriebenen Entwicklungsstörungen» weisen gravierende Defizite in einem Entwicklungsbereich bei ansonsten altersgemäßen Fähigkeiten auf. Sie sind von normaler Intelligenz und weisen keine neurologische Erkrankung auf, auch wenn die jeweilige Funktionsstörung eng mit der biologischen Reifung des Zentralnervensystems verknüpft ist. Die Testbatterie setzt sich aus einzelnen für das Vorschulalter modifizierten Untertests verschiedener Testverfahren zusammen. Sie kann laut Autor auch als Einschulungstest verwendet werden. Allgemeine Intelligenz, die Artikulation, die expressive und die rezeptive Sprache sowie die Visuomotorik werden erfasst, bei Fünfjährigen wird zusätzlich die Aufmerksamkeitsleistung mit zwei Untertests erhoben. Im Manual wird die Bedeutung der «Umschriebenen Entwicklungsstörung» (UES) im Zusammenhang mit schlechten Schulleistungen und Verhaltensauffälligkeiten diskutiert. Des Weiteren werden die Entstehung der Testbatterie sowie die Beschreibung der Auswahl und Art der Modifizierung der sieben Untertests aus verschiedenen Testverfahren dargestellt. In diesem Zusammenhang wird darauf verwiesen, dass Schulfähigkeit jedoch nicht nur über die kognitive Leistungsfähigkeit definiert werden kann. Der Test differenziert im subnormalen Leistungsbereich zur Früherkennung von Lernstörungen.

15.6 Manual

Das Manual ist gut gegliedert, übersichtlich und verständlich. Auf diese Weise wird eine schnelle Einarbeitung gewährleistet. Es werden Fallbeispiele mit Kindern aufgeführt, um die Interpretation der Testergebnisse zu verdeutlichen.

15.7 Durchführung

Die Reihenfolge der Untertests ist einzuhalten.

- *Subtest 1: Allgemeine Intelligenz.* Das Material besteht aus einem Kartensatz. Auf einer Seite sind verschiedene Gegenstände und Lebewesen bunt dargestellt. Es werden Prototypen verwendet. Der Untertest beginnt mit den Beispielitems 31–33, davon sollte mindestens ein Item korrekt gelöst werden, bevor fortgefahren wird. Ist dies nicht der Fall wird bei Items 1–30 begonnen. Es wird dann abgebrochen, wenn vier Aufgaben in Folge falsch gelöst werden. Das Testende liegt bei Vierjährigen bei Item 50; bei Fünfjährigen bei Item 60. Die Instruktion lautet: «Ich zeige Dir Karten mit verschiedenen Dingen. Was passt nicht dazu, was sieht anders aus?»

- *Subtest 2: Sensomotorik.* Das Material besteht aus einem dünnen Filzstift und dem modifizierten Testbogen des FEW. Der Untertest beginnt bei allen Kindern mit Item 1. Es gibt kein Abbruchkriterium. Die Instruktion lautet: «Hier ist zum Beispiel eine Maus, ein Tunnel und ein Keks. Ziehe eine Linie, ohne den Stift abzusetzen, bleibe im Tunnel und berühre nicht seine Wände.»

- *Subtest 3: Artikualtion.* Das Material besteht aus einem Bildkarten-Set, es werden vor allem Prototypen verwendet. Es gibt kein Abbruchkriterium. Die Instruktion lautet, dass das Kind das Objekt auf dem gezeigten Bild benennen soll.

- *Subtest 4: Expressive Sprache.* Das Material besteht aus schwarz-weißen Testbildern. Es wird mit dem Übungsbeispiel begonnen, dann folgt Item 1. Der

Test wird bei Vierjährigen nach Item 9, bei Fünfjährigen bei Item 15 beendet. Die Instruktion stammt aus dem PET (1977, S. 19). Der Untersucher deutet auf die Zeichnung und liest den vorgegebenen Satz vor. Er bricht an der vorgesehen Stelle ab und das Kind soll den Satz vervollständigen.

- *Subtest 5: Rezeptive Sprache.* Dies ist der letzte Testteil für Vierjährige. Das Material besteht aus einem Testprotokollbogen mit Wörtern, in denen Laute ausgelassen sind. Vierjährige beenden den Untertest nach Item 10, Fünfjährige nach Item 16. Der Untersucher spricht die Items in normalem Tempo vor und lässt vorgegebene Laute aus. Klang und Betonung der Wortfragmente sollen dem vollständigen Wort entsprechen. Das Kind soll das vollständige Wort angeben. Es ist höchstens eine Wiederholung gestattet.

- *Subtest 6: Aufmerksamkeit I.* Das benötigte Material ist ein dünner Filzstift und der Testbogen. Es wird mit dem Beispiel begonnen. Die Instruktion lautet, dass in jeder Reihe Birnen durchgestrichen werden sollen, bis «stopp» gesagt wird; Reihe für Reihe und so schnell wie möglich. Nach 90 Sekunden wird die Aufgabenbearbeitung gestoppt.

- *Subtest 7: Aufmerksamkeit II.* Das Material besteht aus einem Testbogen, in dem Zahlenfolgen angegeben sind. Es wird mit dem Übungsbeispiel begonnen, dann folgt Aufgabe 1. Der Untertest wird abgebrochen, wenn erstens zwei aufeinander folgende Aufgaben in beiden Versuchen nicht richtig gelöst werden und zweitens nach Item 12, wenn das Kind 24 Punkte erreicht hat. Dies ist der Fall, wenn zum Beispiel beim ersten Versuch immer korrekt geantwortet wird. Das Kind soll die Zahlen, die der Untersucher vorgibt, nachsprechen. Wichtig ist dabei, dass der Untersucher zwei Zahlen pro Sekunde vorspricht und kein Rhythmisieren und Gruppieren der Zahlen stattfindet. Zwei Versuche pro Zahlenreihe sind gestattet. Ist der erste Versuch fehlerlos, wird zur nächsten Aufgabe übergegangen.

15.8 Auswertung

Bei der Auswertung gibt es ein bis zwei Rohwertpunkte für jede korrekte bzw. falsche Lösung, je nach Subtest auch für Beispielaufgaben. Jeder Untertest wird speziell ausgewertet. Dafür gibt es jeweils genaue Auswertungsanleitungen bzw. Auswertungsschablonen. Die jeweiligen Rohwerte der einzelnen Untertests werden auf dem Ergebnisbogen eingetragen. In der Normtabelle im Anhang wird der passende T-Wert rausgesucht und ebenfalls notiert. Die Interpretation auf dem Ergebnisbogen gelingt mit Hilfe der T-Werte schnell und einfach. Diese bestimmen die Ausprägung der Leistungsstörung. Zum besseren Verständnis werden im Manual Fallbeispiele zur Interpretation aufgezeigt.

15.9 Gütekriterien

Objektivität. Laut Autoren hat die Testbatterie eine hohe Durchführungs- und Auswertungsobjektivität. Lediglich beim Möhring-Test könne es, je nach Toleranz des Untersuchers, Differenzen in der Auswertungsobjektivität geben.

Reliabilität. Im Hinblick auf die Messgenauigkeit des BUEVA werden für die meisten Einzeltests nur die für die ursprünglichen Fassungen berechneten Koeffizienten berichtet. Diese Vorgehensweise ist zumindest für die Subtests kritisch zu sehen, bei denen Modifikationen der Items oder der Instruktionen vorgenommen wurden. Die berichteten Werte (Cronbachs Alpha und Retest-Reliabilitäten) bewegen sich in der Regel zwischen .77 und .96. Bezüglich des Untertests 1 (CMM) wurde die Split-half-Reliabilität aus früheren Studien von 1972/73 übernommen. Sie zeigt laut Autoren mit r = .95 bis .96 eine gute Messgenauigkeit. Beim Untertest 2 (FEW) wird die Untersuchung (Split-half-Reliabilität und Retest-Reliabilität) des FEW von 1961/62/96 dargestellt. Laut Autoren liegt ein Mangel an Reliabilität (r = .56 bis r = .57) bei Fünfjährigen vor, trotzdem wurde der Untertest in die Testbatterie aufgenommen, da kein geeignetes Alternativverfahren zur Verfügung gestanden habe. In Bezug auf Untertest 3 Artikulation (Möhring) werden als Maße zur internen Konsistenz Cronbachs Alpha-Werte zwischen .77 und .83 für beide Altersgruppen genannt und als ausreichend gut bewertet. Beim Subtest 4 (GT) werden die aus dem PET von 1977 stammenden Retest- (r_{tt} = 0,90) und Split-half-Reliabilität-Ergebnisse (r = 0,83) dargestellt. Die Schätzung der internen Konsistenz erbrachte Werte zwischen .79 und .84 für beide Altersgruppen. In Bezug auf Subtest 5 (WE) wird das Ergebnis der Retest-Reliabilität von 1977 als gut bewertet, die Konsistenzanalyse der Autoren fiel ungünstiger aus (Cronbachs Alpha: .67), da die Testdurchführung nicht identisch mit der des PET (1977) sei. Beim Subtest 6 (FTF-K) zeigt die Retest-Reliabilität laut Autoren mit r = .79 bis .85 eine ausreichende zeitliche Stabilität der Ergebnisse über einen kürzeren Zeitraum, die langfristige Messgenauigkeit ist jedoch ungenügend (r = .53). Allerdings müssen dabei die rapiden Entwicklungsfortschritte bei Kindern berücksichtigt werden. Beim Subtest 7 (ZFG) werden nur die Ergebnisse aus dem PET-Manual erwähnt. Hier werden die Split-half- und die Retest-Reliabilitäten mit einem Koeffizienten von .93 und .89 als gut bewertet (vgl. Esser, 2002, S. 19 ff.).

Bei den Untertests 4 und 5 (GT und WE) ist die Aufgabenreihenfolge nicht nach dem Kriterium der steigenden Schwierigkeit gewählt worden und deshalb bezüglich dieses Kriteriums nicht optimal. Bei der Reihung der Aufgaben wurde dafür praktischen Gründen größere Rechnung getragen. Beim Untertest 5 (WE) wird erwähnt, dass sich seit dem Erscheinen des PET (1977) die Häufigkeit der Verwendung bestimmter Wörter geändert habe, zum Beispiel Limonade, Eisschrank, was der Grund dafür sein dürfte, dass die Schwierigkeit der einzelnen Items nicht aufsteigend ist. Die Trennschärfe bei Untertest 4 liegt im mittleren Bereich, bei Untertest 5 ist sie bei bestimmten Items mittelhoch, bei anderen eher gering. Bei Untertest 6 (FTF-K) sind Schwierigkeit und Trennschärfe von geringer Bedeutung, da hier ein Schnelligkeitstest vorliegt (vgl. Esser, 2002).

Validität. Die kriterienbezogene Validierung wurde an einer Stichprobe von 65 Kindern überprüft. Dazu wurde die BUEVA mit dem WET verglichen, wobei sich ein Zusammenhang von $r = .79$ ergab, welcher als gut bezeichnet werden kann. Zur Überprüfung der Konstruktvalidität wurden für WET und BUEVA Faktorenanalysen berechnet. Die Faktorstruktur bestätigte die hypothetischen Konstrukte beider Verfahren weitgehend. In einer zweiten Studie mit 362 Kindern wurden Daten zur prognostischen Validität der BUEVA erhoben. Hier zeigte sich ein hoher Zusammenhang mit den schulischen Leistungen der getesteten Kinder im Alter von acht Jahren, insbesondere mit den Rechenleistungen.

Normen. Als Normierungsstichprobe diente eine Kindergarten-Stichprobe von 1980 (N = 657) mit 325 Vierjährigen und 332 Fünfjährigen. Darauf basieren die Normtabellen im Anhang sowie die Ergebnisse zur Aufgabenschwierigkeit, Trennschärfe und Reliabilität. Die Gültigkeit der o. g. Normierung wurde mit der Mannheimer Risikokinderstudie 1990–92 überprüft und ergab eine hohe Übereinstimmung. Die Normen wurden 1999 in einer Einschulungsuntersuchung an einer Stichprobe von 1930 Kindern berechnet. Im Anhang des Handbuches befinden sich die Normtabellen. Sie sind unterteilt in die Altersgruppen 4,0 bis 4,5 Jahre; 4,6 bis 4,11 Jahre mit N = 325; 5,0 bis 5,5 Jahre; 5,6 bis 5,11 Jahre mit N = 332 und 5,6 bis 5,11 Jahre mit N = 286 aus der Einschulungsuntersuchung.

Ökonomie. Die Durchführungsdauer beträgt laut Autor 20 Minuten bei vierjährigen und 25 Minuten bei fünfjährigen Kindern. Die Testbatterie habe eine hohe Auswertungsökonomie durch bloßes Auszählen der richtigen Lösungen und der Auswertungsschablonen, was die praktische Durchführung bestätigt. Eine genaue Auswertungszeit wird von den Autoren nicht angegeben, nach eigener Einschätzung beträgt sie ca. 45 Minuten. Der Anschaffungspreis liegt bei 218 Euro. Durch die klare Gliederung der Testdurchführung in Material, Beginn, Abbruch, Instruktion und Auswertung ist eine schnelle Einarbeitung möglich.

15.10 Kommentar

Das vorliegende Testverfahren entstand bereits 1980. Damals lagen noch keine geeigneten Entwicklungstests für Vorschulkinder vor. Die Ergebnisse der Testbatterie erfassen, ob und welche umschriebene Entwicklungsstörung das Kind in einer großen Anzahl von Entwicklungsbereichen aufweist. Der Test ist eher als Screening, denn als Test gut verwendbar. Von den Autoren wird ebenfalls empfohlen, bei bestimmten Kriterien der Leistungsfähigkeit des Kindes weiterführende Testverfahren durchzuführen. Konkrete Aussagen über Defizite der einzelnen Leistungsmodalitäten können nicht abgeleitet werden, da zum einen die einzelnen Bereiche nur oberflächlich abgetestet werden und zum anderen gewisse Subtests nicht ausreichend modifiziert wurden, um sie heute effizient einsetzen zu können. Rosanowski, Eysholdt, Lohscheller, und Kummer (2005) verglichen die drei Subtests zur Artikulation und zur rezeptiven und expressiven Sprache mit gängigen Sprachentwicklungstests an 25 Vorschulkindern und fanden in 23 von 25 Fällen falsch negative Ergebnisse mit der BUEVA. Die Autoren resümieren, die BUEVA sei für die Aussonderungsuntersuchung im Umfeld von Störungen der Sprachentwicklung absolut ungeeignet (Rosanowski/Eysholdt/Lohscheller/Kummer, 2005, S. 2). Zu befürchten ist, dass dies auch auf andere Entwicklungsbereiche zutrifft. Hinzu kommen veraltete Normen und unzureichend erfüllte Gütekriterien (s. **Tab. 15-1**).

Tabelle 15-1. Vor- und Nachteile der BUEVA.

Vorteile	Nachteile
• klar gegliederte Testdurchführung in Material, Beginn, Abbruch, Instruktion und Auswertung	• keine genaue Aussage bzgl. der differenzierten Störung in den einzelnen Teilbereichen
• schnelle Einarbeitung	• Notwendigkeit einer nochmaligen Überprüfung
• deutliche Abgrenzung des Testendes für Vierjährige	• Die erwähnten Prozenträge sind im Manual nicht zu finden.
• leichte und schnelle Auswertung	• für Sprachentwicklungsverzögerungen/-störungen nicht sensitiv
• Vereinfachung der Auswertung durch Auszählen der korrekten Lösungen und Auswertungsschablonen	• veraltete Normen
• schnelle Interpretation	• unzureichend erfüllte Gütekriterien

Literatur

Angermaier, M. (1977): Psycholinguistischer Entwicklungstest. Beltz, Weinheim.

Eggert, G. (1972): Die Columbia Mental Maturity Scale als Individualtest für normalentwickelte Kinder im Alter von 3 bis 10 Jahren. In: Eggert (Hrsg.): Zur Diagnose der Minderbegabung: Ein Handbuch und Textbuch zur Testbatterie für geistig behinderte Kinder (TBGB). Beltz, Weinheim: 185–201.

Lockowandt, O. (1976): Frostigs Entwicklungstest der visuellen Wahrnehmung (FEW). Beltz, Weinheim.

Möhring, H. (1939): Die Lautbildungsschwierigkeit im Deutschen. Zeitschrift für Kinderforschung, 47: 205.

Raatz, U.; Moehling, R. (1971): Frankfurter Tests für Fünfjährige – Konzentration. Beltz, Weinheim.

Rosanowski, F.; Eysholdt, U.; Lohscheller, J.; Kummer, P. (2005): BUEVA-Test als Screening-Verfahren zur Untersuchung der Sprachentwicklung. www.egms.de/en/meetings/dgpp2005/05dgpp014.shtml, 21.9.05.

Verfasserin: Sandra Krueger.

16 ELFRA – Elternfragebogen für die Früherkennung von Risikokindern

H. Grimm, H. Doil
(Hogrefe, Göttingen 2000)

16.1 Testart

Elternfragebogen zur kindlichen Sprachentwicklung als Screeninginstrument zur Unterscheidung zwischen Kindern mit normaler Sprachverarbeitung und Risikokindern.

16.2 Geltungsbereich

Der ELFRA 1 eignet sich zur Durchführung mit zwölf Monate alten Kindern, der ELFRA 2 wurde für 24 Monate alte Kinder konzipiert.

16.3 Testmaterial

In der Testbatterie sind die Handanweisung, jeweils fünf Fragebögen ELFRA 1 und ELFRA 2, jeweils fünf Auswertungsbögen ELFRA 1 und ELFRA 2 und Elternmerkblätter zu den Vorsorgeuntersuchungen U6 und U7 enthalten.

16.4 Testaufbau

Der ELFRA 1 (Fragebogen für einjährige Kinder) beurteilt die Sprachproduktion (produktiver und rezeptiver Wortschatz; Produktion von Lauten und Sprache), Sprachverständnis, Gesten und Feinmotorik. Im Bereich des produktiven und rezeptiven Wortschatzes werden 164 Wörter abgefragt, dabei werden 13 Kategorien berücksichtigt. Bei der Produktion von Lauten und Sprache werden 16 Items berücksichtigt. Beim Sprachverständnis werden eine quantitative und eine qualitative Unterscheidung vorgenommen. Gemessen wird anhand der bereits bekannten Wortschatzliste von 164 Items. Der letzte Abschnitt befragt die Eltern zu 30 Items die Gesten betreffend. Alle 30 Items können mit zwölf Monaten gelöst werden; über 50 Prozent der Kinder schaffen zwölf Items. Im ELFRA 2 (Fragebogen für zweijährige Kinder) werden der produktive Wortschatz, die Syntax und die Morphologie bewertet. Im Bereich des produktiven Wortschatzes werden insgesamt 260 Wörter geprüft. Diese setzen sich zusammen aus der Wortschatzliste des ELFRA 1 (164 Wörter) und zusätzlichen 96 Wörtern (Fragewörter, Pronomina, Präpositionen u. a.). Das Sprachverständnis wird nicht mehr abgefragt, da es mit zwei Jahren wegen seiner Größe nicht mehr reliabel einschätzbar ist. Neben dem Wortschatz werden syntaktische und morphologische Fähigkeiten überprüft, allerdings nur bei positiver Beantwortung der Passierfrage nach der Bildung von Wortkombinationen. Bei negativer Beantwortung endet der Test hier. Die Syntax wird mit 25 Items (Aussagen-Fragen-Satzbeispiele) nach unterschiedlicher «Wohlgeformtheit» (z. B. Papa Garten – Papa weg – Papa ist im Garten – Papa ist weg – mein Kind sagt nichts) abgeprüft. Der morphologische Testabschnitt prüft elf Items (Besitz-Mehrzahl-Vergangenheitsformen-Endungen bei Tätigkeitswörtern). Die Fragen zur Morphologie sind hinreichend empirisch abgesichert. Eine Kurzform existiert nicht.

16.5 Grundkonzept

Bei der Identifikation von «Risikokindern» konzentriert sich der ELFRA auf den sprachlichen Bereich, da die Autoren davon ausgehen, das die Sprachentwicklung am besten geeignet ist, den allgemeinen Entwicklungsstand eines Kindes vorherzusagen (Grimm/Doil, 2000).

Im Manual wird beschrieben, dass 6 bis 8 Prozent aller Vorschulkinder eine persistierende Störung der Sprachentwicklung haben. Bei zweijährigen Kindern konnte der prozentuale Anteil von 6 bis 8 Prozent bestätigt werden (ähnliche Ergebnisse in anderen Ländern wie USA, Italien, Schweiz, Finnland), was darauf hinweist, dass der Befund in der diagnostischen Relevanz robust zu sein scheint. Kinder, die den Schwellenwert von 50 Wörtern mit 18 Monaten, aber auch noch nicht mit zwei Jahren erreicht haben, werden in der Literatur als «late talkers» bezeichnet. Sie tragen ein beträchtliches Risiko, eine Sprachentwicklungsstörung hervorzubringen. Die Autoren gehen davon aus, dass die Einschätzung der Eltern (insbesondere der Mütter) das tatsächliche Wissen der Kinder widerspiegelt (Grimm/Doil, 2000, S. 13).

16.6 Manual

Das gesamte Manual ist gut lesbar und übersichtlich gestaltet. Die Angaben im Fragebogen sind für die Eltern verständlich formuliert. Im Manual befinden sich zudem drei Fallbeispiele. Im Bereich der Auswertung ist die Übersichtlichkeit in der Darstellung der kritischen Werte gegeben; die Auswertungsschemata für ELFRA 2 im Bereich von Syntax und Morphologie sind übersichtlich. Der Tabellenanhang gibt zusätzlich einen guten Überblick über den Sprachentwicklungsstand von 12, 18, 24 und 36 Monate alten Kinder. Leider fehlt die Auswertungsanweisung für den ELFRA 1. Es wurde ein ergänzender Auswertungshinweis als loses Blatt beigelegt; dennoch ist das Vorgehen bei der Auswertung nicht vollständig beschrieben; dies kann bei einer erstmaligen Auswertung zu Missverständnissen führen. In diesem Bereich ist die Übersichtlichkeit nicht gewährleistet.

16.7 Durchführung

Die Handhabung des Testes ist einfach und in der Praxis gut umsetzbar. Eine standardisierte Durchführung aller Untertests wird durch sehr genaue Instruktionen und Handlungsvorgaben gewährleistet. Eine ansprechende Hilfe wird durch drei Fallbeispiele im Manual gegeben.

16.8 Auswertung

Die Auswertung ist einfach und beruht auf der Addition richtig gelöster Items.

ELFRA 1: Produktiver Wortschatz: Addition der Worte aus der Wortschatzliste «versteht und spricht» (maximal 164 Punkte) und Addition der Punkte aus der Liste Produktion von Lauten und Sprache (maximal 17 Punkte). Gesamt 181 Punkte, kritischer Wert 7 Punkte. Rezeptiver Wortschatz: Addition der Worte «versteht und spricht»; anschließend werden alle diejenigen Worte aus der Spalte «versteht» hinzugezählt, die nicht bereits bei «versteht und spricht» gewertet wurden (maximal 164 Punkte); außerdem Addition der Punkte aus der Liste Reaktion auf Sprache (maximal 7 Punkte). Gesamt 171 Punkte, kritischer Wert 17 Punkte. Addition der Testteile Gesten (maximal 30 Punkte/kritischer Wert 11 Punkte) und Feinmotorik (maximal 15 Punkte/kritischer Wert 7 Punkte). Ein Kind wird als Risikokind eingestuft, wenn es den kritischen Wert bei Sprachproduktion oder Sprachverständnis unterschritten hat. Wenn beide Skalen auffällig ausfallen, empfiehlt sich eine genauere Diagnostik. Unterschreitet ein Kind bei Sprachproduktion, Sprachverständnis und Gesten und/oder Feinmotorik die kritischen Werte, gilt es als sehr schwer gestört.

ELFRA 2: Im Bereich des produktiven Wortschatzes können maximal 260 Punkte erreicht werden. Der kritische Wert liegt bei 50 Punkten. Das heißt, dass ein Kind als Risikokind eingestuft wird, wenn der produktive Wortschatz kleiner als 50 ist. Die Bewertung der Syntax erfolgt anhand eines Auswertungsschemas, das im Manual beschrieben ist. Eine sprachlich korrekte Form ergibt hierbei mehr Punkte als kindersprachliche Äußerungen. Insgesamt können bei den 25 Items maximal 47 Punkte erlangt werden. Der kritische Wert liegt bei 7 Punkten; im Durchschnitt erlangen Kinder 19 Punkte. Die morphologische Bewertung erfolgt anhand eines Auswertungsschemas, bei dem morphologisch korrekte Formen (z. B. «du zeigst») 2 Punkte einbringen; entwicklungsspezifische inkorrekte Formen hingegen (z. B. «du zeige») ergeben 1 Punkt. Insgesamt können maximal 16 Punkte erreicht werden. Der kritische Wert liegt bei 2 Punkten; im Durchschnitt erlangen Kinder 6,5 Punkte. Syntax- und Morphologiewerte sind für die Risikodiagnose nachrangig. Bei Kindern, deren produktiver Wortschatz unter 80 Wörtern liegt, besteht der Verdacht, dass ein Defizit in der Sprachentwicklung vorliegt. Falls kritische Werte bei Syntax und Morphologie vorliegen, sollte eine genauere Diagnostik folgen.

16.9 Gütekriterien

Objektivität. Durch die genauen und ausführlichen Instruktionen ist eine sehr hohe Durchführungsobjektivität gewährleistet. Die Interpretationsobjektivität ist aufgrund von festgelegten normierten kritischen Werten gegeben. Ebenso ist eine gute Auswertungsobjektivität garantiert.

Reliabilität. Die Konsistenzschätzungen (Cronbachs Alpha) lieferten für den ELFRA 1 mit Ausnahme der Feinmotorik befriedigende Werte: Sprachproduktion α = .84, Sprachverständnis α = .96, Gesten α = .80 und Feinmotorik α = .59. Beim ELFRA 2 besteht eine noch höhere Reliabilität als beim ELFRA 1: Produktiver Wortschatz α = .99, Syntax α = .98, Morphologie α = .91.

Validität. Inhaltliche Validität: Beim ELFRA 1 korrelieren die Gesten mit den produktiven und rezeptiven Sprachleistungen höher als die Feinmotorik. Der ELFRA 2 wies sehr enge Zusammenhänge zwischen produktivem Wortschatz, Syntax und Morphologie auf. Die Mittelwertsvergleiche für die Variable Geschlecht zeigten für fast alle Untertests signifikant, dass der Test für Geschlechtsunterschiede sensitiv ist. Erstgeborene Kinder zeigten gegenüber Geschwisterkindern signifikant bessere Leistungen (höhere Anzahl expressiver Wörter). Die Urteile der Mütter waren hoch valide und damit diagnostisch nützlich; dies wurde durch verschiedene Untersuchungen nachgewiesen (Korrelation mit SETK-2, Bayley-Scales r = .76 bis r = .84). Die prognostische Validität des ELFRA 2 ist unstrittig: Die Sprachkompetenz des Kindes mit drei Jahren lässt sich aufgrund der Testergebnisse vorhersagen. Die Kinder, die in der ersten Testung auffielen, taten dies auch bei der zweiten.

Normen. Für die Normierung wurden 140 Kinder im Alter von 12, 18, 24 und 36 Monaten längsschnittlich untersucht, vermutlich um den Leistungszuwachs der einzelnen Kategorien in sechs Monatsschritten zu dokumentieren, denn für den ELFRA 1 und ELFRA 2 sind lediglich die 12 und 24 Monate alte Kinder von Interesse. Auf Grundlage des 50-Wörter-Kriteriums beim ELFRA 2 wurde die Gesamtstichprobe in 20 Risikokinder und 120 Kontrollkinder aufgeteilt. Soziodemografische Merkmale waren der mütterliche Bildungsabschluss und die Zeit der mütterlichen Betreuung. Beide Merkmale stehen in keinem erwähnenswerten Zusammenhang mit den erfragten Sprachleistungen der Kinder.

Ökonomie. Die Testzeit laut Autor beträgt 15 bis 30 Minuten. Die Fragebögen können von den Eltern ausgefüllt werden. Die Testauswertungszeit liegt bei fünf bis zehn Minuten, was eigene Erfahrungen bestätigen. Der Anschaffungspreis der kompletten Mappe liegt bei 64 Euro. Fragebögen und Auswertungsmaterial kann auch einzeln nachbestellt werden. Der Einarbeitungsaufwand ist gering.

16.10 Kommentar

Das Screeninginstrument kann im Rahmen der ärztlichen Vorsorgeuntersuchungen U6/U7 eingesetzt werden und filtert sogenannte Risikokinder heraus, die gefährdet sind, eine Sprachstörung zu entwickeln. Um Risikokinder zu identifizieren, sollten wenigstens drei Untersuchungen im Alter von 1 Jahr/U6 (ELFRA 1),

2 Jahren/U7 (ELFRA 2) und 3 Jahren (diagnostische Nachuntersuchung) durchgeführt werden. Die Erhebungen der Vorsorgeuntersuchungen U6 (10. bis 12. Lebensmonat) und U7 (21. bis 24. Lebensmonat) im Kinder-Untersuchungsheft sind laut Autoren nicht geeignet die Merkmale einer Sprachentwicklungsstörung zu erfassen. Keines der Kinder, die bei den vorliegenden Studien im ELFRA 1 und/oder ELFRA 2 als Risikokinder galten, waren bei den Vorsorgeuntersuchungen U6/U7 als auffällig diagnostiziert worden.

Aus diesem Grund stellt der ELFRA 1 und der ELFRA 2 ein wichtiges Instrument in der Früherkennung von Risikokindern dar. Ein Durchführungsproblem kann sich aus der Normierung des ELFRA für 12 und 24 Monate alte Kinder ergeben, denn valide Ergebnisse können bei diesen Kindern in der U6 und U7 nur im letzten Drittel der für die Vorsorgeuntersuchung vorgesehen kindlichen Alterspanne erwartet werden. Die Testergebnisse lassen keine differenzierten Aussagen zu spezifischen Defiziten zu. Aus diesem Grund muss die Therapierelevanz des Testes als gering eingeschätzt werden (s. **Tab. 16-1**).

Tabelle 16-1. Vor- und Nachteile des ELFRA 1 und ELFRA 2.

Vorteile	Nachteile
• einfache Durchführung und schnelle, eindeutige Auswertung des Tests	• Die Auswertungsanweisung für ELFRA 1 fehlt; es wurde ein ergänzender Auswertungshinweis als loses Blatt beigelegt
• Möglichkeit der frühzeitigen Erfassung von Risikokindern	• Die Durchführung des Bereichs Feinmotorik im ELFRA 1 ist wenig wissenschaftlich begründet; die Aussagekraft des Bereichs ist fraglich
• Durch die Elternfragebögen werden die U6 und U7 optimiert, die nicht den aktuellen Standards genügen	
• kein Zeitaufwand für die Durchführung von therapeutischer Seite; kein großer Zeitaufwand für die Auswertung durch z.B. Personal der Kinderarztpraxis, Arzt oder Sprachtherapeutin	
• Veranschaulichung durch Fallbeispiele	

Verfasserin: Ursula Winklmaier.

17 ESGRAF – Evozierte Sprachdiagnose grammatischer Fähigkeiten

H.-J. Motsch
(Ernst Reinhardt, München/Basel, 2. Auflage 2000)

17.1 Testart

Sprachentwicklungstest zur Erfassung der grammatischen Fähigkeiten eines Kindes.

17.2 Geltungsbereich

Spracherwerbsgestörte Kinder zwischen vier und zehn Jahren mit erkennbaren grammatischen Auffälligkeiten. Der Autor setzt einen Schwerpunkt auf ältere Kinder, die mit einfachen korrekten Äußerungen sprechen, und deren Schwierigkeiten sich erst durch das Evozieren komplexerer Strukturen zeigen.

17.3 Testmaterial

Im Manual enthalten sind die Testanleitung, der Auswertungsbogen als Kopiervorlage, eine Materialliste sowie eine Einkaufsliste mit fotografierten Gegenständen für Kinder, die noch nicht lesen können. Das übrige Material zur

Durchführung der Spielsequenzen wird vom Untersucher anhand der Materialliste selbst zusammengestellt. Dazu gehören Spielfiguren, Einkaufswaren und einige weitere Realgegenstände. Ein zusätzlich erhältliches Video demonstriert und veranschaulicht den Testverlauf an verschiedenen Kindern.

17.4 Testaufbau

Der Test beinhaltet fünf Spielsequenzen zu vorgegebenen Themen zur Überprüfung der Fähigkeiten «Dekodieren» (Verständnis) und «Rekonstruieren» (Umformulieren) von komplexen Sätzen sowie das «Kodieren» (Produktion) verschiedener grammatischer Strukturen wie Subjekt-Verb-Kongruenz, Numerus-Genus-Markierung, Kasusmarkierung usw. Alle Sequenzen sind spielerisch und bis auf einige vorgegebene Anweisungen frei zu gestalten. Die Vorgaben des Untersuchers sollen beim Kind bestimmte Zielstrukturen provozieren, welche anschließend zur Auswertung herangezogen werden. Zur Überprüfung bestimmter Zielformen ist es möglich, einzelne Spielsequenzen isoliert durchzuführen. Die Diagnostik kann somit auch auf mehrere Stunden verteilt werden.

17.5 Grundkonzept

Die ESGRAF orientiert sich an den Phasen des Grammatikerwerbs nach Clahsen (1982) und der «Profilanalyse» zur Beurteilung der grammatikalischen Fähigkeiten in der Spontansprache (Clahsen, 1986). Motsch (2000) beschreibt die einzelnen Phasen und verweist für einen weiteren Überblick zum Grammatikerwerb auf Dannenbauer (1999). Die ESGRAF basiert auf dem Multiperformanzprinzip und testet neben der Modalität des Kodierens auch die Modalitäten Rekonstruieren, Dekodieren und Reflektieren, da diese zusätzlich zu den produktiven Fähigkeiten auch Einblick in die reproduktiven, sprachanalytischen und metalinguistischen Fähigkeiten des Kindes geben. Unter Rekonstruieren versteht man die Fähigkeit, die gehörte und verstandene Äußerung selbst wieder zu planen und in angepasster Satzstruktur zu produzieren. Das Dekodieren beschreibt die Fähigkeit, grammatische Strukturen ohne Unterstützung durch Kontextinformationen zu verstehen. Reflektieren bedeutet, die Sprache selbst zum Gegenstand der Überlegungen zu machen, und sie als korrekt oder inkorrekt zu beurteilen. Drei Förderbereiche stellt Motsch (2000) besonders heraus, welche sich ebenfalls an der Grammatik-Erwerbsfolge nach Clahsen (1986) orientieren: die Subjekt-Verb-Kongruenz mit Verbzweitstellung, die korrekte Kasusmarkierung, die Verbendstellung in Nebensätzen. Die Vorteile der ESGRAF liegen laut Motsch (2000) darin, dass sie diese förderrelevanten Aspekte berücksichtigt, so dass eindeutige diagnostische Informationen für die individuellen Förderziele gewonnen werden. Im Gegensatz zu Spontansprachanalysen, die auf einen zufälligen Sprachkorpus der Alltagskommunikation angewiesen sind, findet die ESGRAF in geplanten Spielsituationen statt, die eine bestimmte morphologische oder syntaktische Struktur fast erzwingen, weil sie für die Spielhandlung sinnvoll sind.

17.6 Manual

Das Manual ist verständlich geschrieben. Die Anordnung der Kapitel erscheint allerdings nicht ganz logisch, da zum Beispiel Materialliste und mögliche Abbruchkriterien nicht unter der Testdurchführung zu finden sind. Ein eigenes Kapitel mit Darstellung des zu Grunde liegenden Sprachmodells ist nicht vorhanden, dies ist teilweise in der Einleitung und in den Interpretationshilfen zu finden. Die Interpretationshilfe liefert einen guten Überblick über die Entwicklungsphasen, eignet sich zum Nachschlagen und ist durch die Auswertungsbeispiele sehr anschaulich. Ein theoretischer Teil mit ausführlicher Darstellung der Gütekriterien fehlt.

17.7 Durchführung

Die Durchführung ist einfach und durch die freien Spielsequenzen sehr kindgerecht. Eine zusätzliche Unterstützung liefert die separat erhältliche Videokassette mit vier Durchführungsbeispielen. Im Manual sind die evozierenden Äußerungen der Testleiterin besonders hervorgehoben, die so sicher beherrscht werden sollten, dass sie ohne die Anleitung in den Situationen angewendet werden können.

17.8 Auswertung

Die Auswertung erfolgt am besten über den Einsatz von Videoaufnahmen, da einige Reaktionen der Kinder auf die evozierenden Äußerungen auch nonverbal erfolgen können. Alle Äußerungen der Kinder werden in einen mitgelieferten Auswertungsbogen eingetragen, der sich an den Erwerbsphasen nach Clahsen (1986) orientiert. Eine entsprechende Vorkenntnis erleichtert die Auswertung. Dokumentiert werden morphologische Fähigkeiten wie Subjekt-Verb-Kongruenz,

Kasus, Numerus und Genus und syntaktische Fähigkeiten, das heißt die Verbstellung, Auslassungen, Hilfsverben und Konjunktionen. Außerdem können die Äußerungslänge und die Wortarten protokolliert werden. Der Bogen erlaubt aber keine schnelle Einschätzung der Fähigkeiten innerhalb der Entwicklungsphasen, da keine orientierenden Altersangaben aufgeführt sind. Für die Interpretation der Ergebnisse gibt es Auswertungsbeispiele mehrerer Kinder mit der Darstellung der weiteren Förderung.

17.9 Gütekriterien

Objektivität. Zur Objektivität gibt der Autor an, die Auswertung und Interpretation der Daten aus der Erprobung der ESGRAF sei von zwei unabhängigen Auswertern erfolgt. Kennwerte werden nicht genannt. Durch die selbst auszuwählenden Spielmaterialien ist die Durchführungsobjektivität nicht gesichert.

Reliabilität/Validität. Die Hälfte einer Gruppe von 30 Kindern, die im Rahmen eines Forschungsprojektes mit ESGRAF untersucht wurden, erhielt eine zusätzliche Bewertung mit COPROF (computerunterstützte Profilanalyse). Kennwerte werden nicht genannt. Diese ergab in keinem Fall Abweichungen in den vom Autor festgestellten Fähigkeitsprofilen und den individuell abgeleiteten Förderzielen. Andere statistische Werte zur Reliabilität und Validität des Tests fehlen.

Normen. Eine Experimentalversion der ESGRAF wurde an einer kleinen Stichprobe von 30 spracherwerbsgestörten Kindern aus zwei vorschulischen und schulischen Einrichtungen für Sprachbehinderte in Baden-Württemberg erprobt. Eine Darstellung der Ergebnisse liegt nicht vor.

Ökonomie. Die Testzeit ist mit ca. 25 Minuten angegeben, was aus Erfahrung mit älteren und bereits bekannten Kindern zutreffend ist. Bei einem Erstkontakt kann der Test auch eine ganze Therapieeinheit einnehmen. Die Testauswertung ist laut Autor in 30 bis 45 Minuten zu bewältigen. Er empfiehlt, die Situationen per Video- oder Tonbandaufnahme zu dokumentieren und die Auffälligkeiten des Kindes ohne die Anfertigung eines Transkriptes direkt im Auswertungsbogen festzuhalten. Die Auswertung bedarf einiger Übung, so dass zu Beginn eher mit 45 bis 60 Minuten gerechnet werden muss.

Der Anschaffungspreis von 18,90 Euro ist im Vergleich zu anderen Tests sehr preisgünstig. Allerdings sind die benötigten Materialien nicht enthalten, sondern müssen vom Untersucher selbst zusammengestellt werden. Die Videokassette mit Demobeispielen kostet 24,90 Euro. Der Einarbeitungsaufwand für die Durchführung ist gering und liegt darin, die evozierenden Äußerungen möglichst korrekt wiedergeben zu können, um die gewünschte Zielform zu erhalten.

17.10 Kommentar

Die Auswertung der ESGRAF liefert wichtige Informationen über grammatische Auffälligkeiten bei sprachentwicklungsgestörten Kindern. Das Manual zeigt beispielhaft einige Möglichkeiten zur weiteren Förderung verschiedener Kinder auf. Im Hinblick auf die Häufigkeit von grammatischen Auffälligkeiten und die Möglichkeiten der Interpretation der Testergebnisse kann die ESGRAF als therapierelevant angesehen werden. Die Spielsequenzen eignen sich gut für jüngere Kinder, könnten für ältere aber zu wenig anspruchsvoll sein. Das Reflektieren, welches ebenfalls im Multiperformanzprinzip enthalten ist, wird in der Durchführung der ESGRAF nicht konkret abgeprüft, kann aber vom Untersucher selbständig hinzugefügt werden. Die Ableitung von Fördermaßnahmen legt den Schwerpunkt auf die Kodierung. Die anderen überprüften sprachanalytischen und metalinguistischen Bereiche, wie das Sprachverständnis erhalten keine nähere Therapieempfehlung. Die Äußerungen des Testleiters sollten frei beherrscht werden, da die Nutzung des Manuals während des Spielens als störend empfunden werden kann. Im Auswertungsbogen sind die Entwicklungsstufen nicht gekennzeichnet, weshalb zur Interpretation der Ergebnisse meist das Manual hinzugezogen werden muss. Je nach Kenntnisstand des Untersuchers kann die Auswertung deshalb einige Zeit erfordern.

Durch die vorgegebenen Situationen sind die Äußerungen des Kindes weniger zufällig, weshalb die ESGRAF eine gute Alternative zur Spontansprachanalyse darstellt. Sie kann wiederholt durchgeführt werden und so den Therapieverlauf dokumentieren (s. **Tab. 17-1**).

Tabelle 17-1. Vor- und Nachteile der ESGRAF.

Vorteile	Nachteile
• spielerische Diagnostik, kindgerecht, keine typische Testsituation	• Auswertung und Interpretation bedarf gewisser Vorkenntnisse und kann zeitintensiv sein
• gut für Erstkontakt und schüchterne Kinder geeignet	• keine Darstellung der Gütekriterien, keine Normierung
• Einzelne Testsequenzen sind isoliert durchführbar.	• Auswertungsbogen liefert den Entwicklungsstand des Kindes nicht auf einen Blick, Interpretationshilfe ist notwendig
• keine zufällige Sammlung von Äußerungen, gute Alternative zur Spontansprachanalyse	• Anweisungen müssen gut beherrscht werden, da die Zielstruktur sonst nicht evoziert wird
• genügend Äußerungen zur Auswertung	• Spielinhalte für ältere Kinder wenig motivierend
• Vergleichsmöglichkeit von Therapieverlauf und unterschiedlichen Kindern	
• preisgünstig	
• sehr ausführliche Interpretationshilfen und Auswertungsbeispiele	
• zusätzliche Anschaulichkeit durch Videobeispiele	

Literatur

Clahsen, H. (1982): Spracherwerb in der Kindheit. Universitätsverlag Tübingen.
Clahsen, H. (1986): Die Profilanalyse. Volker Spiess, Berlin.
Dannenbauer, F. M. (1999): Grammatik. In: Baumgartner, S.; Füssenich, I. (Hrsg.): Sprachtherapie mit Kindern. Ernst Reinhardt, München.

Verfasserin: Ingrid Lukas.

18 ET 6-6 – Entwicklungstest für Kinder von sechs Monaten bis sechs Jahren

F. Petermann, I. A. Stein
(Harcourt Test Services, Frankfurt/Main, 2. veränderte Auflage 2005)

18.1 Testart

Differenzierter Entwicklungstest mit den Prüfdimensionen Motorik, Sprache, kognitive, emotionale und sozial-kommunikative Entwicklung.

18.2 Geltungsbereich

Kinder von 0;6 bis 6;0 Jahren.

18.3 Testmaterial

Robuster Testkoffer mit Manual, Kennwerte-Manual, altersabhängig je zehn Protokollbögen, Elternfragebögen und die Bögen I und II für den Subtest «Nachzeichnen» sowie Auswertungsschablone, diverses Testmaterial (Schaumstoffball, Quietschball, Linoleumstreifen, Schildkrötenpuzzle, neun Holzkugeln und 20 Holzwürfel, zwei Stoffschlangen, Geräuschememory), Wachsmalstifte, Bleistift, fünf Bildkartenserien (42 Karten). Zusätzlich ist Papier und eine Stoppuhr vonnöten.

18.4 Grundkonzept

Dem ET 6-6 liegt ein systemisches Entwicklungsmodell zu Grunde, das transitorische Regressionen sowie inter- und intraindividuelle Variablen der normalen individuellen Entwicklung als grundlegend für die Entwicklung ansieht. Entwicklung bedeutet hier also nicht primär «Reifung» sondern ist die Fähigkeit eines Kindes, adaptiv auf Vorgaben der Umwelt zu antworten. Aus klinischmethodischer Sicht wird eine Kontinuität zu den traditionellen entwicklungsdiagnostischen Verfahren insoweit gewahrt, als bestimmte Meilen- oder Grenzsteine der kindlichen Entwicklung, die von allen Kindern durchlaufen werden müssen, im Testkonzept Berücksichtigung fanden. Diese Grenzsteine werden auf Itemebene als Operationalisierungen normaler und abweichender Entwicklungsprozesse umgesetzt. Gemäß dem neuen Ansatz sind qualitative Sprünge innerhalb der einzelnen Entwicklungsdimensionen des ET 6-6 obligatorisch und werden als deskriptive Verhaltenskategorien dargestellt. Die Beschreibungsdimensionen Körpermotorik, Handmotorik, kognitive Entwicklung, Sprachentwicklung, soziale und emotionale Entwicklung werden als interdependierende Entwicklungsbereiche beschrieben und mit entsprechenden Subtests im Sinne einer vielfältigen Prüfung entwicklungsrelevanter Merkmale umgesetzt. Neben einer normorientierten, quantifizierenden Beschreibung der kindlichen Entwicklung und Entwicklungspathologie ist so durch geeignete Itemauswahl auch die qualitative Erfassung von Veränderungsprozessen möglich.

18.5 Testaufbau

Der Test umfasst 113 Testitems und 68 Fragebogenitems, die alterspezifisch in zwölf Altersgruppen unterschiedlich zusammengestellt sind. Die sechs Prüfdimensionen der ET 6-6 untergliedert sich in 13 Entwicklungsbereiche bzw. Subtests:

• Körpermotorik

• Handmotorik

• kognitive Entwicklung (Gedächtnis, Handlungsstrategien, Kategorisieren, Körperbewusstsein)

- Sprachentwicklung (rezeptive und expressive Sprache)
- Sozialentwicklung (Interaktion mit Erwachsenen, Interaktion mit Gleichaltrigen, Verhalten in Gruppen, soziale Eigenständigkeit)
- emotionale Entwicklung.

Für ältere Kinder existiert zusätzlich der Subtest «Nachzeichnen».

18.6 Manual

Das Manual ist in der überarbeiteten Version gut gegliedert und leicht verständlich geschrieben.

18.7 Durchführung

Der Test wird in einer Spielsituation und bei älteren Kindern teilweise am Tisch sitzend durchgeführt. In der zweiten Auflage wurde dem Test eine Durchführungshilfe hinzugefügt, die benötigte Materialien und die zu benutzenden Items und Instruktionen pro Altergruppe auflistet. Zusätzlich muss ein Elternfragebogen ausgefüllt werden.

18.8 Auswertung

Die Items werden in Protokollbögen mit den Kategorien «erfüllt» und «nicht erfüllt» bewertet. Auf jeder Dimension wird ein Score der erfüllten Items berechnet, die in ein Entwicklungsprofil übertragen werden können. Ein grober Überblick über den Entwicklungsstand einzelner Bereiche ist so schnell möglich. Die Auswertung des Subtests «Nachzeichnen» erfolgt über Schablonen, die die Bewertung der Zeichnungen erleichtern. Auf den Protokollbögen können dann die erreichten Punktwerte mit altersspezifischen Kennwerten der Normstichprobe verglichen werden. Auch eine Betrachtung einzelner Items ist über den Vergleich mit altersgruppenspezifischen Itemschwierigkeiten möglich.

18.9 Gütekriterien

Objektivität. Keine Angaben. Die überarbeitete Version deutet auf eine gesicherte Durchführungs- und Auswertungsobjektivität hin.

Reliabilität. Keine Angaben.

Validität. Eine Studie mit frühgeborenen Kindern ergab hochsignifikante Unterschiede zu Kindern mit normalem Geburtsgewicht in einzelnen Entwicklungsdimensionen. Etwa 55 Prozent der Frühgeborenen wurden als entwicklungsgefährdet eingestuft.

Normen. 1999 wurden 950 Kinder aus drei Standorten (Bremen, Dortmund, Rostock) im Alter von sechs Monaten bis sechs Jahren getestet. Altersgruppenspezifische und geschlechtsspezifische Kennwerte liegen vor.

Ökonomie. Die Durchführungsdauer beträgt nach Testhandbuch zwischen 20 Minuten (Säuglinge) und 50 Minuten bei Kindern ab drei Jahren. Nach eigener Erfahrung benötigen Vorschulkinder mindestens 60 Minuten. Zur Auswertungsdauer finden sich keine Angaben, nach eigener Erfahrung nimmt die Auswertung etwa 20 Minuten in Anspruch. Der Anschaffungspreis liegt bei 950 Euro. Der Einarbeitungsaufwand ist gering.

18.10 Kommentar

Der ET 6-6 ist eine umfassende Testbatterie klinisch relevanter Entwicklungsbereiche. Im Vorschulbereich ist er durchaus als Konkurrenz mit dem Wiener Entwicklungstest (WET, Kastner-Koller/Deimann, 2002) zu sehen, wobei die Empfehlung eines allgemeinen Entwicklungstests immer nur abhängig von der zu Grunde liegenden diagnostischen Fragestellung sein kann. Der ET 6-6 eignet sich für eine erste Orientierung über ein breites Leistungsspektrum, während der WET neben der Orientierung über den Entwicklungsstand auch die Prüfung spezifischer Fragestellungen erlaubt.

Ein Nachteil des ET 6-6 ist die fehlende teststatistische Absicherung. Die Autoren begründen dies mit dem zu Grunde liegenden Testkonzept, das mit testtheoretischen Modellen nicht abzubilden sei, da die Prüfdimensionen eher historisch gewachsene Ordnungskategorien seien als Skalen im testtheoretischen Sinne. Der Vorteil des ET 6-6 als differenzierter Entwicklungstest in der Sprachtherapie liegt tatsächlich im Bereich der Früherkennung und Frühförderung von Kindern bis drei Jahren, die bisher so umfassend nicht abprüfbar waren. Für ältere Kinder liegen dann auch spezielle Prüfverfahren für einzelne Entwicklungsbereiche vor, die im ET 6-6 auffällig waren (s. **Tab. 18-1**).

Tabelle 18-1. Vor- und Nachteile ET 6-6.

Vorteile	Nachteile
• Altersbereich erlaubt Frühdiagnostik	• Gütekriterien teilweise nicht vorhanden
• umfassendes Entwicklungskonzept	

Literatur

U. Kastner-Koller; P. Deimann (2002): Wiener Entwicklungstest. Hogrefe, Göttingen.

Verfasserin: Ulla Beushausen.

19 FEW – Frostigs Entwicklungstest der visuellen Wahrnehmung

O. Lockowandt
(Hogrefe, Göttingen, 9. ergänzte Auflage 2000)

19.1 Testart

Entwicklungstest zur Beurteilung der visuellen Wahrnehmung bei Kindern.

19.2 Geltungsbereich

Gesamttest: Kinder von 4;0 bis 8;11 Jahren.
Kurzformen: Kinder von 5;0 bis 7;11 Jahren.

19.3 Testmaterial

Ein Manual, ein Testheft, neun Demonstrationskarten mit geometrischen Figuren, zwei Demonstrationskarten mit reihenschematischen Figuren, drei transparente Auswertungsschablonen für Subtest 1c–e. Zusätzlich werden Bleistifte verschiedener Stärken, Buntstifte, Papier und beim Gruppentest eine Wandtafel benötigt.

19.4 Testaufbau

Der Test ist als Einzel- oder Gruppentest durchführbar und setzt sich aus fünf Subtests zusammen.

- *Visuo-motorische Koordination (VM):* Dieser Subtest prüft die Koordination von Auge und Hand, die eine Bedeutung für den Schriftspracherwerb hat.

- *Figur-Grund Unterscheidung (FG):* Die FG-Unterscheidung wird als eine wichtige funktionelle Komponente für den Prozess des Lesenlernens angesehen.

- *Formkonstanz-Betrachtung (FK):* Dient der Überprüfung einer Wahrnehmungsfunktion für die Lesefähigkeit.

- *Erkennen der Lage im Raum (LR):* Der Proband soll bekannte schematisch gekennzeichnete Objekte unterscheiden und identifizieren.

- *Erfassen räumlicher Beziehungen (RB):* Dieser Subtest prüft die Fähigkeit zur anschaulichen Beziehungswahrnehmung.

Es existieren zwei Kurzformen. Kurzform G: Es werden alle geraden Aufgabenzahlen der Subtests durchgeführt. Kurzform U: Es werden alle ungeraden Aufgabenzahlen bearbeitet. Subtest 5 wird bei Kindern im Alter von 5;0 bis 5;11 Jahren in beiden Kurzformen ausgelassen.
T-Wert-Normen liegen nicht vor.

19.5 Grundkonzept

Der FEW basiert auf der Wahrnehmungstheorie des genetischen Konstruktivismus nach Piaget (1961). Wahrnehmung wird nach diesem nicht als isolierter Entwicklungsprozess bewertet, sondern ist in die kognitiven Strukturen eingebettet. Die visuelle Wahrnehmungsentwicklung unterteilt sich nach Piaget (1961) in einen figurativen und einen operativen Bereich. Der Erstere umfasst Feld- und Zentrierungseffekte (keine Blickbewegungen) und ist vorgegeben, das heißt wenig variabel. Der zweite Bereich beinhaltet die Wahrnehmungs-Tätigkeit (Fixierungspunkte wandern), die sich parallel zur Intelligenz entwickelt. Demnach setzt sich die visuelle Wahrnehmung aus der Ruhewahrnehmung (static perception) und der Geschehenswahrnehmung (event perception) zusammen. Frostigs Wahrnehmungstheorie im FEW (1963) beschränkt sich auf die Wahrnehmungsfunktion im ruhenden Feld. Dabei werden bei dem Test keineswegs alle perzeptiven Funktionen der Ruhewahrnehmung berücksichtigt. Es handelt sich bei den Subtests um Stichproben des Wahrnehmungsverhaltens der Probanden. Nach Frostig (1963) repräsentieren die fünf ausgewählten Subtests der visuellen Wahrnehmung «(...) wichtige Komponenten des Prozesses, denen besondere Bedeutung für die Schulleistung zuzukommen scheint (...)» (Lockowandt, 2000, S. 11). Der Begriff der Wahrnehmung, wie er im Zusammenhang mit der Diagnostik verwendet wird, bezieht sich auf die Interpretation und Organisation von konkreten/physikalischen Elementen eines Reizes. Fünf Subtests sollten die als relativ unabhängig postulierten Wahrnehmungsfähigkeiten *Erfassen räumlicher Beziehungen, visuo-motorische Koordination, Figur-Grund-Unterscheidung, Formkonstanz-Beachtung* und *Erkennen der Lage im Raum* abbilden.

19.6 Manual

Das Manual vermittelt eine sachgemäße Auseinandersetzung früher Theorien zur visuellen Wahrnehmung. Der Sprachgebrauch ist angemessen. Die Anordnung der Tabellen zu den referierten Studien ist teilweise unübersichtlich.

19.7 Durchführung

Auf den ersten Blick scheint die Testdurchführung durch das Herausstellen der Anweisung in roter Farbe übersichtlich zu sein. Allerdings verzerrt sich das Bild bei der Anwendung. So fehlt der korrekte Wortlaut zu einigen Aufgaben und Informationen zum Verhalten des Testanwenders in der Individualsituation. Die verbalen Anweisungen sind nur für die Gruppensituation aufgezeichnet, und somit nicht im Individualtest anwendbar. Die Durchführung bedarf einer intensiven Vorbereitung und einer guten Konzentration in der Anwendung selbst. Erstanwender sollten laut Manual bei geübten Testleitern hospitiert haben, bevor sie den Test eigenhändig anwenden.

- *Visuo-motorische Koordination (VM):* Die Versuchsperson muss fortlaufende gerade, gebogene oder winkelige Linien zwischen unterschiedlich breiten Begrenzungen oder von Punkt zu Punkt ohne Hilfslinie ziehen.

- *Figur-Grund Unterscheidung (FG):* Geometrische Figuren werden auf zunehmend komplexerem Hintergrund mit Buntstiften «umrissen».

- *Formkonstanz-Betrachtung (FK):* Wiederfinden einer bestimmten geometrischen Form (z. B. Kreis oder Quadrat) unabhängig von Größe oder Lage und Abgrenzung von ähnlichen geometrischen Formen.

- *Erkennen der Lage im Raum (LR):* Der Proband soll bekannte schematisch gekennzeichnete Objekte, die spiegelbildlich oder gedreht dargeboten werden, unterscheiden und identifizieren.

- *Erfassen räumlicher Beziehungen (RB):* Strichmuster in Punktmatrizen müssen in leere Punktmatrizen formgetreu übernommen/abgezeichnet werden.

19.8 Auswertung

Für jeden Aufgabentyp sind genaueste Angaben zur Punktverteilung vermerkt bzw. ein Rückverweis auf vorherige Auswertungen gegeben. Für die Teilaufgaben 1c, d, e liegen Bewertungsschablonen vor. Die Exaktheit der Punktvergabe wird durch Darstellungen von möglichen Ergebnissen geboten. Mit diesen Angaben im Manual benötigt die Auswertung einen geringen zeitlichen Aufwand.

Zur Interpretation der Testergebnisse lassen sich die Rohwerte in T-Werte und Prozentränge mittels zweier Tabellen umwandeln und werden für jeden Subtest und den Gesamtwert tabellarisch erfasst. T-Werte sind für eine Profilinterpretation leichter zu gebrauchen und sind für jeden Subtest separat angegeben. Daraus ergeben sich folgende T-Wert-Interpretationen:

> 70 = weit überdurchschnittlich

> 60 = überdurchschnittlich

40–60 = normaler Bereich

< 40 = unterdurchschnittlich

< 30 = weit unterdurchschnittlich.

19.9 Gütekriterien

Objektivität. Für alle Subtests wurden Objektivitätskoeffizienten der Auswertungsübereinstimmung zwischen fünf Beurteilern errechnet. Die Auswertung ist unabhängig von der durchführenden Person (r = .90 bis .95). In der Variante Einzeltest ist die Durchführungsobjektivität durch fehlende Instruktionen nicht gesichert.

Reliabilität. Die Berechnung der Retest-Reliabilität in einem Zeitabstand von zwei bzw. drei Wochen ergab für den Wahrnehmungsquotienten Werte zwischen r = .80 und r = .98. Die Retest-Reliabilitäten für die einzelnen Subtests variieren relativ stark zwischen r = .42 und r = .80. Die Split-half-Reliabilität für die einzelnen Untertests schwanken in den verschiedenen Altersgruppen zwischen r = .22 und r = .83, was darauf hindeutet, dass die Ergebnisse einiger Subtests vorsichtig interpretiert werden sollten.

Validität. Bei der Validierung des FEW wurde der Zusammenhang des FEW mit der allgemeinen Schulreife und den Leseleistungen (r = .40 bis r = .50) in den ersten und zweiten Klassen überprüft (gemessen mit: Frankfurter Schulreifetest und den Weilburger Aufgaben). Weiterhin wurde die Anwendung des FEW bei Kindern mit psychoneurologischen Lern- und Anpassungsschwierigkeiten (N = 71) überprüft. Die Ergebnisse zeigen, dass der FEW in der Lage ist, Kinder mit einer neuropsychologischen Störung von anderen zu differenzieren. Weiterhin bestehen signifikante Zusammenhänge zwischen der visuellen Wahrnehmung (erfasst mit dem FEW) und weiteren Kriterien wie zum Beispiel: Intelligenz, Kognition, Sprachleistungen, Sozialstatus, Anpassungsstörungen; Geschlecht, Lernbehinderung, Gehörlosigkeit, Sehbehinderung und Epilepsie, was für eine zufrieden stellende Konstruktvalidität des FEW spricht.

Normen. Normwerte aus den Sechzigerjahren für Kinder im Alter von 4;0 bis 8;11 Jahren liegen vor. Sie wurden durch 1500 Kinder aus Kindergärten, Vorschulkindergärten und Grundschulen ermittelt.

Ökonomie. Bei kooperativen Kindern und guten Instruktoren orientiert sich die Testdurchführung an der niedrigsten Zeitvorgabe. Individualtest: 30 bis 45 Minuten und Gruppentest: ca. 60 Minuten. Der Test kostet 55 Euro. Der Einarbeitungsaufwand ist gering.

19.10 Kommentar

Der FEW ist ein traditionelles Verfahren zur Diagnostik der visuellen Wahrnehmung. Das theoretische Grundkonzept von Wahrnehmung ist immer wieder kritisiert worden ebenso wie die gesamte Anbindung der Messung der visuellen Wahrnehmung an graphomotorische Leistungen, was eine eindeutige Trennung beider Leistungsbereiche unmöglich macht. Hinzu kommen veraltete Normen. Der Test gibt keine Rückschlüsse auf therapeutische Zielsetzungen oder Interventionen. Trotz der neunten ergänzten Auflage von 2000 ist der Test der heutigen Zeit nicht angepasst und wird den Anforderungen an ein standardisiertes Testverfahren zur Erfassung der visuellen Wahrnehmungsentwicklung nicht gerecht (s. **Tab. 19-1**).

Tabelle 19-1. Vor- und Nachteile des FEW.

Vorteile	Nachteile
• Verwendung als Screnning möglich • schnelle Prüfbarkeit von Teilleistungen	• Motorische Fähigkeiten und visuelle Leistungen sind konfundiert • Normen veraltet • Theoriebasis

Literatur

Frostig, M. (1963): Visual perception in the brain-injured child. Journal of Orthopsychiatry, 33: 367–671.

Piaget, J. (1961): Les mecanismes perceptifs. Presses Universitaires de France, Paris.

Verfasserin: Mara Wieck.

20 Fluency Meter

C. W. Glück
(Urban und Fischer-Elsevier, München 2003)

20.1 Testart

Software zur Stotterdiagnostik und Evaluation von Stottertherapie.

20.2 Geltungsbereich

Keine Altersbeschränkungen. Geeignet für alle Arten von Sprechproben.

20.3 Testmaterial

Das Material umfasst eine CD mit der Software und ein Handbuch. Zur Durchführung ist ein PC mit einem Arbeitsspeicher von mindestens 32 MB notwendig, dessen Betriebssystem mindestens Windows 95 ist. Der PC muss über eine Soundkarte verfügen und muss durch ein Mikrofon ergänzt werden.

20.4 Testaufbau

Die Software bietet eine quantitative Stotterdiagnostik, in der die Häufigkeit der Kernstottersymptome, aber auch die Dauer der Symptome und weitere zeitliche Parameter erfasst und dargestellt werden können (Sprechzeit, durchschnittliche

Dauer der drei längsten Symptome, Zeitdauer der Abschnitte ohne Stotterereignisse, Häufigkeit gestotterter Silben pro Minute etc.). So wird die Protokollierung von gestotterten und stotterfreien Silben online oder in der Bearbeitung von aufgenommenem Audio- oder Videomaterial durch die Beurteilung als gestottert oder nicht-gestottert ermöglicht. Die Einsatzbereiche sind die Erst- oder Verlaufsdiagnostik, aber auch die Evaluation von Veränderungen im Laufe der Zeit oder während einer Stottertherapie. Darüber hinaus kann das Programm als Feedback-Verfahren in der Therapie genutzt werden oder unter Abwandlung der erfassten Parameter (z. B. Erfassung von therapeutisch intendierten Techniken) im Therapieverlauf Einsatz finden.

20.5 Grundkonzept

Dem Fluency Meter liegt eine allgemein anerkannte Definition des Stotterns als Sprechablaufstörung zu Grunde, die durch das Auftreten von Wiederholungen, Dehnungen und Blockierungen gekennzeichnet ist (Bloodstein, 1995). Die Erfassung dieser Symptome ist als Grundlage einer nachvollziehbaren Diagnostik unumgänglich. Die beiden anerkannten direkten logopädischen Therapieverfahren (Stottermodifikation und Fluency Shaping) nehmen ebenfalls Einfluss auf die Häufigkeit, beziehungsweise Dauer dieser Kernsymptome. Dadurch kann die Erfassung der Symptome und die Bestimmung der zeitlichen Parameter gut verwendet werden, um die Annäherung an Therapieziele zu überprüfen und zu dokumentieren. Es ist zum Beispiel sinnvoll, nachzuvollziehen, ob die Reduktion der Stotterrate unter einer Therapie lediglich das Resultat eines verminderten Sprechtempos ist.

20.6 Manual

Das 94-seitige Manual ist in vier Abschnitte unterteilt: Eine theoretische Einführung, in der die Notwendigkeit hergeleitet wird, die logopädische Stotterdiagnostik empirisch durchzuführen und die Anzahl der Stotterereignisse nicht nur abzuschätzen oder gar eine «Stotterdiagnostik» durchzuführen, in der die Kernsymptome nicht erfasst werden und lediglich die Begleitsymptome und psychische Reaktionen Berücksichtigung finden. Glück stellt in diesem Abschnitt die verschiedenen Anwendungsmöglichkeiten der Software und ihre Grenzen dar. Im zweiten Teil, dem Methodenteil, werden die einzelnen Parameter sehr ausführlich beschrieben. Im dritten Teil wird die Anwendung der Software Schritt für Schritt aufgezeigt.

Am Ende des Benutzerhandbuchs finden sich neben der Literatur noch einmal im Anhang zwei Übersichten über die wichtigsten Parameter mit ihren Abkürzungen und die wichtigsten Eingabehilfen am Computer.

Das Manual befindet sich als Textdatei auf der CD und ist erfreulicherweise in gedruckter Form noch einmal beigefügt.

Auf der CD befindet sich ein Archiv mit Beispiel-Sprechproben, die zu Trainingszwecken in den unterschiedlichen Bearbeitungsmodi bearbeitet und protokolliert werden können.

20.7 Durchführung

Die Erhebung der Stotterereignisse kann als sogenanntes «Real-time»-Verfahren durchgeführt werden, indem die gewünschten Daten (Silbe gestottert oder nicht gestottert, falls erwünscht mit Erfassung des Symptom-Beginns und -Endes) von der Therapeutin während des Gesprächs durch Bedienen zweier festgelegter Tasten der Tastatur oder der beiden Maustasten eingegeben werden. Die Aufnahme der Sprechprobe ist dabei fakultativ. Falls die Probe als Audio-Datei über ein Mikrofon aufgenommen wird, ist eine spätere oder erneute Bearbeitung des Materials möglich, eventuell unter Berücksichtigung weiterer Parameter.

Vor Beginn wird für die jeweilige Sprechprobe ausgewählt, welche Parameter erfasst werden, und wie diese spezifiziert werden. Beispielsweise werden zur Ermittlung der Sprechzeit Pausen als solche erfasst, wenn sie eine Dauer von mindestens zwei Sekunden haben. Diese Dauer kann entsprechend der jeweiligen Fragestellung jedoch individuell verändert werden.

Das Programm ermöglicht – wie herkömmliche Audio-Software – die visualisierte Darstellung des Gesprochenen und die ökonomische Bearbeitung des Materials. Die Nachbearbeitung der Audio-Datei wird durch die Darstellung des Gesprochenen als amplitudenabhängige Hüllkurve unterstützt. Das Programm besteht aus der Bearbeitungsmöglichkeit einzelner Sprechproben und der Archivierung und Darstellung der Sprechproben. Damit sind die Protokollierung und die gleichzeitige standardisierte Dokumentation der Protokolle gegeben. Diese Form der Archivierung ermöglicht eine spätere Metaanalyse der Daten, um Therapiestudien methodisch zu unterstützen oder Statistiken zu erstellen.

Die Archivierung der Audio-Dateien muss gesondert und aus Platzgründen auf anderen Speichermedien erfolgen. Sinnvoll ist es, die Sprechproben eines Patienten auf einer CD zu archivieren und die Rohdaten in der Klientendatei von Fluency Meter zu verwalten.

20.8 Auswertung

Die Software berechnet die zuvor festgelegten Parameter, die von der Therapeutin als Rohdaten eingegeben wurden, automatisch und stellt sie grafisch dar. Das Programm ermöglicht durch die Speicherung der Rohdaten aus jeder Sitzung die schnelle Darstellung einzelner oder mehrere Parameter aus verschiedenen Sitzungen.

20.9 Gütekriterien

Beim «Fluency Meter basic» handelt es sich nicht um einen Test im engeren Sinne, denn in diesem Verfahren werden erzielte Leistungen oder gemessene Rohwerte nicht mit einer Normstichprobe verglichen.

Objektivität. Die Erfassung der einzelnen Silben als gestottert oder nicht-gestottert und deren Dauer erfolgt durch die Einschätzung des Untersuchers. Die Entscheidungskriterien, ob eine Silbe als gestottert oder nicht-gestottert zu kategorisieren ist, sind eindeutig definiert.

Reliabilität. In einer Vielzahl von Studien wurde die reliable Erfassung von Stotterereignissen nachgewiesen. Voraussetzung für eine reliable Messung ist ein Training des Beurteilers. Die Reliabilität wird dadurch erhöht, dass lediglich die Entscheidung getroffen werden muss, ob die Silbe gestottert wurde und nicht entschieden werden muss, welches Kernsymptom vorliegt. Der Autor gibt keine Literaturangaben zu Studien, die die Reliabilität von Online-Dauerbestimmungen überprüft haben.

Validität. Die zu protokollierenden Ereignisse (Wiederholungen, Dehnungen und Blockierungen) stellen in der logopädischen Fachwelt unbestritten die Kernsymptome des Stotterns dar. Allen international anerkannten Studien liegt die im Theorieteil von «Fluency Meter» genannte Definition des Stotterns zu Grunde. Die Dauer eines Stotterereignisses wird als ein Kriterium für die Schweregradeinschätzung betrachtet. Solange keine Daten über die intraindividuelle Reliabilität der Dauerbestimmung vorliegen, besteht der Verdacht, an dieser Stelle eher die Reaktionszeit der Therapeutin zu erfassen.

Normen. Es liegen keine altersabhängigen deutschsprachigen Normen zum Auftreten von Stottersymptomen vor. Da Stottern in unterschiedlichen Sprachen zwar phonologische Besonderheiten aufweisen, bislang aber keine Hinweise auf eine sprachspezifische Veränderung der Frequenz gefunden wurde, wurden die bekannten Werte aus dem anglo-amerikanischen Raum in Ermangelung eigener Daten übernommen (z. B. SSI-3 von Riley, 1994). Die 3-Prozent-Schwelle als Anteil an gestotterten Unflüssigkeiten zur Sicherung der Diagnose «Stottern» kann genutzt werden, um die therapeutische Einschätzung «Stottern» zu objektivieren. Da «Fluency Meter basic» nicht den Anspruch hat, auch Begleitsymptome und psychische Reaktionen zu erfassen, ist zur Interpretation der Daten weiterführendes Fachwissen notwendig. So kann beispielsweise Stottern auch diagnostiziert werden, wenn weniger als 3 Prozent der Silben gestottert sind, aber zusätzlich Begleitreaktionen wie Vermeidungsverhalten beobachtet werden können. In der amerikanischen Literatur wird für die Einschätzung des Schweregrads des Stotterns im Kindesalter als einen «gewichteten Faktor» plädiert, bei dem die Frequenz der Stotterereignisse mit der Dauer der Stotterereignisse verrechnet wird. Üblich ist zudem, wie schon oben beschrieben, die Berücksichtigung der Begleitsymptome und psychischen Reaktionen.

Ökonomie. Als «Real-time»-Verfahren, während die Spontansprachprobe erhoben wird, benötigt man zur Durchführung lediglich die tatsächliche Zeit der Konversation. Falls die Protokollierung erst in der Nachbearbeitung erfolgt, kann die Auswertungszeit ein Mehrfaches der Sprecherzeit erreichen, da die einzelnen Parameter in verschiedenen Durchgängen bearbeitet werden können. Der Zeitaufwand richtet sich nach den Fallzahlen der Therapeutin: Während eine geübte Therapeutin die Protokollierung online während des Gesprächs vornehmen kann, muss eine Kollegin, die selten eine Stotterdiagnostik durchführt, viel mehr Zeit einplanen – wird dafür aber mit der Software Schritt für Schritt durch die Prozedur der quantitativen Stotterdiagnostik geführt. Die Auswertungsdauer liegt bei wenigen Minuten. Diese Zeit ist abhängig von der Kapazität des PCs. Der Anschaffungspreis liegt bei 105 Euro. Die Einarbeitungsdauer mit dem Handbuch und das Anlegen der ersten Klientendateien ist stark abhängig vom Vorwissen und der Erfahrung der Therapeutin: Sind ihr die Kernsymptome in Abgrenzung zu anderen Unflüssigkeiten vertraut? Ist sie geübt in der silbenweisen Sequenzierung von Sprechproben? Wie sicher ist sie im Umgang mit der notwendigen Technik? Wie schnell erfasst die die Windows-ähnliche Oberfläche der Software?

20.10 Kommentar

Diese gute und solide Software zur Erfassung von hörbaren Stotterereignissen war lange überfällig in der logopädischen/sprachtherapeutischen Praxis, in der bislang oft noch auf die einheitliche Erfassung von Stotterereignissen verzichtet wird. «Fluency Meter basic» liegt in der ersten Auflage vor, und wenn es in der zweiten Auflage den Kinderschuhen entwächst, sind hoffentlich auch die unumgänglichen Kinderkrankheiten (unschön, aber zum Glück meist ungefährlich) überwunden: Der Theorieteil sollte noch etwas ausführlicher gestaltet werden oder wenigstens Hinweise auf weiterführende bzw. hinführende Literatur enthalten. Die Erfassung der Dauer von Stotterereignissen ist diskussionswürdig. Zumindest sollte geklärt sein, wie groß der Anteil sein kann, der an Reaktionszeit der Therapeutin in diese Daten mit einfließt. Sonst entsteht eine «scheinbare» Genauigkeit. In der Science-Edition, in der im Manual verschiedentlich hingewiesen wird, gibt es die Kontrollmöglichkeit, da die Hüllkurve auf einer Zeitachse dargestellt und bearbeitet werden kann. Das wäre auch schon für die Basic-Ausgabe sinnvoll. Ebenso ist nicht nachvollziehbar, warum die Erfassung der Begleitsymptomatik erst in der Science-Ausgabe Berücksichtigung findet. Im Durchführungsteil sollten für Einsteigerinnen noch mehr Informationen zur Durchführung, vor allem in Hinblick auf den Mindestumfang der Sprechprobe und sinnvolle Sprechproben-Erhebungen, gegeben wurden. In dieser situationsabhängig stark schwankenden Störung können durch die gewählte Situation (Rollenspiel, Lesen, Nacherzählen), das Setting (Telefon, vertraute Situation mit vertrauter Umgebung, mehrere Zuhörer) und den Umfang der Sprechprobe sehr unterschiedliche Ausprägungen provoziert werden. Schade ist, dass die Software nicht auf Apple-Computern zu installieren ist. Unerwartete Programmbeendigungen zu bemängeln, ist vermutlich so, wie abgebrochene Bleistiftminen zu beklagen, es soll daher an dieser Stelle unterbleiben.

Sehr hilfreich ist bislang schon die gut strukturierte und kleinschrittige Einführung. Die mitunter lange Einarbeitungszeit ist nicht dem Programm, sondern der Komplexität der Aufgabe zuzuschreiben.

In diesem Programm wurden viele aktuelle Forschungsergebnisse berücksichtigt: Die Silbe als vorgegebene Einheit, die Entscheidung, Stottercluster nur einmal zu zählen und im Protokoll lediglich eine duale Entscheidung zu fordern (Stottern ja/Stottern nein und nicht noch die Entscheidung, welches Symptom gehört wurde). Mit dem Parameter der durchschnittlichen Dauer der drei längsten Symptome wurde der SSI-3 als wohl das bekannteste und verbreitetste Verfahren in der logopädischen Praxis berücksichtigt. Zusammen mit der Stotterfrequenz werden hier die Daten zu den beiden ersten Unterpunkten des SSI-3 ermittelt.

Das Programm kann ökonomisch und den Bedürfnissen angepasst in der Diagnostik und Therapie eingesetzt werden. Es erleichtert die Dokumentation und Darstellung logopädischen Handelns und liefert damit auf dem Weg zur «evidence-based» Therapie eine gute Unterstützung (s. **Tab. 20-1**).

Tabelle 20-1. Vor- und Nachteile des Flyence Meter.

Vorteile	Nachteile
• Möglichkeit, Stottereignisse quantitativ zu erfassen	• keine Erfassung der Begleitsymptome in der Basic-Edition vorgesehen
• als Online-Diagnostik möglich, bei Einarbeitung keine aufwendige weitere Dokumentation	• im Durchführungshandbuch keine Hinweise auf geeignete/ungeeignete Situationen zur Erhebung
• Auswertung der eingegebenen Ereignisse durch das Programm	

Literatur

Bloodstein, O. (1995): A Handbook on Stuttering. Singular Publishing Ltd., San Diego.
Riley, G. D. (1994): A stuttering severity instrument for children and adults. SSI-3. 3rd Edition. ProEd, Austin.

Verfasserin: Patricia Sandrieser.

21 Frenchay Dysarthrie Untersuchung

P. M. Enderby,
übersetzt, bearbeitet von K. Grosstück, H. D. Grün, B. Johann, V. König, R. Öhrlich
(Schultz-Kirchner, Idstein, 2. Auflage 2004)

20.1 Testart

Klinischen Tests zur Feststellung einer Dysarthrie und zur Syndromklassifikation.

20.2 Geltungsbereich

Personen mit neurologisch bedingten Sprechstörungen. Keine Altersangabe.

20.3 Testmaterial

Der Test enthält eine 60-seitige Handanweisung, das Protokollheft mit Ergebnisprofil, 50 Wort- und 50 schwarz-weiß bedruckte Satzkarten. Zusätzlich werden ein Kassettenrekorder, ein Spatel/ein Wattestäbchen, eine Stoppuhr, ein Glas Wasser und ein Keks benötigt.

20.4 Grundkonzept

Das Hauptanliegen der deutschen Überarbeitungsgruppe lag in der Adaptation eines im englischsprachigen Raum gut eingeführten standardisierten und normierten Untersuchungsmethode für Dysarthrie, des Frenchay Dysarthrie Assessments (Enderby, 1983). Weitere Ansprüche an den Test waren die Möglichkeit, Ansätze für die Therapie zu bieten und die Evaluation von Therapieeffekte zu ermöglichen. Der Test sollte einfach und effizient durchführbar sein, um den Versuch, den Test zu verändern/zu verkürzen, entgegen zu wirken, aber auch Patienten mit geringer Ausdauer entgegen zu kommen. Des Weiteren sollte der Test nur wenig Training erfordern, um die Objektivität weitestgehend aufrechterhalten zu können. Die theoretische Basis, auf der der Test aufbaut, wird nicht explizit genannt.

20.5 Testaufbau

Unterteilt ist der Test in zehn Subtests mit unterschiedlich vielen Prüfitems. Acht Subtests prüfen mit insgesamt 28 Items einzelne Funktionsbereiche, zwei Subtests befassen sich mit störungsbeeinflussenden Faktoren. Geprüft bzw. beobachtet werden:

- Reflexe (Husten, Schlucken, Salivation)
- Respiration (in Ruhe, beim Sprechen)
- Lippen (in Ruhe, Breitziehen, Lippenschluss, alternierende Bewegungen, beim Sprechen)
- Kiefer (in Ruhe, beim Sprechen)
- Velum (beim Essen, Funktion, beim Sprechen)
- Stimme (Tonhaltedauer, Tonhöhendifferenz, Stimmstärke, beim Sprechen)
- Zunge (in Ruhe, Herausstrecken, Heben, laterale Bewegungen, alternierende Bewegungen, beim Sprechen)
- Verständlichkeit (Lesen von Wörtern, Sätzen, Spontansprache)
- beeinflussende Faktoren (Gehör, Sehvermögen, Zähne, Körperhaltung, etc.)
- andere Faktoren (Sprechgeschwindigkeit, kinästhetische Wahrnehmung).

Dabei wurden für die deutsche Fassung bis auf einen Subtest die Items der Originalfassung übernommen. Im Subtest 8: Verständlichkeit wurde neues Wort- und Satzmaterial generiert.

20.6 Manual

Die Gliederung des Manuals ist schlüssig und übersichtlich aufgeteilt. Einer kurzen Einführung in die Grundregeln und allgemeinen Ziele eines Dysarthrietests folgt die Beschreibung des vorliegenden Tests. Anschließend wird auf die Gütekriterien der Originalausgabe eingegangen.

20.7 Durchführung

Die Testinstruktionen der einzelnen Bereiche sind übersichtlich in der Handanweisung dargestellt, so dass die Durchführung unkompliziert zu leisten ist. Es wird geraten, die Hauptteile in der angegeben Reihenfolge zu testen, was aber nicht zwangsweise erforderlich ist. Innerhalb eines Testteils muss die Reihenfolge jedoch genau befolgt werden. Es werden keine Abbruchkriterien beschrieben. Der erste Versuch eines Items zählt als Probelauf. Erst der zweite Versuch wird bewertet. Ein dritter Versuch kann dem Patienten gestattet werden, sollte aber nicht bewertet werden.

20.8 Auswertung

Das Bewertungssystem des Testes besteht aus einer Skala von fünf Graden. Für jedes Item wurden die möglichen Leistungen bzw. die Auffälligkeiten ausformuliert und einem Grad zugeordnet. Grad /a/ notiert dabei den «normalen» Zustand, während Grad /e/ die stärkste Einschränkung bezeichnet. Zwischen den vorgegebenen Graden sind in der Skala jeweils Zwischenlinien eingefügt, um Leistungen, die einem Grad nicht genau zuzuordnen sind, zu markieren. Daraus ergibt sich eine Neun-Punkte-Skala. Nach der Testdurchführung können die ausgewählten Grade in das vorgegebene Profil eingetragen werden, woraus sich nun ein Vergleich der einzelnen Bereiche vornehmen lässt. Auf Grund des Gesamtbildes sollten die Ergebnisse sich einem Dysarthriesyndrom zuordnen lassen.

20.9 Gütekriterien

Objektivität. Die Testinstruktionen zu den einzelnen Items sind im Manual genau angegeben. Die Interrater-Reliabilität wurde anhand eines Vergleiches der Ergebnisse von acht verschiedenen Testleitern an 113 videodokumentierten Testdurchführungen an Patienten berechnet und ergab Korrelationswerte zwischen .79 und .92.

Reliabilität. Keine Angaben.

Validität. Zur Bestimmung der diskriminanten Validität wurden fünf Gruppen von Patienten zusammengestellt, die sich aufgrund der neurologischen Ausfälle unterschieden. Alle beteiligten Patienten waren bereits neurologisch abgeklärt. Die anschließende Diskriminanzanalyse brachte eine hohe Übereinstimmung der Testergebnisse (90,6 Prozent) mit der ärztlichen Diagnose.

Weiter wurde die Validität über den Vergleich der Untersuchungsergebnisse mit deskriptiven Berichten geprüft. Die unabhängigen Diagnosen der beteiligten Therapeutinnen stimmten zu 89,3 Prozent mit der Analyse des Frenchay überein.

Normierung. Normdaten wurden anhand einer Quotenstichprobe erhoben. Zwei Gruppen (mit jeweils 148 und 46 Personen) mit gesunden Erwachsenen, die sich hinsichtlich des Alters unterschieden, wurden getestet und ergaben zu 90 bis 95 Prozent eine Normalfunktion (Stufe 9).

Ökonomie. Im Manual werden keine Angaben bezüglich Durchführungsdauer oder Auswertungsdauer gemacht. Die Anschaffungskosten liegen bei 72 Euro. Der Einarbeitungsaufwand ist gering. Aufgrund der schnellen und einfachen Durchführung ist der Test für die Verwendung in der Praxis geeignet.

20.10 Kommentar

Die Frenchay Dysarthrie Untersuchung erlaubt eine Klassifikation dysarthrischer Störungen in fünf Hauptsyndromen. Die insgesamt 28 Untertests sind acht Störungsbereichen und zwei Fragekomplexen zu beeinflussenden Faktoren zugeordnet, den Funktionssystemen Respiration, Stimme, Lippen, Kiefer, Gaumensegel und Zunge sowie den Aspekten Reflexaktivität und Verständlichkeit. Jede der Aufgaben wird auf einer neunstufigen Skala bewertet. Die Untertests sind sehr heterogen konstruiert: Sie beinhalten neben einer Beurteilung nicht-sprachlicher motorischer Leistungen (Breitziehen der Lippen, Herausstrecken der Zunge) auch

Fragen an den Patienten (Schwierigkeiten mit der Speichelkontrolle), visuelle Beobachtungen beim Sprechen oder in Ruhe (Zunge, Kiefer) auditive Urteile (Tonhöhendifferenzierung) oder einfache Messungen mit der Stoppuhr. Nachteilig ist, dass die Mehrzahl der Aufgaben nicht-sprachliche Störungsaspekte überprüfen. Wegen der Vermischung sprechmotorischer und nicht-sprachlicher motorischer Störungen lassen diese Untertests keine eindeutigen Rückschlüsse auf dysarthrische Defizite zu. In der Dysarthriediagnostik reichen visuelle und auditive Beobachtungen dysarthrischer Symptome allein nicht aus, so bleibt sowohl die Erfassung der pathophysiologischen Ursachen als auch der funktional relevanten Symptome unzulänglich. Beispielsweise findet sich in der Aufgabengruppe 2 der Frenchay Dysarthrie Untersuchung eine Skala zur Salivation, die den Störungen reflektorischer Funktionen zugeordnet wird. Für dieses Symptom gibt es jedoch eine Reihe unterschiedlichster Ursachen, die nicht näher differenziert werden. Der Bereich der Verständlichkeit des Sprechens als wesentliches Erfolgskriterium in der Therapie sollte ergänzend mithilfe von Schätzskala, Transkriptionsverfahren oder Verfahren zur Wortidentifikation überprüft werden. Dies gilt auch für den Bereich der stimmlich-prosodischen Parameter. Eine Normierung für den deutschen Sprachraum steht noch aus (s. **Tab. 21-1**).

Tabelle 21-1. Vor- und Nachteile der Frenchay Dysarthie Untersuchung.

Vorteile	Nachteile
• geringer Einarbeitungsaufwand aufgrund von klaren und einfachen Übungsanleitungen	• Teilweise zu wenige Beurteilungskriterien, es fehlen wichtige Parameter z. B. im Bereich Stimme
• angemessener Zeitrahmen für die Durchführung und Auswertung	• Auswahl der Testaufgaben schwerpunktmäßig auf nonverbalen und motorischen Leistungen
• (für das Englische) normiert und standardisiert (bis auf den verbalen Testteil „Verständlichkeit")	• Im Säulendiagramm der Auswertung ist nur der Schweregrad, nicht die Qualität der Testergebnisse erkennbar.
	• Sprechmotorik/nicht-sprachliche Motorik ist konfundiert
	• Subtest 8 zur Verständlichkeit nicht normiert

Literatur

Enderby, P. (1983): Frenchay Dysarthrie Assessment. College Hill Press, Austin.

Verfasserin: Sonja Rupp.

22 HSET – Heidelberger Sprachentwicklungstest

H. Grimm, H. Schöler
(Hogrefe, Göttingen, 2. verbesserte Auflage 2001)

22.1 Testart

Entwicklungstest zur differenzierten Diagnose sprachlicher Fähigkeiten, insbesondere der Ermittlung des sprachlichen Entwicklungsstandes.

22.2 Geltungsbereich

Kinder zwischen 4;0 bis 9;11 Jahren.

22.3 Testmaterial

Handanweisung (DIN A 4, 92 Seiten), die Durchführungsanweisung (DIN A 5, 35 Seiten), der Protokollbogen (DIN A 4, 7 Seiten), ein Bildband aus 50 Bildkarten (DIN A 5, spiralgebunden), Testkarten (41 Stück), zehn Tierfiguren aus Holz, vier Holzpuppen, ein Holzklötzchen, 30 Bildkarten, sechs Begriffskarten, vier Gesichtsbilder. Zusätzlich wird ein kleines Stück Stoff als «Puppenwaschlappen» benötigt.

22.4 Grundkonzept

Da es sich beim HSET um einen Sprachentwicklungstest handelt und es zum Zeitpunkt seiner Entwicklung kein gesichertes theoretisches Modell zur Sprachentwicklung gab, wurde von Seiten der Autoren aus gesicherten Grundlagen der interpersonellen Grammatik und der linguistischen Grammatiktheorie nach Chomsky (1969) folgendes, dem HSET zu Grunde liegendes Sprachmodell entwickelt. Die Theorie des HSET geht von der Sprache als Oberbegriff, bestehend aus zwei Ebenen, aus. Diese werden von den Autoren als *sprachlich-linguistische Kompetenz* und als *sprachlich-pragmatische Kompetenz* bezeichnet. Die *sprachlich-linguistische Kompetenz* basierend auf der Grammatiktheorie nach Chomsky (1969) wird als System definiert, das linguistische Elemente entsprechend den zwischen ihnen bestehenden Bedeutungsregulationen in regelhafter Weise miteinander verknüpft. Dieses System besteht aus den drei voneinander unabhängigen Bereichen Phonologie, Syntax (+Morphologie) und Semantik.

Die *sprachlich-pragmatische Kompetenz* hingegen hat ihre Wurzeln im kommunikativen Handeln aus der interpersonellen Grammatik/Pragmatik. Hierbei handelt es sich also um die Fähigkeit der intersubjektiven Verständigung und der Selbstverständigung. Grundlage hierfür ist der Sprechakt im Sinne einer Verständigungshandlung, das heißt der verbalen Kommunikation mit dem jeweiligen Gesprächspartner (vgl. Searle, 1998).

Eine strikte Trennung dieser beiden Ebenen ist nur in der Theorie möglich. In der Praxis ist eine Entwicklung einer der beiden Kompetenzen ohne die andere nicht möglich, da sich diese in der Sprachentwicklung eines Kindes wechselseitig bedingen.

Laut Aussagen der Autoren des HSET «würde es hier viel zu weit führen, auch eine nur annähernd genaue Darstellung der linguistischen und entwicklungspsychologischen Grundlagen zu geben, auf denen der vorliegende Test aufbaut» (Grimm/Schöler, 2001, S. 6).

22.5 Testaufbau

Das Verfahren ist in sechs Bereiche gegliedert (A–F), die insgesamt 13 Subtests enthalten. Insgesamt enthält der Test 115 Items.

- Satzstruktur: Verstehen grammatischer Strukturformen, Imitation grammatischer Strukturformen

- morphologische Struktur: Plural-Singular-Bildung, Bildung von Ableitungsmorphemen, Adjektivableitungen

- Satzbedeutung: Korrektur semantisch inkonsitenter Sätze, Satzbildung

- Wortbedeutung: Wortfindung, Begriffsklassifikation

- interaktive Bedeutung: Benennungsflexibilität, In-Beziehung-Setzen von verbaler und nonverbaler Information, Enkodierung und Rekodierung gesetzter Intentionen

- Integrationsstufe: Textgedächtnis.

Die Testbatterie ist in Deutsch und Schweizerdeutsch erhältlich.

22.6 Manual

Die Struktur der Durchführungsanweisung ermöglicht eine gute Handhabung. Einige für die Durchführung des Tests wichtigen Hinweise wie zum Beispiel die Möglichkeit der Wiederholung eines Subtests, sind jedoch nur in der Handanweisung vermerkt. Generell ist ein mehrfaches Hin- und Herblättern zwischen Durchführungs- und Handanweisung nötig, da in letzterer häufig mit Arbeitsschritten und Kürzeln operiert wird, die nur in der Durchführungsanweisung erklärt sind. Durch den immensen Umfang der Handanweisung und die zeitweise äußerst detaillierten bzw. komplizierten Darstellungen und Ausführungen ist die Einarbeitung in das Testverfahren erschwert.

22.7 Durchführung

Die Durchführung des Tests erfolgt nach den Anweisungen in der Durchführungsanweisung. Die Antworten werden auf einem separaten Protokollbogen notiert. Die Anwendung der Untertests erfolgt in nachstehender Reihenfolge:

- *Verstehen grammatischer Strukturformen (VS):* Das Kind soll mittels Holzfiguren eine Situation nachspielen, die zuvor durch die Testleiterin in Form eines Satzes dargeboten wurde.

- *Plural-Singularbildung (PS):* Das Kind soll von einem gezeigten/genannten Objekt den Plural bzw. den entsprechenden Singular bilden.

- *Imitation grammatischer Strukturformen (IS):* Dem Kind werden Sätze dargeboten, die es wiederholen soll.

- *Korrektur semantisch inkonsistenter Sätze (KS):* Dem Kind werden Sätze mit jeweils einem fehlerhaften Wort dargeboten, dieses soll erkannt und korrigiert werden.

- *Bildung von Ableitungsmorphemen (AM):* Das Kind soll nach visueller und auditiver Vorgabe die entsprechenden Ableitungsmorpheme bilden.

- *Benennungsflexibilität (BF):* Das Kind soll Personen aus unterschiedlichen personellen Betrachtungsweisen benennen.

- *Begriffsklassifikation (BK):* Das Kind soll ihm dargebotene Bildkarten vorgegebenen Oberbegriffen zuordnen.

- *Adjektivableitung (AD):* Das Kind soll von einem ihm dargebotenen Objekt ausgehend die entsprechenden Steigerungsformen bilden.

- *In-Beziehung-Setzung von verbaler und nonverbaler Information (VN):* Das Kind soll verbal vorgegebene Gefühlszustände den entsprechenden Bildkarten zuordnen.

- *Enkodierung und Rekodierung gesetzter Intentionen (ER):* Das Kind soll aus der Gefühlslage einer bestimmten Person heraus auf eine zuvor geschilderte Situation verbal reagieren.

- *Satzbildung (SB):* Aus drei vorgegebenen Wörtern soll das Kind eine sinnvolle sprachliche Äußerung produzieren.

- *Wortfindung (WF):* Dem Kind werden drei Begriffe aus einem semantischen Feld vorgegeben, die es um ein viertes ergänzen soll.

- *Textgedächtnis (TG):* Das Kind soll den zuvor gehörten Text reproduzieren.

Die Anzahl der Subtests und der Testeinstieg in jede einzelne Aufgabe variieren mit dem Alter des Kindes.

22.8 Auswertung

Die Auswertung erfolgt nach den Angaben in der Handanweisung. Beispiele für die Bewertung sind im Manual vorhanden. Die Rohwertpunkte werden auf dem Protokollbogen vermerkt. Da der Test auch Entwicklungszwischenschritte berücksichtigt, werden außer bei den Subtests ER (Enkodierung und Rekodierung gesetzter Intentionen), TG (Textgedächtnis) und VS (Verstehen grammatischer

Strukturformen) 0/1/2 Rohpunkte vergeben. Bei dem Subtest VS wird mit 0 bzw. 1 Punkt bewertet. Für die Auswertung der Subtests TG und ER liegen Auswertungsrichtlinien und kommentierte Beispielprotokolle vor. Die Rohwertpunkte eines jeden einzelnen Subtests werden addiert. Diese Summen können mithilfe von Tabellen in T-Werte und Prozentränge umgewandelt werden. Aus den T-Werten wird das Leistungsprofil erstellt. Die Summe der T-Werte dividiert durch 13 (Anzahl der Subtests) ergibt den mittleren Leistungsindikator. Für drei Altersgruppen liegen Konfidenzintervalle und kritische T-Wert-Differenzen vor.

22.9 Gütekriterien

Objektivität. Unter Einhaltung der standardisierten Instruktionen kann die Durchführungsobjektivität als gewährleistet angesehen werden.

In Bezug auf die Auswertungsobjektivität wurden zwei Beurteilern zehn von 13 Untertests aus 50 Testprotokollen zur unabhängigen Auswertung vorgelegt. Die daraus errechnete Interrater-Korrelation lag im Mittel bei $r = .97$. Lediglich beim Untertest Enkodierung und Rekodierung gesetzter Intentionen fielen die Werte mit $r = .85$ geringer aus. Die Auswertungsobjektivität des HSET bei den geprüften Untertests unter Einhaltung der Auswertungsrichtlinien ist als gut zu bezeichnen.

Reliabilität. Zur Überprüfung der Reliabilität des HSET wurden bislang nur Konsistenzschätzungen vorgenommen. Berechnet wurden in diesem Zusammenhang die Koeffizienten nach Cronbach (Alpha), Guttman (Lambda) und Hoyt (varianzanalytische Schätzung); da zwischen den einzelnen Schätzungen keine nennenswerten Unterschiede bestanden, wird im Manual nur Bezug auf den Lambdawert nach Guttman genommen. Die Reliabilitäts-Koeffizienten der einzelnen Untertest liegen zwischen .74 und .95, der Koeffizient der Gesamtstichprobe beträgt .98 und weist den HSET als sehr reliable Testbatterie aus. Nicht berechnet wurde der Koeffizient des Untertest «Textgedächtnis», ferner werden keine Angaben bezüglich der Retest-Reliabilität gemacht.

Validität. Bei der Überprüfung der Validität des HSET wurde eine Faktorenanalyse durchgeführt, die eine zweifaktorielle Lösung mit hohen Interkorrelationen nahe legte, die maximal 50 Prozent der Gesamtvarianz in den Altersbereichen erklärten. Somit sind die theoretischen Grundannahmen noch nicht ausreichend gestützt. Überprüft wurde die interne Validität anhand der Berechnung der Interkorrelationen der einzelnen Untertests. Diese wurde für die drei folgenden Altersgruppen, unter fünf Jahren, über fünf Jahre und Schulkinder separat berechnet. Bei den unter Fünfjährigen zeigten sich mittlere Subtestkorrelationen von r = .32, die höchsten Interkorrelationen lagen bei r = .58. Bei der zweiten Testgruppe, der über Fünfjährigen, liegt die höchste Interkorrelation bei r = .63, die durchschnittliche Subtestkorrelation liegt in dieser Gruppe bei r = .43. Im Bereich der externen Validität wurde zum einen mittels einer einfachen Varianzanalyse der Zusammenhang zwischen Alter und Leistung der untersuchten Kinder nachgewiesen. Zum anderen zeigte sich eine Milieuabhängigkeit in der Form, dass sich die Leistungsprofile nicht im Verlauf, jedoch aber in der Höhe unterscheiden. Der durch die soziale Schicht bedingte Varianzanteil ist bei den unter Sechsjährigen noch unerheblich, nimmt allerdings mit zunehmenden Alter zu.

Normen. Die vorläufigen Normen wurden an 791 Kindern an verschiedenen bundesdeutschen Standorten ermittelt. Sie stammen aus der Zeit vor 1978 auf der Basis «anfallender Stichproben». Alterspezifische T-Wert-Tabellen liegen bis sechs Jahre in Halbjahresschritten, bis acht Jahre in Jahresschritten und dann für 8;0 bis 9;11 vor.

Ökonomie. Im Gegensatz zur angegebenen Zeit von 71 Minuten beträgt die Durchführungszeit in der logopädischen Praxis 55 bis 140 Minuten. Dieses ist von dem Alter und der Ausprägung der Sprachentwicklungsstörung des Kindes abhängig. Zur Auswertungsdauer gibt es keine Angaben. Nach eigener Einschätzung etwa 20 Minuten. Der Anschaffungspreis liegt bei 242 Euro. Der Einarbeitungsaufwand ist angemessen.

22.10 Kommentar

Der HSET galt lange als der Standardtest zur Sprachdiagnostik. Er ist standardisiert und erfüllt weitestgehend die Gütekriterien. Die veraltete Normierung und einige Mängel im Bereich der Validität geben jedoch den Blick frei auf neuere Verfahren, etwa den SETK 3-5 (Grimm, 2001) oder die patholinguistische Diagnostik von Sprachentwicklungsstörungen (Kauschke/Siegmüller, 2002). Grimm und Aktas (2002) bemerken denn auch selbst: «Für den HSET gilt, dass heute das zu Grunde liegende Modell als überholt gelten muss, und zudem den ohnehin nur vorläufigen Normen in Anbetracht der vergangenen Zeit nicht mehr zu vertrauen ist. Der Test scheint noch am ehesten im Schulalter für eine Eindrucksbildung über grammatische Fähigkeiten nützlich einsetzbar zu sein» (S. 175). Bestechend am HSET ist genau dieser Geltungsbereich bis neun Jahre, denn für die Fünf- bis Neunjährigen gibt es zurzeit kein anderes Verfahren zur umfassenden Sprachdiagnostik. Obwohl im Theorieteil des HSET die Ebene der Phonologie im Sprachmodell ausgewiesen ist, findet die phonetisch-phonologische Komponente im Test keine Berücksichtigung und muss gesondert abgeprüft werden. An anderer Stelle weisen Grimm und Schöler (2001) darauf hin, dass der HSET spontane Sprachstichproben nicht ersetzen kann. Auf konkrete Hinweise zur Gestaltung der Therapie wird nicht eingegangen, allerdings findet sich an anderer Stelle der Vorschlag, die methodischen und theoretischen Erkenntnisse des HSET zu nutzen und sie in der Erstellung und Darbietung von therapeutischem Material umzusetzen (s. **Tab. 22-1**).

Tabelle 22-1. Vor- und Nachteile des HSET.

Vorteile	Nachteile
• Geltungsbereich bis 9 Jahre	• veraltete Normen
• standardisiert/normiert	• Ebene der Phonetik/Phonologie nicht berücksichtigt
	• geringe Therapierelevanz

Literatur

Chomsky, N. (1969): Aspekte der Syntax-Theorie. Suhrkamp, Frankfurt.

Grimm, H. (2001): SEKT 3-5. Hogrefe, Göttingen.

Grimm, H.; Aktas, M. (2002): Entwicklungstests im Vorschulalter: Beurteilung ihrer Nützlichkeit durch praktisch tätige Psychologen. Frühförderung interdisziplinär, 21: 163–177.

Kauschke, C.; Siegmüller, S. (2002): Patholinguistische Diagnostik bei Sprachentwicklungsstörungen. Urban und Fischer-Elsevier, München.

Searle, J. (1998): Ausdruck und Bedeutung. Untersuchungen zur Sprechakttheorie. Suhrkamp, Frankfurt.

Verfasserin: Ulla Beushausen.

23 IDIS – Inventar diagnostischer Informationen bei Sprachentwicklungsauffälligkeiten

H. Schöler, unter Mitarbeit von K. Schakib-Ekbatan, B. Spohn, S. Spohn
(Universitätsverlag C. Winter, Heidelberg 1999)

23.1 Testart

Inventar zur Diagnose und Differenzialdiagnose von spezifischen Sprachentwicklungsstörungen (SSES).

23.2 Geltungsbereich

Das Inventar wurde für den Vorschulbereich konzipiert (ohne Altersangabe). Bei den einzelnen Tests gibt es Richtwerte für Fünf- und Sechsjährige.

23.3 Testmaterial

Das Inventar besteht aus einem 200-seitigen Textbuch mit Elternfragebogen, einer Durchführungsanleitung, einer CD mit auditiven Items, elf verschiedenen Protokollbögen, zwölf-farbigen DIN A6 Bildkarten (Denk Mit, DM), 24-farbigen Bildkarten verschiedener Größe (Schenk Mit, SM), 24-farbigen Bildtafeln (Such Mit, SU-1 bis SU-24), einem Bildband mit neun teils farbigen DIN A5 Bildtafeln

(Mach Mit, MM-Ü, MM1-MM8), zwei Anamnesebögen, einem Bogen «Zusammenfassung der Infos» und einem Profilbogen. Zusätzlich benötigt werden ein CD-Player oder Kassettenabspielgerät, ggf. eine Handpuppe oder Tierfigur und verschiedene Instrumente (Okarinas, Kazoo etc.).

23.4 Grundkonzept

Ziel und Methode von IDIS (Schöler, 1999, S. 32) ist: «Die Entwicklung eines Inventars, das die Informationen umfasst, die für die (Differenzial-) Diagnostik bei Sprachentwicklungsauffälligkeiten relevant sind, das Festsetzen eindeutig definierter diagnostischer Kategorien sowie die Ausarbeitung reliabler und valider Entscheidungsroutinen zur intersubjektiv verbindlichen Regelung der Diagnosestellung». Mit dem Inventar werden grundsätzlich zwei verschiedene Ziele verfolgt, die Feststellung von Behandlungsbedürftigkeit und die Differenzierung von Störungsformen. Dies bedeutet auch, die vorhandenen Klassifikationen im Bereich der Sprachentwicklungsstörungen zu vereinheitlichen. Schöler grenzt daher seine Aussagen für den Bereich der «spezifischen Sprachentwicklungsstörung» ein, da sich dieser Terminus international (SLI-Specific Language Impairment) durchgesetzt hat. Diese sei nicht allein auf sprachliche Fähigkeiten beschränkt, sondern würde durch Störungen in basalen informationsverarbeitenden Systemen verursacht. IDIS soll für die ambulante bzw. stationäre (Differenzial-) Diagnostik dienen, um adäquate und gezielte störungsspezifische Fördermaßnahmen einleiten zu können. Das Inventar gliedert sich in zwei Teile: die Erfassung biografischer und anamnestischer Daten und die Darstellung der Ergebnisse der medizinischen, logopädischen und psychologischen Untersuchungen. Zur Erstellung des Materials wurden alle vorhandenen standardisierten und informellen Verfahren gesichtet, bewertet und soweit wie möglich einbezogen. Zusätzlich wurden von den Autoren ein Anamnese- und Elternfragebogen, Aufgaben zur Erfassung sprachlicher Leistungen sowie des Behaltens auditiver Informationen und ein Profilbogen entwickelt. Das IDIS als Inventar befindet sich noch in der Entwicklungsphase und soll für die Praxis angepasst und gekürzt werden.

23.5 Testaufbau

Im IDIS werden biografische und anamnestische Daten sowie die Ergebnisse der medizinischen, logopädischen und psychologischen Untersuchungen zusammengefasst. Diese gliedern sich in folgende acht Bereiche: Sprache, Sprechablauf

und Stimme, Intelligenz, Wahrnehmung, Motorik, Hörvermögen; Informationsverarbeitungskapazität (Kurzzeitgedächtnis), HNO-Befund. Die Informationen
werden auf 21 Bögen erfasst, die die Autoren folgendermaßen bezeichnet haben
(die mit * versehenen Aufgaben und Bögen wurden für IDIS neu entwickelt):

- soziale und familiäre Situation sowie Entwicklung und Auffälligkeiten

- biografische und anamnestische Informationen zur sprachlichen Entwicklung*

- Sprachentwicklung: Phonetik und Phonologie

- Sprachentwicklung: Grammatik (drei Bögen):
  - *Grammatik I:* NS Nachsprechen von Sätzen*, DM Denk-Mit: (Produktion
    von syntaktischen Strukturen nach dem Dysgrammatiker-Prüfmaterial
    von Frank und Gollwitzer, 1978). Das Kind soll zu Bildern Äußerungen
    erfinden.
  - *Grammatik II:* SM Schenk-Mit (nach «der neunzigste Geburtstag», Uzare-
    wicz et al., 1989): Geschenke werden verteilt (Überprüfung Akkusativ- und
    Dativformen); SU Such-Mit*: Das Kind soll sagen, wo sich der Teddy befin-
    det. (Überprüfung von Präpositionen.)
  - *Grammatik III + Sprachverstehen und Semantik:* MM Mach-Mit* (Verstehen
    syntaktischer Strukturformen): Aus einer Auswahl von vier Bildern soll das
    Richtige gezeigt werden. EK Erkennen und Korrigieren von grammatischen
    Fehlern in Sätzen*: Sprachverständnis (Reynell-Skalen), semantische Leis-
    tungen Wortschatz (allgemeiner Wortschatztest 3-6, Kiese/Kozielski, 1996),
    Organisation des Lexikons (Untertest «Wortfindung» aus dem Heidelberger
    Sprachentwicklungstest, Grimm/Schöler, 2001).

- Informationsverarbeitungskapazität: Auditiv INK Nachsprechen von Kunst-
  wörtern*; KF Wiedergabe von Kunstwort-Folgen*

- Informationsverarbeitungskapazität: Auditiv II und Visuell: ZF-Wiedergabe
  von Zahlenfolgen*, RI Rhythmus-Imitation*, RD Rhythmus-Diskriminie-
  rung*, Symbolfolgengedächtnis (SFG aus dem Psycholinguistischen Entwicklungstest, Angermaier, 1977)

- Auditiv-kinästhetische Wahrnehmung und phonologische Bewusstheit: zwei
  Aufgaben aus einer Vorform des «Heidelberger Vorschulscreening zur auditiv-kinästhetischen Wahrnehmung und Sprachverarbeitung» (Brunner et al.
  2001)

- Einschätzung verschiedener Sprech-, Sprach- und Kommunikationsleistungen: zum Beispiel Sprachverständnis, Verständigungsfähigkeit

- Einschätzung kompensatorischer Möglichkeiten und Bedingungen

- Einschätzung der familiären Situation/Betreuungssituation in Form von subjektiven Ratingskalen

- Sprechablauf und Stimme (z. B. Stottern, Rhinophonie)

- Zungen- und Mundmotorik (nach Mundmotorikscreening der Klinik für Kommunikationsstörungen, Mainz): Lippen- und Zungenmotorik, auffällige Physiognomie, Kau- und Trinkschwierigkeiten, Mimik.

23.6 Manual

Das Manual gliedert sich in drei Teile. Es ist verständlich geschrieben. Im ersten Teil werden die Gründe für die Entwicklung von IDIS beschrieben. Im zweiten Teil werden alle aufgenommenen Fragen in der Anamnese und die Testinhalte durch Sekundärliteratur in ihrer Relevanz begründet. Die Abfolge im Manual entspricht jedoch nicht der Zusammenstellung der Befundbögen. Im dritten Teil werden die durchgeführten Studien vorgestellt und die einzelnen Untertests anhand der Testgütekriterien diskutiert.

23.7 Durchführung

Die Durchführungsanleitung beschreibt lediglich die neu entwickelten oder modifizierten Testteile aus dem IDIS. Fragestellung, Protokollierung und Untersuchungsmaterial sind klar beschrieben. Abbruchkriterien liegen für zwei Aufgaben vor. Die CD sollte in jedem Fall eingesetzt werden. Einige Informationen zum Beispiel Sprachverständnis, Verständigungsfähigkeit oder Situationsangemessenheit werden in Ratingskalen erfasst.

23.8 Auswertung

Auswertungskriterien wurden für die neu entwickelten Untertests festgelegt. Richtige Antworten werden mit 1 bzw. 2 Punkten, falsche mit 0 Punkten bewertet. Für die einzelnen Aufgaben wurden Maximalpunktwerte und Risikopunktwerte für Fünf- und Sechsjährige festgelegt.

Die Auswertung aller durchgeführten Tests wird auf den Bögen «Zusammen-fassung der Befunde» zusammengetragen und im Profilbogen bewertet. Hinweise zum Ausfüllen des Profilbogens fehlen. Prozentränge und T-Werte sind nicht angegeben.

23.9 Gütekriterien

Das IDIS als Inventar entspricht nicht den Testgütekriterien. Viele Informationen werden über Teile aus bekannten Testverfahren (PET, AWST, …) erfasst. Diese werden im Testmaterial nicht weiter beschrieben. Die für IDIS neu entwickelten Aufgaben wurden in zwei Studien an 202 sprachauffälligen und 348 sprachunauf-fälligen Kindern auf interne Konsistenz und diskriminative Validität untersucht. Die Auswahl und der Umfang der Studiengruppen ließen aber laut den Autoren keine Normierung der Richtwerte zu. Eine Aussage zu den folgenden Punkten ist demzufolge nur über die von den Autoren neu entwickelten Aufgaben möglich.

Objektivität. Durchführung, Protokollierung und Auswertung sind deutlich beschrieben. Die CD sollte genutzt werden, um eine neutrale Vorgabe zu ermöglichen. Bezüglich der *Interpretation* sind nur Richtwerte vorgegeben, die Einteilung in die Bereiche; keine Störung/grenzgradig/Störung erfolgt eher subjektiv. Daten zur Objektivität werden nicht genannt.

Reliabilität. Pro Item wurden Schwierigkeit und Trennschärfe, für die Aufgabe der mittlere Aufgabenpunktwert, die Streubreite und die interne Konsistenz-schätzung nach Cronbachs Alpha bestimmt. Bei den meisten Aufgaben liegt die interne Konsistenzschätzung bei .75 bis .93 Die Trennschärfen variieren in den einzelnen Tests. Zur Signifikanz der errechneten Werte werden keine Aussagen getroffen.

Validität. Die Tests wurden anhand der Stichproben auf diskriminative Validität (kann der Test sprachauffällige von sprachunauffälligen Kindern unterscheiden?) untersucht. Diesen Anspruch erfüllen fast alle Aufgaben. Ein altersentspre-chender Unterschied wird nur bei einigen Aufgaben deutlich.

Normen. Die Auswahl der Stichproben und die Art der Durchführung lassen laut Autoren keine Normierung der Werte zu. Für die neu entwickelten Tests wurden aber Risikopunktwerte für jeweils Fünf- und Sechsjährige angegeben. Diese be-rechnen sich aus der Differenz zwischen dem mittleren Aufgabenpunktwert und der Standardabweichung. In der Studie lagen 16 Prozent der getesteten sprachun-auffälligen Kinder unterhalb dieser Grenze.

Ökonomie. Durchführungsdauer und Auswertungsdauer sind nicht festlegbar, sie variieren je nach durchzuführendem Test. Der Anschaffungspreis liegt bei 66 Euro. Der Einarbeitungsaufwand für die neu entwickelten Aufgaben ist verhältnismäßig gering. Für IDIS insgesamt als Inventar bedarf es einer hohen Einarbeitung und guter Kenntnisse der zusätzlich genutzten Aufgaben aus anderen standardisierten Tests und informellen Prüfverfahren.

23.10 Kommentar

Das IDIS stellt eine kompakte Sammlung relevanter Informationen zur Diagnostik von Sprachentwicklungsauffälligkeiten dar und ist für Institutionen und interdisziplinäre Teams geeignet. Die neu entwickelten Aufgaben schließen Lücken in der Diagnostik oder ersetzen ältere, schwierigere Verfahren. Viele Verfahren haben Empfehlungscharakter, eigene Tests können mit einbezogen werden, dieses erleichtert die Durchführung. Das IDIS erfordert jedoch sehr viel Einarbeitungsaufwand und ist für den Gebrauch in der therapeutischen Praxis zu umfangreich. Zu einigen Inhalten sind subjektive Einschätzungen in Ratingskalen erforderlich. Diese sind intersubjektiv nicht vergleichbar und haben nur informellen Charakter. Manche Tests, aus denen Subtests entnommen sind, sind inzwischen veraltet oder überarbeitet worden. Der Einbezug pragmatischer Fähigkeiten («Kommunikationsleistung»), des Sprechablaufs und der Stimme ist ebenso begrüßenswert wie die Berücksichtigung zungen- und mundmotorischer Leistungen.

In der Entwicklung befindet sich eine Kurzfassung des Inventars diagnostischer Informationen bei Sprachentwicklungsauffälligkeiten (IDIS-Ambulanzversion, Keilmann/Schöler, 2004). Die im Rahmen dieser Version eingesetzten Verfahren sollen zum einen den üblichen Gütekriterien einer Testung genügen, zum anderen sind sowohl die Datenerhebung wie auch die Auswertung und Analyse standardisiert. Die Durchführungsdauer beträgt laut Autoren 50 bis 60 Minuten (s. **Tab. 23-1**).

Tabelle 23-1. Vor- und Nachteile des IDIS.

Vorteile	Nachteile
• kompakte Sammlung relevanter Informationen zur Diagnostik von Sprachentwicklungsauffälligkeiten • kann als Inventar genutzt werden • für Institutionen und interdisziplinäre Teams geeignet • Neu entwickelte Aufgaben schließen Lücken in der Diagnostik oder ersetzen ältere, schwierigere Verfahren • Viele Verfahren haben Empfehlungscharakter, eigene Tests können mit einbezogen werden, dieses erleichtert die Durchführung • Preis-Leistungsverhältnis	• Sehr viel Einarbeitungsaufwand, da viele Tests mit einbezogen werden, die schon existieren. Material und Instruktionen für diese werden nicht mitgeliefert • für den Praxisgebrauch zu umfangreich • Anamnese- und Auswertungsbögen stimmen nicht mit der Abfolge im Manual oder in der Durchführungsanleitung überein • Bewertung zum Teil zu undifferenziert mit lediglich 1 oder 0 Punkten • Auswertungskriterien stimmen zum Teil nicht mit der Fragestellung überein • Zu einigen Inhalten sind subjektive Einschätzungen in Ratingskalen erforderlich. Diese sind intersubjektiv nicht vergleichbar • Profilbogen mit Angabe von Prozenträngen nicht weiter erklärt, Auswertung ist fragwürdig

Literatur

Angermaier, M. (1977): Psycholinguistischer Entwicklungstest (PET). Hogrefe, Göttingen, 2. korrigierte Auflage.

Brunner M., Troost, J.; Pfeiffer, B.; Heinrich, C.; Pröschel, U. (2001): Heidelberger Vorschulsreening zur auditiv-kinästhetischen Wahrnehmung und Sprachverarbeitung. Hogrefe, Göttingen.

Frank, G.; Griwotz, P. (1978): Dysgrammatiker-Prüfmaterial. Sprachheilzentrum Ravensburg: Selbstverlag.

Grimm, H.; Schöler, H. (2001): Heidelberger Sprachentwicklungstest (HSET). Hogrefe, Göttingen, 2. verbesserte Auflage.

Keilmann, A.; Schöler, H. (2004): Validierung der IDIS-Ambulanzversion bei Kindern im Vorschulalter zur Diagnostik von Sprachentwicklungsstörungen. Abschlussbericht. www.ph-heidelberg.de/wp/schoeler/Abschlussbericht_Klinge.pdf.

Kiese, C.; Kozielski, P. (1996): Aktiver Wortschatztest (AWST 3-6). Hogrefe, Göttingen, 2. überarbeitete und ergänzte Auflage.

Uzarewicz, B.; Collings, A.; Puschmann, B.; Woest, A. (1989): Gewinnung elizitierter Daten zum Dysgrammatismus. Arbeitsbericht, Universität Düsseldorf.

Verfasserinnen: Brigitte Fehrer, Margit Franke.

24 KAP – Kurze Aphasieprüfung

C. Lang, A. Dehm, B. Dehm, T. Leuschner
(Harcourts Test Services GmbH, Frankfurt/Main 1999)

24.1 Testart

Klinischer Test zur Feststellung einer Aphasie, Syndrom- und Schweregradbestimmung in der Akutphase und der chronischen Phase.

24.2 Geltungsbereich

Aphasietypische Zielgruppe; die Normstichprobe umfasste Patienten zwischen 18 und 87 Jahren.

24.3 Testmaterial

Neben dem Manual werden Protokollbögen, Arbeitsblätter (25 Stück) und Vorlagen für den Token-Test geliefert. Der Untersucher muss die für die Durchführung nötigen Realgegenstände (Bleistift, Radiergummi, Brille, Sicherheitsnadel, Armbanduhr, in Reichweite ein Telefon bzw. Radio) selbst besorgen. Die Verwendung eines Aufnahmegerätes wird empfohlen.

24.4 Testaufbau

Die KAP setzt sich aus elf Subtests zusammen, die zum Teil obligatorisch, zum Teil fakultativ durchzuführen sind.

- Vier-Objekte behalten bzw. Wörter merken: vier Items, fakultativ

- Spontansprache: Aufnahme, semistandardisiertes Interview in vier Bereichen

- Token-Test: vereinfachte Version, zehn Items

- Nachsprechen (Aufnahme) von Buchstaben, Wörtern, Ellipsen und Sätzen: zehn Items

- Reihensprechen von Zahlen und Wochentagen: fakultativ

- Abschreiben (unbewertet) von Buchstaben, Zahlen und Zeichen, Diktatschreiben von Buchstaben, Wörtern und Sätzen: sechs Items

- Lautlesen (Aufnahme hilfreich) von Buchstaben, Wörtern, Sätzen und einer Zahl; Sprachverständnis, auf Realgegenstände zeigen, Handlungsanweisungen befolgen: elf Items

- Benennen (Aufnahme hilfreich) von Gegenständen, beschreiben lassen (z. B. gefaltete Hände), Rechenaufgaben: elf Items

- Lesesinnverständnis bei Fragen und Handlungsaufforderungen: zehn Items.

Abbruchkriterium beim Diktatschreiben ist die Unfähigkeit des Patienten, auch nur ein Zeichen erkennbar zu gestalten. Bei allen anderen Untertests beträgt das Abbruchkriterium fünf unmittelbar aufeinander folgende Nullleistungen oder das Ausbleiben einer Antwort über eine halbe Minute.

24.5 Grundkonzept

Die Autoren orientieren sich bei der Einteilung der Aphasien im Wesentlichen an der Klassifikation von Hartje und Poeck (1997). Ein zu Grunde liegendes Sprachmodell wird nicht erwähnt. Die obligatorischen Untertest erfassen die relevanten Modalitäten der Sprachverarbeitung (Spontansprache, Benennen, auditives Sprachverständnis, Lesesinnverständnis, Schreiben, lautes Lesen). Der Aufbau erfolgt durchgängig nach dem Prinzip der steigenden linguistischen Komplexität und Schwierigkeit. Die Items überprüfen die linguistischen Ebenen der Laute, Wörter (Nomina) und Sätze. Teilweise wurden Items ergänzt, um Hinweise auf mögliche unimodale Störungen (z. B. Akalkulie) oder weitere neuropsychologische Leistungseinschränkungen (z. B. Apraxie) zu erhalten. Diese fließen jedoch nicht in die quantitative Auswertung ein.

24.6 Manual

Im Rahmen der von den Autoren gewünschten Praxisnähe der KAP wurde das gesamte Manual kurz und übersichtlich gehalten. In leicht verständlicher Form werden einleitend die Aphasietypen beschrieben (Charakteristika, Spontansprache in Patientenbeispielen). Darüber hinaus führt ein Glossar der linguistischen Termini in wichtige Begriffe aus der Aphasiologie ein. Aufgrund der einfachen, in das Fach einführenden Gestaltung wird sich besonders die Berufsanfängerin angesprochen fühlen.

24.7 Durchführung

Die Untersuchung soll eine möglichst natürliche und angstfreie Gesprächssituation zwischen Patient und Therapeut entstehen lassen. Sie ist sowohl im Therapieraum als auch am Krankenbett durchzuführen (auch bei Schwerstaphasikern im Frühstadium). Die KAP lässt sich nach einer gründlichen Einarbeitung hinreichend einfach durchführen. Es stellt sich jedoch die Frage, in wie weit das Fehlen exakter verbaler Instruktionen die Durchführungsobjektivität schmälert.

24.8 Auswertung

Auf einer Seite im Manual findet sich die gesamte Anleitung zur Testauswertung. Zusätzlich sind mehrere Seiten Fall- und Auswertungsbeispiele vorhanden. Insgesamt wird die Auswertung jedoch durch fehlerhafte Angaben im Manual erschwert. Hier wäre eine Überarbeitung wünschenswert. Es besteht die Möglichkeit der grafischen Darstellung untersuchter Leistungen (quantitative Auswertung) in einem Leistungsprofil am Ende des Testprotokolls. Die Auswertung der Subtests 3, 4, 7, 8, 9, 10 und 11 erfolgt in «richtig» oder «falsch». Die Summe der Rohwerte wird in T-Werte umgewandelt.

Neben der Überprüfung des Vorliegens einer Aphasie nimmt die KAP eine Einteilung in *aphasische Haupttypen, transkortikale Aphasieformen, Leitungsaphasie, Restaphasie* und *unklassifizierbare Aphasien* vor. Außerdem werden auch

Alexie, Agraphie und Sprechapraxie berücksichtigt. Dazu stehen der Untersucherin operationale Kriterien zu den einzelnen Aphasieformen bzw. Störungen zur Verfügung. Dabei werden typische Charakteristika und T-Werte angeboten. Ergänzend liefern zwei Tabellen Anhaltspunkte zur Klassifizierung: «Die Aphasiehaupttypen und ihre Charakteristika» (Tabelle 1) und die «Einteilung der Aphasietypen anhand von vier Sprachfunktionen» (Tabelle 2). Eine Festlegung des Aphasietyps erfolgt unter zusätzlicher Betrachtung spontansprachlicher Leistungen (Subtest 2). Der Schweregrad einer Aphasie wird durch Summation der T-Werte für die Subtests 3, 4, 7, 8, 9, 10 und 11 ermittelt.

24.9 Gütekriterien

Objektivität. Der mittlere Korrelationskoeffizient der Durchführungsobjektivität (Interrater-Reliabilität) beträgt $r = .88$. Insgesamt wurden 200 Testungen an 100 Patienten vorgenommen. Die Auswertungsobjektivität wurde nicht formal untersucht, liege aber laut Autoren durch «richtig versus falsch Auswertung» sehr hoch. Innerhalb der Urteilskonkordanz fand sich eine Diagnosekonkordanz von 72 Prozent, bei Differenzierungsmöglichkeiten in zehn Syndromtypen (15 Prozent lagen eine benachbarte Klassifikation daneben).

Reliabilität. Die Test-Retest-Reliabilität wurde in einem Zeitraum von 0 bis 3 Tagen untersucht; dabei lag der mittlere Korrelationskoeffizient bei $r_{tt} = .93$; bei der Split-half-Reliabilität fand sich ein mittlerer Korrelationskoeffizient von $r = .92$.

Validität. Bei Betrachtung der externen Validität wurden die Ergebnisse informeller klinischer Testverfahren (klinisches Urteil des Untersuchers ohne Aphasietest) mit denen der KAP verglichen ($N = 62$). Dabei kam es zur Übereinstimmung von 79 Prozent bei acht möglichen Syndromklassifikationen, 97 Prozent bei vier möglichen Syndromklassifikationen, bei $\kappa = 0{,}73$ bis $0{,}77$. Im Vergleich von KAP und AAT errechnete sich ein mittlerer Korrelationskoeffizient von $r = 0{,}87$ für die Kriteriumsvalidität. Die KAP misst – im Rahmen der diagnostischen Konkordanz – «optimistischer» als der AAT; das heißt, sie zeigt dort keine Aphasie mehr an, wo der AAT noch eine Restaphasie oder amnestische Aphasie angibt. Die Urteilskonkordanz der Aphasietypen lag bei $\kappa = 0{,}67$ bis $0{,}73$.

Die Subtests Diktatschreiben und Token-Test wurden zur Diskriminanzanalyse verwendet, um eine Aphasie auszuschließen oder zu bestätigen. Die Reklassifikationsrate betrug 8 bis 92 Prozent.

Subtestinterkorrelation ergaben über das gemeinsame Merkmal Aphasie signifikante hohe Zusammenhänge ($r = .66$ bis $.82$).

Normen. Den Vergleichswerten liegen die Daten von 162 Patienten, mit mittlerem Alter von 61 Jahren (18 bis 87 Jahre, s = 15 Jahre) zu Grunde: 100 Patienten der Neurologischen Universitätsklinik Erlangen und 62 des Bezirkskrankenhauses Erlangen. Insgesamt wurden 364 Testungen durchgeführt. Neben Prozenträngen, T-Werten und Stanine-Werte für die einzelnen Untertests werden auch Ätiologie, Händigkeit, Schulbildung und Dauer der Aphasie aufgelistet. Problematisch erscheint die Zusammensetzung der Stichprobe aus Patienten der Akutphase und der chronischen Phase sowie Aphasien unterschiedlicher Ätiologie, die nicht nach Subgruppen differenziert werden.

Ökonomie. Laut Autoren beträgt die Durchführungsdauer etwa 30 Minuten, was sich bestätigen lässt. Es wird keine Auswertungsdauer angegeben. Diese ist in der Regel kurz und hängt von der Routine in der Durchführung ab. Der Anschaffungspreis für die KAP liegt bei ca. 86 Euro; dabei sind allerdings die nicht mitgelieferten Realgegenstände und das Aufnahmegerät zu berücksichtigen. Selbst bei wenig Vorwissen im Bereich Aphasie fällt der Einarbeitungsaufwand sehr gering aus und bezieht sich vor allem auf den Bereich der Auswertung.

24.10 Kommentar

Die KAP wurde auf der theoretischen Grundlage des durch Hartje und Poeck 1982 erstmals beschriebenen Modalitätenansatzes entwickelt. Hiermit steht der Test in der Tradition des theoretischen Modells des AAT (Huber, Poeck, Weniger, Wilmes, 1983). Es ist zu bedauern, dass die Autoren keines der seriellen Modelle in ihre Konzeption integrieren. Auch wenn die KAP den Ansprüchen einer Standardisierung nicht bis ins Detail gerecht wird, kann sie dennoch als Screening eingesetzt werden. Hier steht jedoch die Frage des Nutzens im Vergleich zum Aufwand: Als Screnning ist sie einerseits sehr aufwendig, andererseits zu wenig aussagekräftig. Unangemessen für den Einsatz am Krankenbett und in der Akutphase sind die mitgelieferten Materialien. Sie werden lose, ohne Verpackung geliefert, das Papier der Protokollbogen sind von minderer Qualität, die Farbtafeln sind nicht geschützt. Die Protokollbögen sind unübersichtlich und fehlerhaft, da teilweise Subtests vertauscht wurden. In der chronischen Phase einer Aphasie steht dann mit dem AAT eine ausführlichere Testvariante zur Verfügung (s. **Tab. 24-1**).

Tabelle 24-1. Vor- und Nachteile der KAP.

Vorteile	Nachteile
• kurze Einarbeitungsdauer	• kein zu Grunde liegendes Sprachmodell
• schnelle Durchführung	• fragliche Durchführungsobjektivität durch fehlende Instruktionen
• schnelle Auswertung	
• Einführung in Aphasieformen	• Einseitigkeit der Stichprobe
• geringer Anschaffungspreis	• Realgegenstände müssen erst besorgt werden
	• Sinn der Subtests 1, 5 und 6 fraglich, gehen nicht in Auswertung ein
	• Es werden keine Therapieempfehlungen gegeben

Literatur

Hartje, W.; Poeck, K. (1982): Klinische Neuropsychologie. Thieme, Stuttgart.
Huber, W.; Poeck, K.; Weniger, D.; Willmes, K. (1983): Aachener Aphasie Test (AAT). Hogrefe, Göttingen.

Verfasser: Matthias Kraus, Andrea Dohmen.

25 KISTE – Kindersprachtest für das Vorschulalter

D. Häuser, E. Kasielke, U. Scheidereiter
(Hogrefe, Göttingen 1994)

25.1 Testart

Sprachentwicklungstest zur Erfassung des kommunikativen, semantischen und grammatikalischen Entwicklungsstands eines Kindes.

25.2 Geltungsbereich

Kinder von 3;3 bis 6;11 Jahren.

25.3 Testmaterial

Im Test enthalten sind alle Materialien, die zur Durchführung benötigt werden (42 Bildkarten und die Drei-Felder-Tafel für jeweils drei Bildkarten, sowie zehn Bildkarten zum TEDDY-Test). Die Protokollbögen müssen zusätzlich bestellt werden.

25.4 Testaufbau

Der Test erfasst expressiv und rezeptiv sprachstrukturelle Kompetenzen. Das Verfahren besteht aus fünf Untertests, die je nach Altersgruppe in unterschiedlicher Reihenfolge und Anzahl angeboten werden.

- Subtest TEDDY-Test Erzählung (TED ERZ): Erfasst die Fähigkeit, unterschiedliche semantische Beziehungen zu erkennen und zu benennen.

- Subtest Inkonsistenzen (IKO): Das Kind muss semantisch oder lexikalisch inkorrekte Sätze erkennen.

- Wortschatztest (WO): Erfasst den aktiven Wortschatz.

- TEDDY-Test-Fragen (TED FR): Das Kind wird zu den semantischen Relationen von Abbildungen befragt.

- Semantisch-syntaktischer Test (SYMSY): Erfasst die semantisch-syntaktische Strategiewahl eines Kindes.

Für die Altersgruppe A1 (3;3 bis 3;11 Jahre) lautet die empfohlene Reihenfolge der Subtests: TEDDY-Test Erzählung (TED ERZ), Inkonsistenzen (IKO), Wortschatztest (WO), TEDDY-Test-Fragen (TED FR) mit insgesamt 62 Items. Für die Altersgruppen A2 bis A4 (4;0 bis 6;11 Jahre) lautet die Reihenfolge: Wortschatztest (WO), semantisch-syntaktischer Test (SYMSY), Satzbildungstest (SB), Inkonsistenzen (IKO) mit insgesamt 76 Items.

Zusätzlich wird die Sprechfreude jedes Kindes durch die Kindergärtnerin und die Testleiterin mit je ein bis drei Punkten bewertet. Abbruchkriterien werden für keine Altersgruppe genannt. Es existiert eine Kurzform des Tests, die in erster Linie für Schulfähigkeitsuntersuchungen dienen soll. Sie besteht aus den beiden Untertests «Wortschatz» und «Inkonsistenzen». Sie lässt sich mit allen vier Altersgruppen durchführen.

25.5 Grundkonzept

Der Test basiert auf entwicklungspsychologischen Grundlagen. Sprache ist für die Autoren (Häuser/Kasielke/Schneidereiter, 1994) sowohl ein Kommunikationsmittel, das sich aus einem Zeichensystem zusammensetzt, als auch geprägt durch ein Regelsystem, mit dessen Hilfe sich unendlich viele Sachverhalte vermitteln lassen. Die Autoren gehen weiterhin von der Theorie aus, dass sich der kindliche Spracherwerb auf mehreren Ebenen entwickelt, nämlich auf der kommunikativpragmatischen, der lexikalisch-semantischen, der morphologisch-syntaktischen und der phonetisch-phonologischen Ebene (vgl. Häuser/Kasielke/Schneidereiter, 1994). Die ersten drei der genannten Ebenen werden durch diesen Test abgedeckt. Die einzelnen Untertests können bei der Auswertung den oben genannten Skalen «kommunikative Kompetenz» und «sprachstrukturelle Kompetenz» zugeordnet werden. Der Verteilung der Untertests liegt die Annahme zu Grunde, dass sich morphologisch-syntaktische Fähigkeiten erst auf der Grundlage der kommunikativen und der semantischen Ebene entwickeln (vgl. Häuser et al.). Deshalb sind die Untertests für die Altersgruppe der Dreijährigen vorwiegend im kommunikativen und semantischen Bereich angesiedelt, die der Vier- bis Sechsjährigen überwiegend im semantischen und morphologischen Bereich.

25.6 Manual

Das Manual ist gut verständlich und übersichtlich. Neben den Instruktionen zur Testdurchführung, -auswertung und -konstruktion wird das zu Grunde liegende Sprachmodell erläutert, die Testgütekriterien sowie Förderhinweise erläutert, die sich aus den Ergebnissen des Tests ableiten lassen. Zu den Tabellen und Abbildungen im Kapitel der Testgütekriterien fehlen jedoch häufig genauere Legenden oder Erklärungen im Text.

25.7 Durchführung

Der Test wird am Tisch sitzend durchgeführt. Dem Kind werden die Items vorgesprochen oder kindliche Äußerungen mit dem Bildmaterial evoziert. Die Untertests sind jeweils vollständig durchzuführen. Die Reihenfolge der Untertests muss nicht eingehalten werden. Der Test kann auf zwei Sitzungen aufgeteilt werden, wobei der Abstand zwischen den Sitzungen nicht mehr als ein bis zwei Wochen betragen sollte.

25.8 Auswertung

Die Auswertung der einzelnen Untertests und des Gesamtverfahrens ist einfach. Die Rohwerte in den einzelnen Untertests werden zusammengezählt und in das Profilauswertungsblatt der jeweiligen Altersgruppe eingetragen. Der entsprechende C-Normwert (Mittelwert = 5, Standardabweichung = 2) kann dann am oberen Rand abgelesen werden. C > 7 bedeutet eine gemäß der Altersnorm besonders gute Leistung, C < 3 steht dagegen für eine schwache Leistung. Außerdem lassen sich Werte für die kommunikative Kompetenz (KOM) und die sprachstrukturelle Kompetenz (SPST) errechnen und gegenüberstellen, sowie der Gesamtwert G für die sprachliche Kompetenz ermitteln.

25.9 Gütekriterien

Objektivität. Die Durchführungsobjektivität ist laut Autoren gegeben, wenn sich die Untersucherin an die vorgegebenen Instruktionen halte, die Testdurchführung ausreichend beherrsche sowie eine «Anwärmphase» mit dem Kind erfolgt sei. Ebenso sei die Auswertungsobjektivität gewährleistet, da klare Richtlinien zur Bewertung vorgegeben sind (vgl. Häuser et al.).

Reliabilität. Die innere Konsistenz der Untertests mit Cronbachs Alpha liegt zwischen .70 und .90. Die Angaben zu Schwierigkeits-, Trennschärfe- und Reliabilitäts-Koeffizienten können, von wenigen Ausnahmen abgesehen, als zufrieden stellend bis gut bezeichnet werden. Die Retest-Reliabilität nach zwei Wochen liegt zwischen $r_{tt} = .52$ und $r_{tt} = .91$.

Validität. Bei der Altersdifferenzierung, die zwischen den Altersgruppen A2 bis A4 für die einzelnen Untertests vorgenommen wurde, zeigen sich überall signifikante Unterschiede, bis auf die Gegenüberstellung der Vier- und Fünfjährigen beim Untertest zur Überprüfung der semantisch-syntaktischen Leistungen. Insgesamt scheint der Test die einzelnen Altersgruppen gut zu differenzieren und kann damit seinem Anspruch als Entwicklungstest gerecht werden. Es wurde ein Vergleich sprachgestörter Kinder, insbesondere von Kindern mit dysgrammatischen Störungen, mit nicht-sprachgestörten Kindern vorgenommen. Auch hier ergeben sich deutlich signifikante Unterschiede. Bei dem Vergleich der Skalen des KISTE mit denen des Diagnosticums für bildlich angeregte kognitive Leistung (BILKOG) bei sprachgestörten Vorschulkindern zeigten sich nur wenige signifikante Relationen. Daraus ziehen die Autoren den Schluss, dass Intelligenzmängel und Sprachstörungen nicht unmittelbar zusammenhängen müssen (vgl. Häuser/Kasielke/Scheidereiter, 1994, S. 22). Die Konstruktvalidität des KISTE im sprachstrukturellen Bereich wurde durch den Vergleich mit dem Heidelberger Sprachentwicklungstest (HSET, Grimm/Schöler, 2001) bestimmt und kann mit einem Validitätskoeffizienten von .73 als gut betrachtet werden. Auch bezüglich des kommunikativen Bereichs kann der KISTE als ausreichend valide bezeichnet werden. Zur Bestimmung der konvergenten Validität wurden die Ergebnisse im

KISTE mit Ergebnissen im Landauer Sprachentwicklungstest für Vorschulkinder (LSV, Götte, 1976) verglichen und lagen bei r = um 0.77.

Normen. Die Eichstichprobe setzte sich aus 543 Vorschulkinder im Alter von drei bis sieben Jahren zusammen. In die Normierung wurden die Siebenjährigen (3,2 Prozent) jedoch nicht miteinbezogen. Die Stichprobe umfasste unausgelesene Kindergartengruppen. Ein beabsichtigter höherer Prozentsatz sprachgestörter Kinder (28 Prozent) ist jedoch vorhanden. Die Kindergärten waren verteilt über das Gesamtgebiet der ehemaligen DDR, und genauso viele Jungen wie Mädchen wurden untersucht. Die Berufstätigkeit der Eltern war zur damaligen Zeit für Ostdeutschland repräsentativ. Die untersuchten Kinder stammten sowohl aus Städten als auch aus ländlichen Gegenden. 1993 wurde eine Vergleichsuntersuchung an 151 südwestdeutschen Kindern vorgenommen. In der Altersgruppe der Dreijährigen zeigten sich in der Skala Wortschatz signifikant bessere Ergebnisse als bei den ostdeutschen Kindern. Die vierjährigen südwestdeutschen Kinder zeigten deutlich bessere Leistungen in der Skala zur kommunikativen Kompetenz und die fünfjährigen Südwestdeutschen unterschieden sich sogar in fünf von zwölf Skalen signifikant von den ostdeutschen Kindern, während sich bei den Sechsjährigen die Leistungen wieder ausgeglichener zeigten. Nach Angaben der Autoren sind die Unterschiede nicht so bedeutend, dass gesonderte Normen notwendig wären (vgl. Häuser et al., 1994). Diese Aussage erscheint bei einem Blick auf die deutlichen Unterschiede in der Altersgruppe der Fünfjährigen jedoch fragwürdig. Die Repräsentativität der Stichprobe ist für heutige Verhältnisse nicht mehr ausreichend gegeben, wie auch die durchgeführten Vergleichsuntersuchungen an den südwestdeutschen Kindern zeigen. Eine Überarbeitung der Normierung wäre also sinnvoll.

Ökonomie. Nach Angabe der Autoren beträgt die Testzeit 30 bis 50 Minuten, bei Kindern mit Sprachentwicklungsstörungen oder geistig retardierten Kindern bis zu 70 Minuten, was sich bei der praktischen Durchführung als realistisch erweist. Die Kurzversion dauert etwa 20 Minuten. Angaben zur Auswertungszeit des Tests sind nicht gegeben, liegen nach eigener Erfahrung aber etwa bei 20 Minuten. Der Anschaffungspreis beträgt für den Test inklusive der Protokollbögen für alle vier Altersgruppen zurzeit 114 Euro. Somit stellt er eine relativ preisgünstige Alternative zu anderen Tests mit ähnlicher Zielsetzung dar. Der Einarbeitungsaufwand beträgt aufgrund der Instruktionen an das Kind, die die Testleiterin möglichst wörtlich übernehmen sollte, etwa zwei Stunden.

25.10 Kommentar

Durch den Test erhält die Untersucherin Aussagen über die sprachproduktiven und sprachverarbeitenden Leistungen des Kindes im kommunikativen, lexikalisch-semantischen und im morphologisch-syntaktischen Bereich. Der Test zeigt deutlich, in welchem Bereich die stärksten Abweichungen von der Norm bestehen, so dass man sowohl Aussagen über die Schwächen als auch die Stärken des Kindes erhält. Aufgrund der Tatsache, dass der Test meist zwei Sitzungen in Anspruch nimmt und durch einen Test zur Phonetik und Phonologie ergänzt werden muss, bedeutet er einen relativ hohen Zeitaufwand. Insgesamt gibt der Test aber gut verwertbare Hinweise auf die Fähigkeiten im grammatikalischen, semantischen und kommunikativen Bereich. Durch seine Länge und die vorwiegend auditiven Vorgaben an das Kind, also fehlendes ansprechendes Material, lässt sich der Test jedoch mit Kindern mit Defiziten in der Aufmerksamkeit und sehr stark sprachgestörten Kindern kaum durchführen (s. **Tab. 25-1**).

Tabelle 25-1. Vor- und Nachteile des KISTE.

Vorteile	Nachteile
• Testet umfassend sprachproduktive und sprachverarbeitende Fähigkeiten im kommunikativen, semantischen und grammatikalischen Bereich	• Test muss durch einen weiteren Test zur Phonologie und Phonetik ergänzt werden
• Das Durchführen einer Screeningform oder die Verwendung einzelner Untertests ist möglich	• Durchführung dauert in der Regel bei sprachentwicklungsgestörten Kindern zwei Sitzungen
• schnelle Testauswertung (15 bis max. 30 Minuten)	• Material wenig motivierend
• normiert, standardisiert	• keine Abbruchkriterien vorhanden

Literatur

Götte, R. (1976): Landauer Sprachentwicklungstest für Vorschulkinder (LSV). Beltz, Weinheim.

Grimm, H.; Schöler, H. (2001): Heidelberger Sprachentwicklungstest. Hogrefe, Göttingen.

Verfasserin: Anette Weidekamm.

26 KTK –
Körper-Koordinationstest

F. Schilling, E. J. Kipphard
(Hogrefe, Göttingen 1974)

26.1 Testart

Entwicklungstest zur Erfassung der Gesamtkörperkontrolle und -koordination.

26.2 Geltungsbereich

Kinder im Alter von fünf bis 14 Jahren.

26.3 Testmaterial

Manual, drei Balken (6 cm – 4,5 cm – 3 cm), 5 cm dicke Schaumstoffteile (zwölf Stück), ein Teppichrechteck (100 x 60 cm) mit Holzleiste. 20 x 20 cm Holzbrettchen mit Gummistopfen, 40 Testbögen. Zusätzlich wird eine Stoppuhr benötigt. Eine Auswertungssoftware ist erhältlich.

26.4 Grundkonzept

Der heutige KTK ist eine Weiterentwicklung der 1967 von Hünnekens, Kiphard und Kesselmann veröffentlichten motorischen Funktionsprüfungen für Kinder. Man versuchte, mit diesen Tests die motorischen Defizite hirngeschädigter und verhaltensgestörter Kinder genauer zu erfassen. 1974 wurde nach Überprüfungen und Verbesserungen der o. g. Tests, der heutige KTK von Schilling und Kiphard herausgebracht. Wie den meisten Tests zur Bewegungsentwicklung, liegt auch dem KTK das Oseretzky-Modell (1931) zu Grunde. Neben den möglichen Bewertungsmerkmalen Motoskopie, Motographie wird hier die Motometrie ausgewählt.

26.5 Testaufbau

Der KTK selbst besteht aus vier Untertests: Balancieren rückwärts (BR), seitliches Hin- und Herspringen (SH), seitliches Umsetzen (SU) und monopedales Überhüpfen (MÜ). Alle Subtests erfassen ein Merkmal, das als *Gesamtkörperbeherrschung* bezeichnet wird. Der Test kann als Einzel- und Gruppentest durchgeführt werden.

26.6 Manual

Die Instruktionen zur Testdurchführung und -auswertung sind klar und gut verständlich geschrieben. Das Layout ist jedoch veraltet und unübersichtlich. Die Darlegung der Entwicklung des KTK und der Daten zur Testgüte entsprechen nicht den Anforderungen an Gliederung und Gestaltung eines Manuals. Die Interpretation der vorgestellten Daten ist stellenweise schwer nachvollziehbar.

26.7 Durchführung

Es gibt genaue Vorgaben in Bezug auf den Testraum, das Schuhwerk der Kinder etc. Die Kinder dürfen keinerlei Verletzungen der unteren Extremität aufweisen. Der Test erfordert einen ausreichend großen Testraum. Jeder Untertest ist im Manual mit einem Foto versehen, um die Ausführung zu visualisieren. Die Testanweisungen, die der Versuchsleiter zu demonstrieren hat, sind erklärt, aber nicht wörtlich vorgeben. Die Testaufgaben sollen dem Kind einmal demonstriert werden. Dem zu testenden Kind stehen Vorübungen in jedem Test zur Verfügung, so dass es sich mit dem Testmaterial vertraut machen kann. Es werden Beispiele von möglichen Testabbruchkriterien genannt, anhand derer man erkennen kann, wann der Test nicht mehr gewertet werden darf. Angaben für Pausen zwischen den einzelnen Testanteilen sind ebenfalls im Handbuch enthalten. Jede der vier Aufgaben wird mehrmals durchgeführt.

26.8 Auswertung

Um die einzelnen Testergebnisse zu dokumentieren, stehen dem Testleiter die Testbögen zur Verfügung, in denen er die einzelnen Punktzahlen eintragen und Gesamtergebnisse errechnen kann. Weitere Felder für den Eintrag der s. g. Richt-werte und Motorikquotienten (MQ) stehen sowohl für die Einzelitems und den Gesamtwert zur Verfügung. Auf den hinteren Seiten des Manuals befinden sich altersspezifische Normtabellen zur Umrechnung der Rohwerte in Motorik-Quo-tienten (MQ-Werte) für die verschiedenen Untertests sowie für den Gesamtwert. Normtabellen für den Gesamtwert für normal entwickelte, lernbehinderte und hirngeschädigte Kinder liegen vor. Zudem werden Tabellen zur Umrechnung der MQ-Werte in Prozentrangwerte zur Verfügung gestellt. Mithilfe dieser Tabellen ist eine klare Auswertung des Tests möglich. Für den Untertest 2 («Monopedales Überhüpfen») gibt es eine Differenz zwischen der empfohlenen Anfangshöhe des zu überspringenden Schaumstoffteils bei der Altersgruppe fünf bis sechs Jahre im Testprotokoll bzw. im Manual.

26.9 Gütekriterien

Objektivität. Bei jüngeren und behinderten Kindern scheinen Versuchsleiteref-fekte eine Rolle zu spielen. Die Werte variieren hier zwischen 20–25 MQ-Werten bei verschiedenen Auswertern.

Reliabilität. Die Retest-Reliabilität der einzelnen Subtests lag nach vier Wochen zwischen $r_{tt} = .80$ und $r_{tt} = .96$.

Validität. Untersuchungen bezüglich äußerer und innerer Validität werden für ei-nige Subtests dargelegt. Signifikante geschlechtspezifische Unterschiede zeigten sich in einigen Altersklassen und Aufgabentypen. Mädchen waren in allen Al-tersklassen signifikant besser im Subtest SH. Zwischen Fünf- und Zwölfjährigen bestehen signifikante altersabhängige Leistungsunterschiede in den einzelnen

Subtests (r = .46 bis .72). Eine Diskriminanzanalyse bestätigte die Unterscheidung von gesunden Kindern und Kindern mit hirnorganischen Störungen (92 Prozent).

Normen. Die Normierung wurde an N = 1228 Kindern vorgenommen. Sowohl alters- wie auch geschlechtsspezifische Normen liegen in Form von MQ-Werten vor. Zudem existieren Normtabellen für den Gesamt-MQ-Wert für normalentwickelte und zum Beispiel für lernbehinderte Kinder vor. Zur Umrechnung der MQ-Werte in Prozentwerte liegen spezielle Tabellen vor. Im Weiteren beinhaltet der Anhang eine Tabelle zur Klassifikation der Leistungen gemessen in MQ-Werten in fünf Bereiche (hoch, gut, normal, auffällig, gestört).

Ökonomie. Zur Durchführungsdauer werden keine Angaben gemacht. Nach eigener Erfahrung müssen für den Einzeltest ca. 20 bis 30 Minuten veranschlagt werden. Die Auswertungsdauer beträgt ca. 15 Minuten, die zusätzlich erhältliche Auswertungssoftware bringt keine wesentliche Zeitersparnis. Das mitgelieferte Material ist raumfordernd in der Durchführung und Aufbewahrung. Der Anschaffungspreis beträgt 469 Euro, die Software zusätzlich 90 Euro. Der Einarbeitungsaufwand ist durch nötige Probedurchführungen und Flexibiliät der Instruktionen relativ hoch.

26.10 Kommentar

Der KTK stellt eines der bekanntesten Verfahren zur Bestimmung motorischer Fähigkeiten dar und auch eines der ältesten. Eine Normierung von 1974 kann heute nur noch eingeschränkt akzeptiert werden. Die Testökonomie ist durch den hohen Anschaffungspreis eingeschränkt. Im Bereich der Validität merkt Bös (1990) an, dass der KTK nicht nur die Bewegungskoordination erfasse, sondern in hohem Maß auch konditionelle Faktoren der Kinder. Für die sprachtherapeutische Praxis erscheint der KTK in der Nutzen-/Aufwandsanalyse ungeeignet (s. **Tab. 26-1**).

Tabelle 26-1. Vor- und Nachteile des KTK.

Vorteile	Nachteile
• ab Vorschulalter einsetzbar	• veraltete Normierung
	• Koordination mit Kondition konfundiert
	• Ökonomie eingeschränkt
	• teststatistischer Teil im Manual unübersichtlich

Literatur

Bös, K., (2000): Körperkoordinationstest KTK für Kinder (Testrezension). Diagnostika 36, 1: 81–89.

Hünnekens, H.; Kiphard, E.; Kesselmann, G. (1967): Untersuchungen zur Motodiagnostik im Kindesalter. Acta Paedopsychiatrie, 34: 17–27.

Oseretzky, N. (1931): Psychomotorik. Zeitschrift Angewandte Psychologie, Bd. 57.

Verfasserin: Ulla Beushausen.

27 LeMo – Lexikon modellorientiert: Einzelfalldiagnostik bei Aphasie, Dyslexie und Dysgraphie

R. de Bleser, J. Cholewa, N. Stadie und S. Tabatabaie
(Urban und Fischer-Elsevier, München 2004)

27.1 Testart

Klinischer Test zur Diagnostik von Wortverarbeitungsstörungen bei Aphasie, Dyslexie und Dysgraphie.

27.2 Geltungsbereich

Das Testverfahren kann laut Autoren grundsätzlich bei allen Altersgruppen unabhängig von Art und Ort der Läsion durchgeführt werden.

27.3 Testmaterial

Das LeMo-Paket umfasst ein Handbuch inklusive einer CD-Rom sowie fünf Testbände. Sie enthalten das gesamte Material für die Testdurchführung (graphematische Stimuli, Bildmaterial in Strichzeichnungen sowie alle Protokollbögen). Die CD-ROM ermöglicht eine computergestützte Auswertung der Daten. Auf der Homepage des Verlages können Protokollbögen und Ergebnisformulare als pdf-Dateien herunter geladen werden.

27.4 Testaufbau

LeMo enthält 33 Tests, die in die Bereiche «Diskriminieren», «lexikalisches Entscheiden», «Nachsprechen», «Lesen» «Schreiben», «Sprachverständnis» und «Benennen» unterteilt werden. Anhand dieser Aufgabensammlung ist eine gezielte Funktionsprüfung der einzelnen Komponenten und Routen des Logogen-Modells möglich. Das Leistungsprofil liefert Hinweise für Störungen bzw. den Erhalt der Routen und Komponenten des Logogen-Modells. Das Diagnostikmaterial enthält ausschließlich monomorphematische Nomina und daraus abgeleitete Neologismen. Neben den Nomina enthält die Wortartenbatterie auch Funktionswörter und Adjektive, die allerdings nur in den drei Tests – Nachsprechen, lautes Lesen und Schreiben nach Diktat – zum Einsatz kommen. Alle Items sind nach linguistischen Parametern kontrolliert. Dazu zählen die Wortlänge, Silbenstruktur, Wortfrequenz und Konkretheit. Der Test enthält eine Kernbatterie identischer Items (40 Wörtern und 40 Neologismen). Anhand eines direkten Itemvergleichs sind zum einen Parametervergleiche innerhalb eines Tests möglich. Zum anderen können modalitätsspezifische Leistungsunterschiede wie zum Beispiel zwischen mündlichem und schriftlichem Benennen aufgedeckt werden. Das Ziel der Diagnostik ist die modellorientierte und hypothesengeleitete Erfassung von Wortverarbeitungsstörungen der verbalen und der schriftlichen Modalität hinsichtlich ihrer funktionalen Ursachen.

Dabei ist es nicht erforderlich, die gesamte Testbatterie bei jedem Patienten komplett durchzuführen, sondern es sollten – angepasst an das individuelle Störungsbild des Patienten – nur ausgewählte Tests eingesetzt werden, um gezielt Hypothesen über funktionale Ursachen der Störung zu überprüfen. Ermittelt werden Dissoziationen zwischen verschiedenen Aufgabenstellungen, Leistungsunterschiede zwischen Itemgruppen, Häufigkeiten bestimmter Fehlertypen (phonologisch, semantisch) und itemspezifische Paarvergleiche. Es werden keine Angaben zu Abbruchkriterien formuliert.

27.5 Grundkonzept

Die Einführung von psycholinguistischen Wortverarbeitungsmodellen als Erklärungsgrundlage für aphasische Störungen hat in der Aphasiologie zu einem

Paradigmenwechsel geführt. Detaillierte, modellorientierte Einzelfalluntersuchungen treten anstelle der bisher üblichen syndromorientierten Gruppenuntersuchungen. Dabei ermitteln die dem Einzelfallansatz zu Grunde liegenden Modelle eine Vielzahl von unterschiedlichen Leistungsmustern, die sich nicht in die klassischen Aphasiesyndrome einteilen lassen. Anhand der Modelle ist es möglich, isolierte Beeinträchtigungen der Wortverarbeitung in verschiedenen Modalitäten und Aufgabenstellungen theoretisch fundiert zu erklären.

Im englischsprachigen Raum wurde mit PALPA (Psycholinguistic Assessment of Language, Kay/Lesser/Coltheart, 1992) ein modellorientiertes Diagnostikverfahren entwickelt. Mit LeMo steht jetzt auch im deutschsprachigen Raum eine Aufgabensammlung zur Verfügung, deren theoretischer Bezugsrahmen ein psycholinguistisches Wortverarbeitungsmodell, das Logogen-Modell nach Patterson (1988) darstellt.

27.6 Manual

Das Testmanual besteht aus drei Teilen. Im ersten Teil werden zunächst ausführlich und sprachlich verständlich die theoretischen Grundlagen sowie die therapeutische Bedeutung der modellorientierten Diagnostik erläutert. Anschließend wird die linguistische Struktur und die diagnostische Funktion der in LeMo enthaltenen Aufgaben und Stimuli detailliert beschrieben. Daraufhin erfolgt eine fundierte Beschreibung des Auswertungsverfahrens. Der zweite Teil enthält die Erläuterungen der Programmfunktionen der computergestützten Version, die für die Durchführung, Darbietung des Stimulusmaterials sowie Registrierung der Patientendaten benötigt werden. Die Beschreibung führt den Testanwender anschaulich und anwendungsorientiert durch die verschiedenen Auswertungsprozesse. Der dritte Teil enthält die Beschreibungen der manuellen Durchführung und Auswertung von LeMo. Die Kopiervorlage der Test- und Ergebnisprotokolle im Anhang sind etwas unhandlich. Empfehlenswert ist es, sich die entsprechenden Bögen auf der Homepage des Verlages herunter zu laden.

Insgesamt ist das Durcharbeiten des Manuals eine wichtige Voraussetzung zum Verständnis und zur Anwendung des Testverfahrens. Grundlegende Kenntnisse in der Neurolinguistik und Neuropsychologie sowie Erfahrungen in der Arbeit mit Patienten mit Aphasie sind bei der Interpretation der Testergebnisse notwendig.

27.7 Durchführung

Die vollständige Logogen-Diagnose umfasst die Durchführung aller 33 Tests. Das erscheint aber nur in wissenschaftlichen Kontexten sinnvoll zu sein. Im Rahmen einer modellorientierten und hypothesengeleiteten Diagnostik sollen für jeden individuellen Patienten einzelne Module des Logogen-Modells überprüft werden. Dabei sollen Tests sinnvoll miteinander kombiniert werden und sowohl defizit- als auch ressourcenorientiert ausgewählt werden. Am Ende der Diagnostik wird ein umfassendes Leistungsprofil eines Patienten erstellt, in dem intakte und gestörte Module und Routen identifiziert werden.

27.8 Auswertung

Anhand einer qualitativen und quantitativen Fehleranalyse wird das Leistungsprofil eines Patienten erstellt und auf der Grundlage der überprüften Routen und Komponenten des Logogen-Modells interpretiert. Das Ziel der Auswertung ist das Erstellen einer Logogen-Diagnose. Für die quantitative Fehleranalyse werden die Leistungen in den einzelnen Tests einem von drei Leistungsniveaus zugeordnet (normale Leistung, beeinträchtigte Leistung, Leistung im Ratebereich).

Die Auswertung der qualitativen Fehleranalyse basiert auf der Ermittlung von Dissoziationen und Parametereffekten, die über statistische Vergleiche zwischen den Testergebnissen und Itemgruppen gewonnen wurden. Parametereffekte liegen dann vor, wenn sich die Leistungen einer Itemgruppe (z. B. konkrete Items) von einer anderen Itemgruppe (z. B. abstrakte Items) signifikant unterscheiden. Relevante Leistungsunterschiede zwischen zwei Itemgruppen können auch in Tests vorliegen, deren Gesamtergebnis im Ratebereich liegen.

Für die Auswertung der Daten stehen zwei Möglichkeiten zur Verfügung: eine computergestützte Version (LeMo-PC) und eine Paper-Pencil-Version (LeMo-PP). In der computergestützten Version erfolgt sowohl die Auswertung der Patientenreaktionen als auch die Ergebnisse der gewonnenen Daten automatisch. Demgegenüber müssen bei der Paper- und Pencil-Version alle Daten manuell erfasst und ausgewertet werden.

27.9 Gütekriterien

Der Test ist nicht standardisiert. Es liegen keine Normwerte vor. Die Auswertung erfolgt über eine qualitative und quantitative Fehleranalyse jedes Patienten.

Ökonomie. Die Durchführungsdauer der gesamten Testbatterie ist sehr zeitaufwendig und wird aus diesem Grund im sprachtherapeutischen Alltag nicht möglich sein. Sinnvoll ist es, im Rahmen einer hypothesengeleiteten Diagnostik, einzelne Tests miteinander zu kombinieren. Diese sind dann in Abhängigkeit von der Leistungsfähigkeit des Patienten in überschaubarer Zeit durchzuführen. Die Testauswertungszeit der Patientendaten ist in der Paper-Pencil-Version bei Durchführung mehrerer Tests mit einem recht hohen Zeitaufwand verbunden. Die Auswertung über die computergestützte Version ist nach einer gründlichen Einarbeitung in das Programm deutlich schneller möglich. Der Anschaffungspreis ist mit 299 Euro für diesen komplexen Test angemessen. Die Durchführung und Auswertung der Tests erfordern vom Anwender ein fundiertes Wissen über neurolinguistische Sprachverarbeitungsprozesse. Es ist auf jeden Fall eine zeitintensive Einarbeitung in modelltheoretische Grundlagen der Sprachverarbeitung erforderlich.

27.10 Kommentar

Der Test ist das erste deutschsprachige Testverfahren, das modellorientiert und hypothesengeleitet ein individuelles Leistungsprofil von Patienten mit Aphasie erstellt. Dieser modellorientierte Ansatz in der Aphasietherapie stellt ein entscheidendes Qualitätsmerkmal dar. Durch seine explizite theoretische Fundierung ermöglicht er das exakte Erfassen der individuellen Symptome und gibt konkrete theoretisch fundierte Hinweise für die Therapiegestaltung und Evaluation.

Die LeMo erfasst jedoch nur Wortverarbeitungsstörungen in verschiedenen Modalitäten. Satz- und Textebene sowie Alltagskommunikation als weitere wichtige Bereiche in der Diagnostik und Therapie der Aphasie werden nicht berücksichtigt. Der Test zum mündlichen Benennen enthält nur 20 Testitems. Diese geringe Itemzahl ist für eine detaillierte und fundierte Diagnostik des mündlichen Benennens nicht ausreichend. Bei Verdacht auf eine Benennstörung sollten unbedingt weitere umfangreichere Benenntests eingesetzt werden. Kritisch zu hinterfragen ist auch, ob einige der sehr künstlich konstruierten Tests wirklich normale Sprachverarbeitungsprozesse abbilden können.

Die Auswertung des individuellen Leistungsprofils eines Patienten bietet eine qualitative Beschreibung aphasischer, dyslektischer und dysgraphischer Beeinträchtigungen anhand eines durch neurolinguistische Studien belegten Sprachverarbeitungsmodells. Durch die Ermittlung der funktionalen Ursache einer beobachteten Störung lassen sich therapeutische Interventionen gezielt und theoretisch fundiert planen. Der Therapieverlauf wird detailliert und anschaulich dokumentiert; therapeutische Interventionen lassen sich gezielt evaluieren (s. **Tab. 27-1**).

Tabelle 27-1. Vor- und Nachteile der LeMo.

Vorteile	Nachteile
• Einziger deutschsprachiger Test, der modellorientierte Einzelfalluntersuchungen ermöglicht	• lange Einarbeitungszeit für den komplexen theoretischen Rahmen
• Aus den ermittelten Leistungsmustern der Patienten lassen sich therapeutische Interventionen theoretisch fundiert ableiten	• Auswahl der Tests und Interpretation der Testergebnisse erfordern Erfahrungen in der Diagnostik und Therapie von aphasischen Störungen
• Untersuchungsverfahren ermöglicht eine Dokumentation und Evaluation des Therapieverlaufs	• Die geringe Itemanzahl beim mündlichen Benenntest ist nicht ausreichend, um Benennstörung fundiert interpretieren zu können
	• LeMo beschränkt sich nur auf die Diagnostik von Wortverarbeitungsstörungen. Satz- und Textebene sowie Alltagskommunikation werden nicht erfasst

Literatur

Kay, J.; Lesser, R.; Coltheart, M. (1992): Psycholinguistic Assessment of Language Processing in Aphasia (PALPA). L. Erlbaum, Hove, UK.

Patterson. K. (1988): Acquired disorders of spelling. In: Denes, G.; Semenza, C.; Bisiacchi, P. (eds.): Perspectives on Cognitive Neuropsychology (213–119). L. Erlbaum, London.

Stadie, N. J.; Cholewa, J.; De Bleser, R.; Tabatabaie, S. (1994): Das neurolinguistische Expertensystem LeMo I. Theoretischer Rahmen und Konstruktionsmerkmale des Testteils Lexikon. Neurolinguistik 1994, Heft 1: 1–25.

Verfasserin: Kerstin Bilda.

28 LOGO Ausspracheprüfung

I. Wagner
(Logo Verlag für Sprachtherapie GbR, Wildeshausen, 4. überarbeitete Auflage 2004)

28.1 Testart

Sprachentwicklungstest zur phonologischen Prozessanalyse von kindlichen Sprachproduktionen, insbesondere bei Dyslalien.

28.2 Geltungsbereich

Keine Angaben. Die Items entsprechen laut Begleitbuch «dem Alltagswissen und Begriffsrepertoire etwa Drei- bis Sechsjähriger». Als Zielgruppe werden Kinder mit universeller und multipler Dyslalie sowie Sprachentwicklungsverzögerungen angegeben.

28.3 Testmaterial

Die Testbatterie umfasst das Begleitbuch, Kopiervorlagen der Auswertungsbögen sowie das Bilderbuch der LOGO Ausspracheprüfung (Testbilder in einem Ringbuch in DIN A 4 Größe).

28.4 Testaufbau

Das Prüfwortinventar besteht aus 108 Nomen, die alle Konsonanten, Vokale und die häufigsten Konsonantenverbindungen in den relevanten Wortpositionen (überwiegend mehrfach) enthalten. Eine Kurzform liegt nicht vor. Die Erhebung kann ggf. in mehrere Etappen aufgeteilt werden.

28.5 Grundkonzeption

Im Begleitbuch wird ein linguistisches Sprachmodell dargestellt. Störungen der Aussprache werden auf Fehlentwicklungen der phonetischen und/oder der phonologischen Fähigkeiten zurückgeführt. Phonetische Störungen werden als zentralmotorische Störungen bei der Planung und Steuerung von Sprechbewegungen gesehen. Als Ursachen für phonologische Störungen werden Störungen der zentralen Hörwahrnehmung angegeben, die zu Beeinträchtigung der Selektion, Sequenz- und Kontrastwahrnehmung führen. Weiterhin wird der Einfluss von kognitiven Prozessen, Gedächtnis und emotional-motivationalen Prozessen im Ausspracheprozess erörtert (Wagner, 1999).

28.6 Manual

Das Begleitbuch enthält alle notwendigen Informationen zur Testkonzeption, Durchführung, Auswertung und Interpretation in verständlicher Sprache und übersichtlicher Anordnung. Außerdem werden Hinweise zur Therapie und weiterführender Literatur gegeben.

28.7 Durchführung

Die Handhabung des Tests ist einfach und im Begleitbuch ausreichend beschrieben. Eine standardisierte Durchführung ist nicht vorgesehen. Eine Audioaufnahme ist sinnvoll. Der Testleiter sollte die phonetische Umschrift (IPA) beherrschen. Ansonsten sind keine besonderen Fähigkeiten erforderlich.

28.8 Auswertung

Die Auswertung wird in drei Arbeitsschritte aufgeteilt. Diese umfassen die Erhebung des Lautinventars, die Klassifizierung sowie die phonologische Prozessanalyse. Für jeden dieser Arbeitsschritte stehen entsprechende Protokollbögen zur Verfügung. Weiterhin wird die Auswertung durch Tabellen mit Beispielen im Anhang des Begleitbuches erleichtert.

Über die Zurechnung von Sigmatismus und Schetismus (lateralis/addentalis/interdentalis) zu den phonologischen Prozessen besteht kein Konsens im logopädischen Fachverständnis. Weiterhin geht aus dem Begleitbuch nicht eindeutig hervor, in welcher Form die zu erhebende «Gesamtzahl der phonologischen Prozesse» in der Auswertung und Interpretation berücksichtigt werden soll.

Die Interpretation der Ergebnisse erfolgt in einem vierten Arbeitsschritt, der der Diagnoseerstellung und der Ableitung von Therapiezielen und -inhalten dient. Zur Feststellung einer phonetischen, phonologischen oder kombinierten Form der Aussprachestörung wird der Vergleich von Lautinventar und Klassifikationsbogen angegeben. Es wird jedoch darauf hingewiesen, dass zusätzlich weitere Überprüfungen der Fremd- und Eigenwahrnehmung sowie der artikulationsmotorischen Fähigkeiten erfolgen sollten.

Qualitativ wird die Interpretation außerdem durch die Einordnung der Prozesse auf Wort und Silbenebene in die normale Sprachentwicklung vorgenommen. Lücken im Lautinventar werden bezüglich der Artikulationsarten, Artikulationsstellen und der Wortposition interpretiert.

28.9 Gütekriterien

Die Logo Ausspracheprüfung ist nicht normiert und standardisiert. Es wird lediglich angegeben, dass die Gesamtzahl der auswertbaren Wörter 75 Prozent (entsprechend 81 Items) nicht unterschreiten sollte, um eine aussagefähige Auswertung zu gewährleisten.

Ökonomie. Laut Autorin beträgt die Erhebungszeit bei sprachgestörten Kindern 30 bis 45 Minuten. Die Auswertungszeit wird von der Autorin nicht angegeben. Nach eigener Einschätzung werden für die gesamte Auswertung mindestens 20 Minuten benötigt. Je nach Schweregrad der Artikulationsstörung kann die Auswertung jedoch deutlich mehr Zeit in Anspruch nehmen. Der Einarbeitungsaufwand scheint angemessen. Der Anschaffungspreis (62 Euro) liegt im Vergleich zu ähnlichen Diagnostikmaterialien im unteren bis mittleren Bereich.

28.10 Kommentar

Die Auswertung des Tests ermöglicht qualitative und quantitative Aussagen über das Lautsystem eines Kindes. Zusammen mit der ergänzenden Überprüfung der mundmotorischen Fähigkeiten und der auditiven Wahrnehmung lassen sich Aussagen über den Störungsschwerpunkt (phonetisch oder phonologisch) treffen. Auf dieser Grundlage können Entscheidungen bezüglich der Therapieplanung getroffen werden (s. **Tab. 28-1**).

Tabelle 28-1. Vor- und Nachteile der LOGO Ausspracheprüfung.

Vorteile	Nachteile
• Qualitative und quantitative Analyse der kindlichen Aussprache ist möglich	• fehlende Normierung
• einfache Durchführung und Auswertung	• Nur die häufigsten phonologischen Prozesse sind im Anhang aufgeführt
• Hinweise zur Therapiegestaltung	
• ansprechendes Bildmaterial	
• Preis	

Verfasserin: Annika Keller.

29 LOS – Kurzform zur Messung des motorischen Entwicklungsstandes von normalen und behinderten Kindern im Alter von fünf bis 13 Jahren (LOS-KF 18)

D. Eggert
(Hogrefe, Göttingen, 2. Auflage 1974)

29.1 Testart

Entwicklungstest zur Erfassung der motorischen Entwicklung bei behinderten und nicht-behinderten Kindern.

29.2 Geltungsbereich

Für normal entwickelte Kinder im Alter von 5;0 bis 13;0 Jahren, für lernbehinderte Kinder zwischen 8;0 bis 12;11 Jahren und für geistig behinderte Kinder von 7;0 bis 13;11 Jahren.

29.3 Testmaterial

Alle Materialien, mehrere Protokollbögen sowie das Manual sind im Test enthalten. Das Material besteht aus einem Gliedermaßstab, einem Seil (1,80 m), einem Tennisball, drei Streichholzschachteln mit 20 Streichhölzern ohne Köpfe, 40 Streichhölzern ohne Köpfe, 20 einzelnen Pfennigen, einem Block mit Labyrinthen, einem Block mit Kreisen, einer Schere mit abgerundeten Spitzen, einem Stück Kreide. Zusätzlich wird eine Stoppuhr benötigt.

29.4 Testaufbau

Der LOS-KF 18 ist die Kurzform der Lincoln-Oseretzky-Skala bzw. der deutschen Version (Hamburger Version) mit einem Umfang von 36 Aufgaben (Wegener, 1960). Der Test besteht aus 18 Subtests zur globalen Erfassung des motorischen kindlichen Entwicklungsstandes. Die Prüfdimensionen sind: Feinmotorik, Balancierfähigkeit, Gleichgewicht, Sprungkraft, Ballgeschicklichkeit, Rhythmusfähigkeit, Regelung von ballistischen Fähigkeiten und Handgeschicklichkeit.

29.5 Grundkonzept

Der LOS-KF 18 versteht sich laut Manual als ein Verfahren zur objektiven Erfassung des motorischen Entwicklungsstandes und wird hier im Zusammenhang mit der sonderpädagogischen Diagnostik sowie der Diagnostik in der Kinderpsychiatrie erwähnt. Das diesem Test zu Grunde liegende theoretische Modell ist die motometrische Stufenleiter von Oseretzky (1931). Eine weitere theoretische Fundierung der motorischen Entwicklung wird nicht vorgenommen.

29.6 Manual

Das Manual des LOS-KF 18 ist sehr übersichtlich gestaltet und klar gegliedert. Zu jeder Aufgabe stehen eine schriftliche Instruktion (wörtliche Rede), Angaben zur Bewertung, Material und Zeitangaben zur Verfügung. Zur Erleichterung der Durchführung enthält dieser Teil zusätzlich zu jeder Aufgabe ein Foto und Skizzen. Im Anhang befinden sich zwei Bewertungsbeispiele für zwei Übungen, eine Übersicht über Tabellen und Abbildungen.

29.7 Durchführung

Benötigt wird ein ca. 20 m² großer Raum, ein Tisch und zwei Stühle. Die Itemreihenfolge sollte eingehalten werden. Der Testleiter muss gut mit der Instruktion vertraut sein und sollte die Items demonstrieren können. Die Aufgaben müssen jedoch nicht wortwörtlich vorgetragen werden.

In der praktischen Durchführung zeigte sich eine einfache Handhabung des Tests. Er verwendet wenige, bekannte und alltägliche Materialien (z. B. Geldstücke), was den Ablenkungsfaktor für das Kind gering hält und eine übersichtliche Testsituation begünstigt. Während der Testdurchführung wird kein Manual benötigt, da auf den Protokollbögen Kurzinstruktionen und Bewertungskriterien angegeben sind. Diese sind jedoch nicht immer ausreichend, um die Aufgabe korrekt durchzuführen und richtig zu bewerten.

29.8 Auswertung

Da im Manual Hinweise zum Auswerten der Protokollbögen und zum Lesen der Tabellen gegeben werden, lässt sich die Auswertung unkompliziert und einfach durchführen. Für die Auswertung des Protokollbogens werden die Punkte der richtig gelösten Aufgaben addiert. Dieses Ergebnis stellt den Rohwert dar. Im Folgenden wird der Rohwert einem normierten T-Wert zugeordnet. Vertrauensintervalle und alterspezifische Itemschwierigkeiten liegen vor. Im Manual werden Normtabellen für geistig behinderte, für lernbehinderte und für normal entwickelte Kinder angegeben. In einer Tabelle wird entsprechend den T-Werten und den Prozenträngen eine Klassifikation zugeordnet. Die Klassifikation beinhaltet die Formulierungen hoch, gut, normal, unternormal und behindert. Zusätzlich kann anhand der Tabellen eine mögliche Entwicklungsverzögerung erkannt werden.

29.9 Gütekriterien

Objektivität. Durch variable Instruktionen ist der Test nicht standardisiert. Auswertungs- und Interpretationsobjektivität scheint gegeben.

Retest-Reliabilität. Bei einem Retest nach vier Wochen ergab sich bei 32 lernbehinderten Sonderschülern eine Korrelation von $r_{tt} = 0{,}94$. Nach einem Intervall von neun Monaten ergab sich ein Zuverlässigkeitskoeffizient von $r_{tt} = 0{,}64$.

Validität. Im Vergleich mit zwei Verfahren (Hamm-Marburger-Körperkoordinationstest für Kinder, HMMKTK, Kiphard/Schilling, 1970 und Purdue Perceptional Motor Survey, PPMS, Roach/Kephart, 1966) ergab sich eine befriedigende konvergente Validität der Kurzform ($r = .38$ bis $r = .47$). Im Bereich der divergenten Validität zeigte sich ein deutlicher Zusammenhang von $r = .51$ zwischen der Intelligenzentwicklung und dem motorischen Entwicklungsstand beim Vergleich zwischen der LOS-KF 18 und Intelligenztests bei geistig Behinderten. Die Korrelation zwischen Testgesamtrohwert und Lebensalter betrug bei geistig behinderten Kindern (sieben bis 13 Jahre) $r = .29$, bei lernbehinderten Kindern (acht bis zwölf Jahre) $r = .40$ und bei Normalentwickelten (fünf bis 13 Jahre) lag sie bei $r = .77$.

Normen. Es existieren Normwerttabellen für normal entwickelte, lernbehinderte und behinderte Kinder. Die Normierung der Kurzform wurde an insgesamt 556 normal entwickelten Kindern aus zehn bundesdeutschen Städten im Alter von fünf bis 13 Jahren durchgeführt. Normen an lernbehinderten und behinderten Kindern stammen aus vorangegangenen Untersuchungen. Die Normdaten stammen von 1974.

Ökonomie. Über die Durchführungsdauer des Tests werden im Manual keine Aussagen gemacht. Nach eigener Erfahrung dauert der Test mit einem normal entwickelten Kind etwa 30 Minuten. Auch zur Testauswertungszeit werden von Seiten des Autors keine Angaben gemacht. Die praktische Erfahrung hat jedoch gezeigt, dass diesbezüglich kein großer Zeitaufwand notwendig ist. Der Anschaffungspreis des Tests liegt bei 92 Euro. Der Einarbeitungsaufwand für die Testleiterin ist durch die beiliegenden Protokollbögen, die jeweils die wichtigsten Kriterien einer Aufgabe sowie Zeitangaben enthalten, relativ gering.

29.10 Kommentar

Die LOS-KF 18 ist ein wenig standardisiertes Instrument, das einen Eindruck über den allgemeinen motorischen Entwicklungsstand eines Kindes zu geben vermag. Für therapeutische Zwecke verschafft der Test einen groben Überblick, ohne das Ergebnis weiter zu differenzieren. Die einzelnen Subtests werden nicht den motorischen Basiskompetenzen zugeordnet, so dass die Ergebnisinterpretation im Sinne eines Förderansatzes schwierig bleibt und auf der individuellen Interpretation der Testleiterin beruht (s. **Tab. 29-1**).

Tabelle 29-1. Vor- und Nachteile der LOS-KF 18.

Vorteile	Nachteile
• Der Test ist ohne große Vorerfahrung durchführbar	• Der Test liefert keinen theoretischen Hintergrund über Annahmen der motorischen Entwicklung
• Der Test ist in Durchführung und Auswertung ökonomisch	• Ein Förderansatz ist nicht ableitbar
• Allgemeine Entwicklungsverzögerungen in der motorischen Entwicklung können anhand der Interpretationstabellen ermittelt werden	• Die Items sind keiner Domäne der Motorik zugeordnet
	• Der Test ist von 1974 und deshalb nicht mehr aktuell (sinnvoll wäre eine neue Normierung, die dem heutigen motorischen Entwicklungsstand entspricht)

Literatur

Kiphard, E.; Schilling, F. (1970): Hamm-Marburger-Körperkoordinationstest für Kinder (HMMKTK). Monatsschrift für Kinderheilkunde, 118, 6: 473–479.

Oseretzky, N. (1931): Psychomotorik. Zeitschrift Angewandte Psychologie, Bd. 57.

Roach, E.; Kephart, N. (1966): The Purdue Perceptional Motor Survey. Merrill, Columbus Ohio.

Wegener, H. (1960): Deutsche Übersetzung der Lincoln-Oseretzky Motor Development Scale, unveröfftl. Manuskript: Kiel

Verfasserinnen: Saskia Behrens, Aisha Cook, Birte Striezel.

30 MOT 4-6 – Motoriktest für vier- bis sechsjährige Kinder

R. Zimmer, M. Volkamer
(Hogrefe, Göttingen, 2. erweiterte und überarbeitete Auflage 1987)

30.1 Testart

Entwicklungstest zur Messung der allgemeinen motorischen Grundfähigkeiten.

30.2 Geltungsbereich

Kinder im Alter von vier bis sechs Jahren. Der Test kann, laut Autoren, aber auch bei entwicklungsauffälligen und behinderten Kindern in höheren Altersstufen eingesetzt werden.

30.3 Testmaterial

Alle erforderlichen Materialien sind im Testkoffer enthalten: ein Gymnastikreifen, ein Gymnastikball, drei Wurfbälle, ein Seil, ein Gymnastikstab, eine Zielscheibe, eine Schachtel mit 40 Hölzern, ein Tennisring, ein Taschentuch, ein Filzstift, ein Balancierstreifen, ein Metermaß, ein Schreibblock, Manual und 40 Protokollbögen. Zusätzlich wird eine Stoppuhr benötigt.

30.4 Testaufbau

Die 18 Testitems der zweiten Auflage des MOT 4-6 bestehen aus folgenden sieben motorischen Dimensionen:

- gesamtkörperliche Gewandtheit und Koordinationsfähigkeit (5 Items)
- feinmotorische Geschicklichkeit (3 Items)
- Gleichgewichtsvermögen (5 Items)
- Reaktionsvermögen (2 Items)
- Sprungkraft (2 Items)
- Bewegungsgeschwindigkeit (3 Items)
- Bewegungssteuerung (2 Items).

Es gibt keine standardisierte Kurzform für den MOT 4-6. Testteile dürfen nicht isoliert verwendet werden.

30.5 Grundkonzept

Anliegen dieses Tests und Aufgabenbereich motorischer Tests allgemein sind laut Manual die Erfassung des motorischen Entwicklungsstandes, die Objektivierung der Ergebnisse aus freien Bewegungsbeobachtungen, die Einordnung der individuellen Leistung eines Kindes innerhalb einer vergleichbaren Gruppe (bezogen auf das Alter, die Herkunft, eine bestimmte Behindertengruppe etc.) und die Ermittlung von Merkmalveränderungen innerhalb festgelegter Zeitspannen (Verlaufsprofil), zum Beispiel bei verschiedenen Altersgruppen (Längsschnittuntersuchungen). Eine theoretische Fundierung der Einbettung der motorischen Entwicklung in die kindliche Entwicklung allgemein wird nicht vorgenommen.

Der MOT 4-6 bestand ursprünglich aus 27 Aufgaben und wurde seit der ersten Testfassung (1973) mehrfach überarbeitet. Er umfasst in der 2. Auflage (1984) 18 Items. Laut Manual werden als Hauptanliegen der Diagnostik die Einleitung von pädagogischen und therapeutischen Maßnahmen und die Überprüfung der Schulfähigkeit (Entscheidungsfindung) genannt.

Ausschlaggebend bei der Auswahl der einzelnen Testaufgaben des MOT waren ein hoher Aufforderungscharakter zur Mitarbeit für die Kinder, eine möglichst ökonomische Durchführung, das Erfassen einer Vielfalt motorischer Aspekte der kindlichen Motorik (Grundfähigkeiten) und eine geringe Übbarkeit, um Lerneffekten vorzubeugen.

30.6 Manual

Die Handanweisung ist übersichtlich gestaltet und verständlich geschrieben.

30.7 Durchführung

Die Testleiterin sollte mit den Instruktionen und Bewertungskriterien vertraut sein. Die Durchführung ist zeitlich ökonomisch, einfach zu handhaben und auch bei Kindern mit geringer Motivation oder Konzentration und behinderten Kindern möglich. Auf eine ausreichende Raumgröße sollte geachtet werden.

30.8 Auswertung

Die Rohwerte (RW) werden durch Addition der Punkte, die in den einzelnen Aufgaben erzielt wurden, ermittelt (0/1/2 Punkte). Zu diesen Rohwerten wurden Standardwerte/Normen ermittelt. Die Rohwerte können unter anderem in T-Werte, C-Werte, Motorik-Quotienten (MQ), Stanine-Werte und Prozentränge transformiert werden. Zudem stehen Konfidenzintervalle zur Verfügung.

Die Testwerte lassen einerseits eine Beurteilung des motorischen Entwicklungsstandes zu. Andererseits kann eine Beurteilung spezieller Stärken/Schwächen vorgenommen werden, indem die Ergebnisse in den einzelnen Aufgaben verglichen werden.

30.9 Gütekriterien

Objektivität. Die Durchführung verfügt aufgrund der genauen Beschreibung der Instruktionen, die eine unterschiedliche Anwendung und Auslegung des Tests verhindern sollen, über ein hohes Objektivitätsniveau. Die Auswertungsobjektivität wurde in einem Test mit 32 Kindern ($r = .88$) geprüft, die durch fünf unterschiedliche Testleiter beurteilt wurden. Hieraus ergab sich, dass quantitativ keine und qualitativ kaum Unterschiede in der Auswertung zu finden waren.

Reliabilität. Zur Bestimmung der Retest-Reliabilität wurden 47 Kinder im Abstand von vier Wochen zweimal getestet. Mit einem $r_{tt} = .85$ kann die Retest-Reliabilität als zufrieden stellend bezeichnet werden. Bei der Testhalbierungsmethode («Odd-even-Methode») ergab sich ein Korrelationskoeffizient von $r = .85$. Die interne Konsistenz liegt bei $\alpha = .81$.

Validität. Um den MOT auf seine Validität zu messen, wurde die kriteriumsbezogene Validität anhand des Körper-Koordinationstest (Kiphard/Schilling, 1974) bestimmt, da man davon ausgeht, dass beide Testverfahren die motorische Entwicklung von Kindern messen. Bei der Testung von 181 Kinder zwischen fünf und sechs Jahren ergab sich hier ein Korrelationskoeffizient von $r = .68$, was auf eine zufrieden stellende Validität hinweist.

Normen. Die Normierung beruht auf einer Anzahl von 548 Kindern aus Kindergärten und Kindertagesstätten, sowie 53 Kindern im ersten Schuljahr. In einzelnen Aufgaben existierten deutliche geschlechtsspezifische Unterschiede beim Mittelwertvergleich. Das Gesamtergebnis weist aber keine überzufälligen Unterschiede auf, so dass auf eine geschlechtsspezifische Normierung verzichtet wurde.

Ökonomie. Die Durchführungsdauer liegt bei 15 bis 20 Minuten, Angaben über die Auswertungsdauer existieren nicht. Der Anschaffungspreis des kompletten Tests (Manual, 40 Protokollbögen und Testmaterial) beläuft sich auf 398 Euro. Der Einarbeitungsaufwand ist angemessen.

30.10 Kommentar

Der MOT 4-6 entspricht weitestgehend den psychometrischen Anforderungen, ist gut strukturiert und ermöglicht so eine eher unkomplizierte Durchführung. Aufgrund der angemessenen Durchführungszeit kann der MOT in der sprachtherapeutischen Praxis gut verwendet werden und bietet hier therapierelevante Hinweise auf motorische Auffälligkeiten. Durch die hohen Anschaffungskosten kann allerdings angenommen werden, dass der Test eher in Fördereinrichtungen als in Praxen zu finden ist. Das Material ist kindgerecht und motivierend. Nach Durchführung des MOT 4-6 sind therapierelevante Schwerpunkte (Problemdimensionen) erkennbar, die erste Interventionsansätze aufzeigen können. Hervorzuheben ist die Einsatzmöglichkeit bei sprachauffälligen Kindern im Vorschulbereich (s. **Tab. 30-1**).

Tabelle 30-1. Vor- und Nachteile des MOT 4-6.

Vorteile	Nachteile
• behinderte Kinder mit einbezogen	• Preis
• bekanntes Material/bekannte Bewegungen für Kinder	
• neben Messung motorischer Leistungen Beobachtungen des Bewegungsverhaltens möglich	
• kurze Test- und Auswertungszeit	

Literatur

Kiphard, E.; Schilling, F. (1974): Körper-Koordinationstest für Kinder (KTK). Beltz, Weinheim.

Zimmer, R.; Volkamer, M. (1984): Motoriktest für Vier- bis Sechsjährige. Beltz, Weinheim (1. Auflage).

Verfasserinnen: Silja Albrecht, Claudia Bellmann, Sabine Brinkmann, Babett Röding, Elisabeth Tyl.

31 MSVK – Marburger Sprachverständnistest für Kinder

C. Elben, A. Lohaus
(Hogrefe, Göttingen 2000)

31.1 Testart

Sprachentwicklungstest zur Erfassung des Sprachverständnisses.

31.2 Geltungsbereich

Kindergartenkinder ab 5;0 Jahren und Erstklässler.

31.3 Testmaterial

Der Test besteht aus einem Manual, fünf Testheften (schwarz-weiß Abbildungen) sowie fünf Auswertungsbögen, die in einem Kartonumschlag liegen.

31.4 Testaufbau

Der MSVK untergliedert sich in sechs Subtests, die den Bereichen Semantik, Syntax und Pragmatik mit jeweils zwei Untertests zugeordnet sind. Im Bereich Semantik wird der passive Wortschatz (PW, 24 Items, Nomen, Verben, Adjektive) und die Wortbedeutung (WB, 10 Items, Ober- und Unterbegriffe) geprüft. Die Syntax wird über das Satzverständnis (SV, 18 Items, Singular-Plural, Präsens-Perfekt, Aktiv-Passiv) und das Instruktionsverständnis (IV, 8 Items, Präpositionen, Konjunktionen, Superlative) erfasst. Die Ebene der Pragmatik wird durch personenbezogene Sprachzuordnung (PS, 12 Items) und eine situationsbezogene Sprachzuordnung (SS, 8 Items) beurteilt. Der Test kann einzeln oder in einer Gruppe angewandt werden.

31.5 Grundkonzept

Die Autoren stützen sich auf linguistische und entwicklungspsychologische Theorien zur Einteilung von Sprachprozessen in die Dimensionen Semantik, Syntax und Pragmatik (vgl. Grimm, 1998). Diese drei Bereiche stehen einerseits in enger Wechselwirkung, unterliegen aber auch unabhängigen Entwicklungsprozessen. Dementsprechend erfasst der Test isoliert, von der Sprachproduktion unabhängig, die rezeptive Sprachfähigkeit eines Kindes auf diesen drei Ebenen. Die Autoren weisen darauf hin, dass die Entwicklung des Sprachverständnisses der Sprachproduktion vorausgeht, sowohl in der Sprachentwicklung als auch im schulischen Kontext beim Aufbau des Lesesinnverständnisses. Sprachverständnis wird dabei als multimodaler Prozess verstanden, bestehend aus Sprachperzeption, Bedeutungserkennen und Bedeutung im Denken und Handeln.

31.6 Manual

Das Manual besteht aus 45 Seiten und gibt Hinweise zu allen wichtigen Bereichen. Die Kapitel sind weitestgehend logisch aufgebaut. Die Instruktionen zur Durchführung sind zwar optisch unterschiedlich markiert, dennoch aber unübersichtlich und während der Durchführung schlecht zu handhaben.

31.7 Durchführung

Vor jedem Subtest sind Beispiele durchzuführen, die im Testheft jeweils vor den Aufgaben angegeben werden. Die Testaufgaben dürfen bei Nichtverstehen einmal wiederholt werden. Abbruchkriterien werden nicht genannt. Im Manual sind ausführliche Instruktionen für die Testleiterin im Falle eines Gruppentests vorgegeben. Die Autoren weisen darauf hin, dass diese in Einzelsituationen angepasst werden können. Die Testleiterin liest die Anweisung instruktionsgemäß wie sie im Manual steht vor, und das Kind/die Kinder markieren die Antwort im Testheft.

31.8 Auswertung

Zur Auswertung benötigt man das Testheft sowie den Auswertungsbogen. Bei der Bewertung der Aufgaben wird zwischen *korrekt* und *inkorrekt* unterschieden, mit Ausnahme des Untertests *Wortbedeutung (WB)*. Bei diesem Untertest werden pro Item die korrekten Antworten addiert. Im Auswertungsbogen sind die Testaufgaben kurz und übersichtlich dargestellt, wobei die korrekte Antwort fett markiert ist. Für jede korrekte Antwort gibt es einen Punkt, außer beim Untertest *WB*. Die Punkte werden anschließend pro Untertest addiert. Nach der Ermittlung der Rohwerte können in einer Tabelle im Manual die Normwerte (T-Wert und Prozentrang), unterteilt nach Mädchen/Jungen sowie Kindergarten/erste Klasse, abgelesen werden. Zum Schluss werden eine T-Wert-Summe und ein Durchschnittswert gebildet. Alle Werte werden auf der Vorderseite des Auswertungsbogens notiert. Im Manual ist eine Tabelle angegeben, aus der eine sehr knappe verbale Interpretation der Testergebnisse hervorgeht.

31.9 Gütekriterien

Objektivität. Durchführungs- und Auswertungsobjektivität sind sehr hoch, da die Instruktionen schriftlich im Manual vorliegen und der Auswertungsschlüssel keine Interpretation zulässt (korrekt/inkorrekt). Im Rahmen der Interpretationsobjektivität liegen zwar Interpretationsrichtlinien vor, jedoch können diese um subjektive Eindrücke erweitert werden.

Reliabilität. Zur Bestimmung der Retest-Reliabilität wurden zwei Messungen (n1 = 38) im Abstand von zwei Wochen bzw. drei Monaten vorgenommen. Sie kann mit Koeffizienten von $r_{tt} = .81$ bzw. $r_{tt} = .68$ als zufrieden stellend bezeichnet werden. Weiterhin erfolgte eine Berechnung der internen Konsistenz nach Cronbach, die mit einem Alpha von $\alpha = .89$ als gut bezeichnet werden kann. Die Reliabilitäten für die Subtests unterscheiden sich zum Teil sehr stark. Die Autoren weisen darauf hin, dass diese Subtests einen Screening-Charakter hätten.

Validität. Im Rahmen der Prüfung der faktoriellen Validität wurde die angenommene Eindimensionalität der Skalen nach einer Faktorenanalyse (Stichprobe 211

Kinder von fünf bis sieben Jahren) beibehalten. Die Interkorrelationen der Skalen des MSVK erbrachten mittlere Werte (r = .35 bis r = .53). Es bestehen Teilüberschneidungen einzelner Subtests, wobei diese dennoch genügend unterschiedliche Aspekte des Sprachverständnisses prüfen. Im Rahmen der kriterienbezogenen Validität wurden die Variabeln Alter und Geschlecht einbezogen. Wie erwartet bestehen beim Gesamttest und bei den Untertests signifikante Altersunterschiede zwischen den zwei Altersgruppen. Es wurde festgestellt, dass die Mädchen geringfügig günstigere Ergebnisse erzielen. Vergleiche mit dem Wortschatztest für Schulanfänger (WSS1, r = .51), dem AWST (r = .66), dem HSET (r = .67) und mit Einschätzungen durch Lehrer und Erzieher ergaben mittlere bis hohe Korrelationen. Vergleiche mit Tests zur Überprüfung kognitiver Leistungsfähigkeit (CFT1 und K-ABC) zeigten erwartungsgemäß, dass das Sprachverständnis nicht mit intellektueller Leistungsfähigkeit gleichgesetzt werden kann.

Normen. Normdaten liegen für 1045 Kindergartenkindern und Erstklässler aus neun Bundesländern vor.

Ökonomie. Die Testzeit beträgt laut Autoren ca. 30 bis 45 Minuten, wobei keine Zeitbegrenzung angeben wird, da diese stark abhängig von der Gruppengröße ist. Die praktische Durchführung kann die Angabe bestätigen. Die Auswertungsdauer wird nicht vorgegeben; nach eigener Erfahrung sollten ca. 15 Minuten veranschlagt werden. Der Anschaffungspreis liegt bei 48 Euro. Der Einarbeitungsaufwand ist gering.

31.10 Kommentar

Der Test bietet die Möglichkeit, das Sprachverständnis eines Kindes umfassender als in den gängigen Testbatterien zur Sprachentwicklung zu erfassen, in denen Sprachverständnis einen Subtest darstellt. Die Aufgabenstellungen sind kindgerecht und an die entsprechende Altersgruppe gerichtet. Die Möglichkeit, den Test auch qualitativ auszuwerten, besteht. Der Test ist schnell und einfach durchzuführen. Einarbeitungs- und Auswertungsaufwand sind gering. Der Test kann auch als Evaluationsbogen für den Verlauf innerhalb der Therapie genutzt werden (s. **Tab. 31-1**).

Tabelle 31-1. Vor- und Nachteile des MSVK.

Vorteile	Nachteile
• schnelle Durchführung und Auswertung	• Für genauere qualitative Auswertungen liegen keine Daten vor
• Auswertung auch qualitativ möglich	• Testanweisungen zum Teil unübersichtlich
• Einzel -u. Gruppentest	
• normiert	
• Gütekriterien erfüllt	
• Der Test misst mehrere Dimensionen des Sprachverständnisses	

Literatur

Grimm, H. (1998): Sprachentwicklung – allgemeintheoretisch und differenziell betrachtet. In: Oerter, R.; Montada, L. (Hrsg.): Entwicklungspsychologie. Psychologie Verlags Union, Weinheim.

Verfasserin: Beate Manti.

32 NES – Neuropsycholo-
gisches Entwicklungsscreening

F. Petermann, A. Renziehausen
(Verlag Hans Huber, Bern 2005)

32.1 Testart

Entwicklungs-Screening zur Erfassung von reifungsbedingten Entwicklungsauf-
fälligkeiten (Haltungs- und Bewegungssteuerung, Feinmotorik, Visuomotorik,
visuelle Wahrnehmung, Explorationsverhalten, rezeptive und expressive Sprache
und kognitive Leistungen).

32.2 Geltungsbereich

Kinder von drei bis 24 Monaten mit Normen für die Vorsorge-Untersuchungs-
zeitpunkte U4 bis U7 sowie U6a (einem zusätzlichen Testzeitpunkt zwischen U6
und U7).

32.3 Testmaterial

Manual, Durchführungs- und Bewertungsanleitung (inkl. DVD), Protokollbögen
zu U4, U5, U6, U6a und U7. Das umfangreiche Testmaterial besteht aus: groß-
em und kleinem rotem Ring an Schnur, Holzpüppchen an Schnur, Steckbrett
mit vier Stiften, Formbrett mit zwei Scheiben, Formbrett mit Haus, Mond und

Stern, zehn bunten Holzwürfel, zehn Holzperlen, Holzstab, Ziehente, zwei Autos, Plexiglasröhrchen, Plexiglasbecher, Essbesteck, Plastikfläschchen, Stapelbecher, Hundfigur, Puppe, großer Ball, Quietschball, drei Wachsmalstifte, Stofftuch, Traubenzuckerperlen und Meersalz. Zusätzlich wird noch weißes, unliniertes und unkariertes Papier benötigt sowie ein Papiertaschentuch oder eine Serviette und eine Uhr mit Sekundengenauigkeit.

32.4 Grundkonzept

Das NES erfasst bereits für frühe Alterszeitpunkte in erster Linie entwicklungsneuropsychologische Reifungsvorgänge und überprüft grundlegende neuropsychologische Fertigkeiten, mittels einer Zusammenstellung ökonomisch durchzuführender Aufgaben. So war bei der Konstruktion vorrangig wichtig, die bedeutendsten Bereiche mit wenigen, diagnostisch relevanten Aufgaben abzudecken und damit zuverlässig auffällige von unauffälligen Kindern unterscheiden zu können. Da bei einem Screening nur wenige Fertigkeiten überprüft werden können, und daher die für die Entwicklung besonders relevanten Phänomene erfasst werden müssen, wurde für die Aufgabenauswahl in den jeweiligen Bereichen das Prinzip der essenziellen Grenzsteine von Michaelis und Niemann (1999) berücksichtigt. Demnach sind validierte Grenzsteine motorische, perzeptive, kognitive und sprachliche Fähigkeiten, die Voraussetzung sind für eine normale Entwicklung, und von 85 bis 95 Prozent aller gesunden Kinder bis zu einem bestimmten Zeitpunkt erreicht werden. Somit werden in jedem Bereich des NES Einzelfertigkeiten erfasst, die nach dem Grenzsteinprinzip wesentlich für die kindliche Entwicklung in der jeweiligen Altersgruppe sind und prognostische Aussagekraft besitzen, so dass frühzeitig eine differenzierte Entwicklungsdiagnostik begründbar wird.

32.5 Testaufbau

Das NES untersucht fünf verschiedene Altersgruppen mit insgesamt sieben verschiedenen Entwicklungsbereichen. Jeder Bereich, der in einer Altersgruppe untersucht wird, ist jeweils altersspezifisch mit drei Aufgaben vertreten. Folgende Entwicklungsbereiche werden in den einzelnen Altersgruppen untersucht:

- 3. bis 4. Lebensmonat (U4): Haltungs- und Bewegungssteuerung (HBS), kognitive Leistungen (KOG), visuelle Wahrnehmung (VISWA), Feinmotorik (FMOT)

- 6. bis 7. Lebensmonat (U5): HBS, KOG, VISWA, FMOT

- 10. bis 12. Lebensmonat (U6): HBS, KOG, Exploration (EXPLO), FMOT

- 17. bis 19. Lebensmonat (U6a): HBS, KOG, Visuomotorik (VISMOT), rezeptive Sprache (REZSPR), expressive Sprache (EXSPR)

- 22. bis 24. Lebensmonat (U7): HBS, KOG, VISMOT, REZSPR, EXSPR.

32.6 Manual

Das Manual sowie die Durchführungs- und Bewertungsanleitung sind im Ganzen sehr ausführlich, übersichtlich und leicht verständlich geschrieben.

32.7 Durchführung

Die Durchführung ist einfach. Angaben zur Position des Kindes, Material, Wiederholungsmöglichkeiten, genaue Handlungsanweisung und Bewertungskriterien sind genau und sehr übersichtlich (teilweise durch Bilder) in der Durchführungs- und Bewertungsanleitung beschrieben, die während der Untersuchung in der Nähe platziert werden kann.

32.8 Auswertung

Eine Aufgabe ist dann als gelöst zu bewerten, wenn alle in der Durchführungs- und Bewertungsanleitung aufgeführten Kriterien vollständig erfüllt wurden. Gibt es Aufgaben, die weder die Testleiterin noch die Begleitperson provozieren können, so ist die Elternauskunft mit in die Bewertung einzubeziehen.

Die Auswertung ist standardisiert und erfolgt mithilfe des Protokollbogens. Hier ist auf der ersten Seite ein Ergebnisprofil vorgegeben, das eine einfache und schnelle Interpretation des Befundes ermöglicht.

Für jeden Bereich wird die Anzahl der altersgerechten Aufgabenlösungen summiert, und diese wiederum zu einem «Gesamtwert» addiert. Dieser Gesamtwert und die Bereichssummen werden nun auf der ersten Seite in das Ergebnisprofil übertragen. Hier sind farbig markierte Felder vorgegeben, die für die einzelnen Bereiche und den Gesamtwert Referenz- bzw. Grenzwerte, wie sie in der Normierung ermittelt wurden, repräsentieren.

32.9 Gütekriterien

Objektivität. Die detailliert formulierte Durchführungs- und Bewertungsanleitung führt zu einer hohen Durchführungs- und Auswertungsobjektivität. Es wird darauf hingewiesen, dass im Austausch mit den durchführenden Kinderärzten eine hohe Übereinstimmung bezüglich der Durchführung der Aufgaben und der Bewertung der Leistungen herrschte. Genaue Angaben hierzu werden jedoch nicht gemacht. Da bei der Testung auch auf die Mithilfe der Begleitperson zurückgegriffen und auch die Auskunft der Eltern für die Bewertung herangezogen werden kann, ist sicherlich mit Einschränkungen der Objektivität zu rechnen.

Reliabilität. Die Retest-Reliabilität wurde nicht bestimmt. Es wird damit argumentiert, dass in den ersten beiden Lebensjahren stetig Leistungsverbesserungen zu erwarten sind und daher die Überprüfung, in welchem Ausmaß diese Lerneffekte durch Entwicklungsaspekte oder durch das Wiederholen der Testaufgabe bestimmt sind, schwierig ist. Die Split-half-Reliabilität wurde aufgrund der geringen Anzahl der Aufgaben ebenfalls nicht bestimmt. Die interne Konsistenz wurde anhand von Cronbachs Alpha-Werten berechnet. Die Analyse zeigt überwiegend mittlere Koeffizienten und liegt damit im zufrieden stellenden Bereich ($\alpha = .28$ bis $\alpha = .74$).

Validität. Bisher liegen erste Daten zur Konstruktvalidität vor. Weiterhin konnte eine mit dem Alter ansteigende Lösungsfrequenz nachgewiesen werden, was zeigt, dass mit dem NES entwicklungsbedingte Prozesse abgebildet werden. Allerdings kann die Validität des NES, laut Aussage der Autoren, nicht als abschließend untersucht angesehen werden. Weitere Studien hierzu sind in Vorbereitung.

Normen. Die Normierung wurde an 677 Kindern aus fünf deutschen Bundesländern vorgenommen. Geschlechtsspezifische Unterschiede ließen sich nicht nachweisen. Deshalb werden keine geschlechtsspezifischen Normen angeboten.

Ökonomie. Die Durchführung und Auswertung des NES dauert in etwa zehn bis 15 Minuten. Der Anschaffungspreis ist mit 595 Euro für ein Screening recht hoch, wobei jedoch das mitgelieferte Testmaterial sehr umfangreich ist.
Der Einarbeitungsaufwand ist gering, da es sich um ein Screening handelt und die Durchführungs- und Bewertungsanleitung sehr übersichtlich gestaltet ist. Allerdings wird es dadurch aufwendiger, dass für jede Altersgruppe andere Aufgaben erforderlich sind.

32.10 Kommentar

Der NES ist ein ökonomisches, theoretisch gut fundiertes Screeninginstrument zur Beurteilung der kindlichen Entwicklung, das im Bereich der Entwicklungsdiagnostik eine Lücke schließt. Der Einsatz als Verfahren erster Wahl zur Abklärung der Notwendigkeit einer umfassenderen Entwicklungsdiagnostik wird in ärztlichen und therapeutischen Praxen Anklang finden (s. **Tab. 32-1**).

Tabelle 32-1. Vor- und Nachteile des NES.

Vorteile	Nachteile
• normiert	• Validität noch nicht abschließend untersucht
• Durch das Erfassen reifungsbedingter Entwicklungsauffälligkeiten mittels des NES ist ein Indikator für eine weiterführende differenzierte Entwicklungsdiagnostik gegeben	• teilweise Elternauskunft als Bewertungskriterium notwendig
• geringer Zeitaufwand für die Durchführung	
• Übersichtlicher Protokollbogen, der eine schnelle Auswertung ermöglicht	

Literatur

Michaelis, R.; Niemann, G. (1999): Entwicklung und Entwicklungsbeurteilung. Entwicklungsneurologie und Neuropädiatrie. Thieme, Stuttgart.

Verfasserin : Bettina Geffert.

33 PAP – Pyrmonter Ausspracheprüfung

T. Babbe
(Prolog, Köln 2003)

33.1 Testart

Informelles Prüfverfahren zur Diagnostik kindlicher Aussprachestörungen (phonetisch-artikulatorische und phonologische Störungen).

33.2 Geltungsbereich

Keine Angaben.

33.3 Testmaterial

Der Test enthält im Spiralordner je 2 x 82 farbige Abbildungen der Prüfbegriffe in Form von zwei Kartenspielvarianten (pro Variante drei Kartensätze), ein Manual, je zehn Auswertungs- und Protokollbögen.

33.4 Grundkonzept

Die Pyrmonter Ausspracheprüfung ist eine Weiterentwicklung der vergriffenen Pyrmonter Analyse Phonologischer Prozesse (PAPP, 1994). Insbesondere wurde die Itemzahl verringert und farbige Abbildungen gewählt. Das Manual enthält keine theoretischen Ausführungen zum Erwerb der Aussprachefähigkeiten und zu phonetisch-phonologischen Prozessen. Die Autoren verweisen hier auf grundlegende Monografien zu phonetisch-phonologischen Störungen.

33.5 Testaufbau

Die 84 Items enthalten alle Konsonanten in den drei möglichen Wortpositionen in vokalischem, koartikulatorischem und einfachem Kontext in mindestens zwei Begriffen. Es sind 31 einsilbige, 41 zweisilbige, acht dreisilbige und zwei viersilbige Wörter enthalten. Die Kartensätze sind in zwei Spielvarianten, als «Domino» oder wahlweise in der Spielform als «Schwarzer Peter» einsetzbar. Hierbei sind jeweils eine Artikulationsprüfung der Einzellaute (24 Items), eine separate Artikulationsprüfung der Lautverbindungen (23 Items) und eine phonetisch-phonologische Prozessanalyse (37 Items) vorgesehen.

33.6 Manual

Das 15-seitige Manual beschreibt hinreichend die Durchführung des Tests. Die Auswertung wird im Vergleich zu anderen Verfahren nur angerissen. Angaben zum Grundkonzept, insbesondere zur Einteilung der phonologischen Prozesse sowie zu den Gütekriterien, sind nicht enthalten.

33.7 Durchführung

Das Prüfverfahren wird spielerisch angeboten. Bei der Variante «Domino» ist die Reihenfolge der Prüfitems festgelegt – sie wird für die Erstdiagnostik empfohlen. Die Variante «Schwarzer Peter» eignet sich zur Verlaufsdiagnostik und für kleinere Kinder. Die Bildkarten des Schwarzen Peters können auch zum einfachen Benennen eingesetzt werden. Durch die Dreiteilung der Befundung kann das Prüfverfahren nach dem ersten oder zweiten Spiel abgebrochen werden, falls keine umfangreiche Störung vorliegt. Für eine phonetisch-phonologische Prozessanalyse ist die Gesamtdurchführung notwendig. Die Produktionen des Kindes sollen während der Durchführung phonetisch transkribiert werden.

33.8 Auswertung

Die lautliche Realisierung der Prüfwörter durch das Kind wird in die Leerspalten auf dem Protokollbogen eingetragen. Die Prüfbegriffe sind hier bereits in phonetischer Umschrift angegeben. Anschließend wird durch Ankreuzen oder durch Eintragen der Transkripte die Realisation bewertet. Zur phonetisch-phonologischen Analyse müssen die Transkripte der Items 1–46 aus dem Protokollbogen in den Auswertungsbogen übertragen werden. Im ersten Auswertungsschritt wird ermittelt, welche Phoneme in welcher Wortposition vom Kind überhaupt verwendet werden. Diese werden ins Phoneminventar übertragen. Dabei werden auch semantische Fehlrealisierungen und Paraphrasien berücksichtigt. Sind Phoneme in der Sprachprobe nicht vorhanden, können diese durch Nachsprechen nacherhoben werden. In der anschließenden Ermittlung phonologischer Prozesse können insgesamt 31 Prozessarten analysiert werden. Hierzu finden sich im Manual mehrere Übersichtstabellen mit stichpunktartigen Erläuterungen. Wird ein Phonem auch beim Nachsprechen in keiner Wortposition vom Kind realisiert, wird dies als phonetisch-artikulatorische Störung gewertet.

33.9 Gütekriterien

Objektivität. Laut Autor sei der Test in der Praxis erprobt, und die Übereinstimmung der Auswertung und Interpretation habe eine hohe intra- und interpersonelle Übereinstimmung gezeigt. Er erwähnt aber transkriptionsbedingte Abweichungen innerhalb der Testleiterinnen und das Problem multipler phonologischer Prozesse, die zu mehreren Interpretationsmöglichkeiten führen können. Da das Manual nur wenig Auswertungsbeispiele und keinerlei Hinweise zur Interpretation der Ergebnisse gibt, ist die Auswertungs- und Interpretationsobjektivität als gering zu betrachten.

Reliabilität und Validität. Keine Angaben.
Kritisch zu sehen ist die Itemauswahl: Einzelne Lautpositionen im Wort werden lediglich an den Silbengrenzen von Mehrsilbern geprüft (z. B. finales «Sch» in Waschmaschine).

Normen: Keine Angaben.

Ökonomie. Der Autor macht hierzu keine Angaben. Nach eigenen Erfahrungen beträgt die Durchführungsdauer beim bloßen Benennen 20 Minuten, bei allen anderen Spielvarianten deutlich länger. Da gleichzeitig transkribiert werden muss, variiert die Durchführungszeit mit der Geübtheit der Therapeutin. Zur

Auswertungsdauer werden keine Angaben gemacht. Nach eigenen Erfahrungen beträgt die Auswertungszeit bei komplexen Störungen etwa 60 Minuten. Der Anschaffungspreis liegt bei 90 Euro. Der Einarbeitungsaufwand in die Durchführung ist gering, für die Auswertung und Interpretation deutlich höher.

33.10 Kommentar

Mit der PAP liegt ein vom Bildmaterial und den Spielvarianten ansprechendes und handhabbares Prüfverfahren für phonetisch-phonologische Störungen vor, das auch gut für jüngere Kinder geeignet ist. Die Auswertung der erhobenen Daten wird jedoch durch unübersichtliche Protokoll- und Auswertungsbögen erschwert, insbesondere erscheint der Einsatz von zwei verschiedenen Bögen zu zeitaufwendig. Da die Prüfitems in den Bögen nicht den einzelnen Phonemen zugeordnet werden, sind langwierige Suchprozesse bei der phonologischen Prozessanalyse unumgänglich. Zudem fehlen nähere Angaben im Manual zur Auswertung, die Testleiterin bleibt sich selbst überlassen. Die Einteilung in 31 phonologische Prozesse scheint willkürlich, zudem auf ein theoretisches Grundkonzept in dieser Testausgabe verzichtet wurde. Abbruchkriterien werden nicht genannt. Es findet sich kein Hinweis auf einen Therapieansatz oder eine Einteilung der Prozesse in obligatorisch/nicht obligatorische oder in verzögert/altersgerecht (s. **Tab. 33-1**).

Tabelle 33-1. Vor- und Nachteile der PAP.

Vorteile	Nachteile
• spielerische Durchführung	• Manual und Protokollbögen noch nicht ausgereift
• ansprechendes Bildmaterial	
• für kleinere Kinder geeignet	• keine Normierung/Standardisierung

Verfasserin: Ulla Beushausen.

34 Patholinguistische Diagnostik bei Sprachentwicklungsstörungen

C. Kauschke, J. Siegmüller
(Urban und Fischer-Elsevier, München 2002)

34.1 Testart

Sprachentwicklungstest für Kinder zur Erstellung eines individuellen Störungs-profils auf allen sprachsystematischen Ebenen.

34.2 Geltungsbereich

Die Autoren nennen Vorschulkinder ab drei Jahren. Erste Normdaten wurden an Kindern zwischen 2;0 und 6;11 Jahren erhoben.

34.3 Material

Das Diagnostikverfahren besteht aus drei Testbüchern (inklusive Bildkarten und Protokollbögen) sowie einem Manual. Zusatzmaterial muss vom Therapeuten selbst angeschafft werden (Spielfiguren für den Grammatik-Teil). Auf der Home-page des Verlages können Auswertungsbögen und Informationen zur Normie-rung herunter geladen werden.

34.4 Testaufbau

Der Test prüft den sprachlichen Entwicklungsstand in den Bereichen Phonologie/Phonetik, Lexikon/Semantik und Grammatik anhand von Subtests sowohl rezeptiv als auch expressiv. Die Pragmatik fließt über die Beschreibung der kindlichen Reaktionen während der Testdurchführung ein. Folgende Bereiche der kindlichen Sprachentwicklung werden geprüft:

- *Dimension Phonologie* mit den Subtests Lautbefund, Phonemdifferenzierung, Wortbetonung und Wortstrukturen, Test zur Mundmotorik

- *Dimension Lexikon und Semantik* mit Wortverständnis für Nomen, Verben, Adjektive, Farbadjektive, Präpositionen, Begriffsklassifikationen, Wortproduktion von Nomen, Verben, Adjektiven, Farbadjektiven und Präpositionen

- *Dimension Grammatik* mit den Subtests Verständnis syntaktischer Strukturen, W-Fragen, Satzproduktion zu Situationsbildern und Bildgeschichte, Produktion des obligatorischen Artikels vor Unika, Kasusmarkierungen (Akkusativ und Dativ), Pluralmarkierungen.

Es existiert keine Kurzform. Das Manual enthält keine Angaben zu der isolierten Verwendung einzelner Testteile.

34.5 Grundkonzept

Das im Manual geschilderte patholinguistische Sprachmodell (Kauschke/Siegmüller, 2002) beruht auf der Annahme, dass jedem sprachauffälligen Kind ein heterogenes Störungsbild zuzuordnen ist. Eine detaillierte Erfassung und Beschreibung der gesamtsprachlichen Fähigkeiten (rezeptiv und expressiv) ist die Grundlage der nachfolgenden Therapie. Es wurde eine Mischform aus Altersspannen- und Lernschrittmodell der kindlichen Sprachentwicklung gewählt, da das Ziel eine umfassende Profildiagnostik ist. Zunächst werden möglichst detaillierte Informationen über den Entwicklungsstand des Sprachsystems auf den verschiedenen Ebenen gesammelt. Ohne ausführliche Untersuchung sind Vorhersagen über die im Einzelfall vorliegenden sprachlichen Symptome auf den verschiedenen sprachlichen Ebenen weder bei primärer noch bei sekundärer Verursachung der Sprachentwicklungsstörung möglich. Die Auflistung häufiger bzw. typischer Symptome ist nicht hinreichend. Aufbauend auf der Diagnostik werden dann bestimmte sprachliche Symptome als Therapiegegenstand ausgewählt (patholinguistische Therapieplanung, vgl. Kauschke/Siegmüller, 2002).

34.6 Manual

Die Testbücher sowie das Manual werden gut strukturiert präsentiert. Aus der Handweisung lässt sich die Testdurchführung jedoch nur schwer erschließen. So fehlen häufiger genaue Anleitungen und wichtige Anweisungen für die Durchführung (Wiederholen der Aufgabenstellung erlaubt? Feedback erlaubt? Welche Hilfestellungen?). Eine Übersicht mit einer kurzen Information über den Testaufbau und die Testdurchführung (mit Anleitungen) wäre hier hilfreich. Teilweise werden kritische Punkte bereits im Manual selbst angesprochen.

34.7 Durchführung

Zunächst müssen die fehlenden Gegenstände für die Grammatikprüfung zusammengestellt werden. Die Tests (Phonologie, Semantik, Grammatik) werden nacheinander anhand der jeweiligen Testmappe durchgeführt. Das Material lässt sich gut handhaben, jedoch wären Anleitungen auf dem Protokollbogen hilfreich.

34.8 Auswertung

Die Auswertung kann sowohl unter qualitativen als auch quantitativen Gesichtspunkten erfolgen. Die Ergebnisse können im Übersichtsprofil dargestellt werden. Die Interpretation der erhobenen Daten ermöglicht die Feststellung, wie viele Ebenen wie stark betroffen sind. Die möglichen Klassifikationen gestörter Sprache sind eine *isolierte* oder *selektive Störung*, eine *übergreifende, synchrone Störung* und eine *übergreifende, asynchrone Störung*. Anhand der interpretierten Daten ist eine Therapieableitung möglich.

34.9 Gütekriterien

Die Durchführungsobjektivität ist noch nicht ausgereift. Um sie zu verbessern, sollten die notwendigen Realgegenstände für die Überprüfung der Grammatik zur Verfügung gestellt sowie einige Instruktionen, Hilfestellungen zur Durchführung ergänzt werden. Daten zur Interrater-Reliabilität sollten ergänzt werden.

Normen. Die Normdaten wurden je nach Subtest an zwischen 89 und 293 sprachunauffälligen Kindern im Alter zwischen 2;0 und 6;11 Jahren erhoben und werden seit 2003 auf der Homepage des Verlages als Download nachgeliefert. Zur

Stichprobenerhebung und -zusammensetzung sowie den Stichprobenkennwerten finden sich keine Angaben.

Reliabilität und Validität. Keine Angaben.

Ökonomie. Im Manual finden sich keine Angaben bezüglich der Durchführungsdauer und der Testauswertungszeit. Unserer Erfahrung nach benötigt die Durchführung ca. drei Therapieeinheiten. Einarbeitungs- und Auswertungsaufwand sind relativ hoch. Der Test kostet 185 Euro, zuzüglich Zusatzmaterial.

34.10 Kommentar

Es handelt sich hierbei um das erste patholinguistische Diagnostikverfahren für spezifische Sprachentwicklungsstörungen. Nach Abschluss der Diagnostik stehen dem Therapeuten detaillierte Informationen bezüglich des Sprachstatus zur Verfügung. Somit ist eine strukturierte und gezielte Therapieplanung möglich. Der Test ist sehr umfangreich, was in diesem Fall die Therapierelevanz erhöht, denn alle wichtigen sprachlichen Bereiche werden sowohl rezeptiv als auch expressiv überprüft. Lediglich den Bereich Prosodie würde man sich differenzierter und mit mehr Items versehen wünschen. Über den beschreibenden Charakter der Auswertung erhält die Therapeutin Aufschluss über die kindliche Sprachentwicklung, so dass eine mögliche Sprachstörung profilgenau eingeordnet werden kann (isolierte/selektive Störung, übergreifende synchrone Störung, übergreifende asynchrone Störung). Damit ist die patholinguistische Diagnostik von Sprachentwicklungsstörungen für die logopädische/sprachtherapeutische Praxis sehr geeignet. Die Therapeutin muss jedoch in Kauf nehmen, dass der Test nicht standardisiert ist, die Gütekriterien nicht erfüllt und die Normierung, in der jetzigen Darstellung, noch unzureichend ist. So mag das Verfahren im Einzelfall hilfreiche Hinweise zur Therapiegestaltung geben, darf aber nicht als Grundlage allgemeingültiger, normorientierter Aussagen angesehen werden (s. **Tab. 34-1**).

Tabelle 34-1. Vor- und Nachteile der patholinguistischen Diagnostik bei Sprachentwicklungsstörungen.

Vorteile	Nachteile
• Misst alle Modalitäten expressiv und rezeptiv	• zeitaufwendig in der Durchführung (ca. 2–3 Therapieeinheiten für alle Tests) und Auswertung
• Bildmaterial ist ansprechend	• Material muss zum Teil vom Therapeuten gestellt werden
• Therapieableitung anhand des Übersichtsprofils möglich	• selten genaue Anweisungen bzgl. Anleitung, Hilfestellung, Feedback
• Auflistung weiterführender Diagnostikverfahren	• Gütekriterien nicht erfüllt
• vergleichsweise günstig in der Anschaffung	• nicht ausreichend standardisiert

Verfasserinnen: Ines Klämbt, Fanny Köhler, Sandra Schoeren.

35 PET – Psycholinguistischer Entwicklungstest

M. J. W. Angermaier
(Hogrefe, Göttingen, 2. korrigierte Auflage 1977)

35.1 Testart

Entwicklungstest zur Feststellung spezifischer Fähigkeiten und Störungen kommunikativer Prozesse.

35.2 Geltungsbereich

Kinder zwischen 3;0 und 9;11 Jahren, insbesondere lern- und geistig behinderte Kinder.

35.3 Testmaterial

Das Material des PET ist in einem stabilen Koffer verpackt und besteht aus dem Manual (261 Seiten), 25 Protokollbögen und den Testmaterialien (zwei Bildbände, Symbolplättchen, Legeschiene, Spiralblock, Bildstreifen, sechs Gegenstände) und einer Demokassette. Eine Stoppuhr und ein roter Filzstift werden zusätzlich benötigt.

35.4 Grundkonzept

Der Psycholinguistische Entwicklungstest (PET) ist die deutsche Version des *Illinois Test of Psycholinguistic Abilities* (ITPA, Kirk/McCarthy, 1961). Dieses diagnostische Instrument sollte dazu dienen, Fähigkeiten und Schwierigkeiten lernbehinderter Kinder zu ermitteln.

Sowohl ITPA als auch PET basieren auf dem psycholinguistischen Modell nach Osgood (1957), das beansprucht, alle Funktionen zu erfassen, die bei kommunikativen Prozessen zwischen Sender und Empfänger ablaufen. Das klinische Modell stellt eine Modifikation der Kommunikationstheorie Osgoods (1957) dar und beschreibt drei Ebenen kognitiver Funktionen:

- *Die Ebene der Kommunikationskanäle* beschreibt die Kanäle, die für sensorischen Input und expressiven Output zuständig sind. Der Test berücksichtigt den akustisch-stimmlichen und den visuo-motorischen Kanal.

- *Die Ebene der psycholinguistischen Prozesse* geht von drei sprachrelevanten Prozessen aus, nämlich (a) den rezeptiven Prozessen, (b) den expressiven Prozessen und (c) den Organisations- und Vermittlungsprozessen, die als zentrale Mediationsprozesse zwischen (a) und (b) verstanden werden.

- *Die Organisationsebene* unterscheidet zwei Stufen der Automatisierung psycholinguistischer Abläufe: (a) die Repräsentationsstufe und (b) die Integrationsstufe (Stufe der Automatik und Sequenzen, vgl. Angermaier, 1977).

Für die deutsche Bearbeitung des Tests wurde etwa die Hälfte der Subtests neu konstruiert, die andere Hälfte der Subtests wurde überarbeitet. Die zweite korrigierte Auflage erschien im Jahre 1977.

35.5 Testaufbau

Die einzelnen Funktionen werden in zehn Untertests und zwei Zusatztests überprüft:

WV   Wortverständnis (60 Items)

BD   Bilder deuten (40 Items)

SFG   Symbolfolgengedächtnis (25 Items)

SE   Sätze ergänzen (35 Items)

ZFG   Zahlenfolgengedächtnis (28 Items)

BZ   Bilder zuordnen (39 Items)

OF   Objekte finden (4 Items)

GB   Gegenstände beschreiben (4 Items)

GT   Grammatiktest (32 Items)

GH   Gegenstände handhaben (15 Items)

WE   Wörter ergänzen (36 Items)

LV   Laute verbinden (36 Items).

Zwei Kurzformen des PET werden angegeben, wobei Version (a) aus acht Untertests (SE, ZFG, BZ, OF, GT, GH, WE, und LV) besteht und Version (b) aus sechs Untertests (SE, ZFG, BZ, GT, GH und WE).

35.6 Manual

Das Manual ist sehr umfassend und detailliert. Es bedarf viel Zeit zur Einarbeitung. Die Testmaterialien erscheinen insgesamt wenig ansprechend. Das Papier ist sehr dünn und das Bildmaterial nicht immer zeitgemäß und hat somit wenig Aufforderungscharakter. Das Protokollheft ist etwas unübersichtlich gestaltet. Durchführungs- und Auswertungsbeispiele erleichtern jedoch die Einarbeitung.

35.7 Durchführung

Der Autor setzt für die Durchführung eine «zeitraubende und aufwendige Einarbeitung» sowie «eine solide psychodiagnostische Grundausbildung» voraus (Manual, S. 9). Es wird empfohlen, den Test trainingshalber mindestens zehn Mal durchgeführt zu haben, um die vorgeschriebenen standardisierten Durchführungsanweisungen genauestens einhalten zu können. Für die einzelnen Altersstufen sind unterschiedliche Einstiege vorgesehen, das heißt, Testanfang und Testende sind individuell – nach Alter und Leistung – verschieden. Bei allen Untertests werden Beispielaufgaben gegeben. Um eine Standardisierung zu gewährleisten, darf bei der Testdurchführung keinesfalls von den Anweisungen abgewichen werden. Die Testleiterin darf keine Zustimmung oder Korrektur geben. Die Art der Durchführung wird mit der beigelegten Audio-Kassette demonstriert.

35.8 Auswertung

Zur Auswertung des Tests werden die Rohpunkte der einzelnen Untertests geschlechts- und altersspezifisch in T-Werte übertragen, so dass eine PET-Profilanalyse entsteht. Durch diese Profilanalyse kann festgestellt werden, ob bestimmte Untertests von der errechneten mittleren sprachlichen Leistungsfähigkeit abweichen. Somit werden Hinweise auf besondere Leistungsstärken und -schwächen gegeben. Beispielhaft werden zwei Profilanalysen dargestellt und kurz erläutert. Hinweise für das entsprechende Übungsprogramm schließen sich an.

35.9 Gütekriterien

Objektivität. Über eventuelle Versuchsleitereffekte wurden keine gezielten Untersuchungen durchgeführt, mit Ausnahme einer separaten Studie für den Untertest «Gegenstände beschreiben», bei welcher eine hohe Interrater-Korrelation bei zwei unabhängigen Beurteilern im Rahmen der Auswertungsobjektivität ($r = .81$ und $r = .98$) nachweisbar war.

Reliabilität. Die Zuverlässigkeit des Tests wurde anhand der Split-half-Methode erhoben und variierte je nach Alter der Kinder zwischen $r = .64$ und $r = .96$. Die Retest-Reliabilität nach einer Woche ($r = .86$ bis $r = .99$) war bei Vorschulkindern stabil. Nach drei Monaten erwies sie sich bei den Kindern des zweiten Schuljahres in acht von zwölf Subtests mit Koeffizienten zwischen $r = .54$ bis $.70$ als wenig stabil.

Validität. Zur Konstruktvalidierung wurde die faktorielle Validität in drei Altersgruppen analysiert und ein Extremgruppenvergleich bei Legasthenikern und Nicht-Legasthenikern durchgeführt. Dies erbrachte relativ beständige Faktorenstrukturen, was auf unabgängige Subtests schließen lässt mit den Dimensionen: *Kommunikationsniveau, sprachlich-gestische Ausdrucksfähigkeit, visuelles Verständnis und Merkfähigkeit* sowie *akustisch-visuelle Entschlüsselung*. Zusätzlich wurde die kriterienbezogene Validität durch Vergleichsmessungen mit Tests (a) im Schulalter und (b) im Vorschulalter ermittelt. Dabei wurden für das Schulalter allgemeine Schulleistungstest sowie ein Intelligenztest herangezogen. Der Zusammenhang mit den Schulleistungstests erwies sich mit Werten zwischen 0,1 bis 0,38 als gering, mit den sprachgebundenen Teilen des Intelligenztestes etwas höher (.51).

Normen. Die Normierungsstichprobe wurde im Jahre 1973 in sozialen Mischgebieten mit ausgewogener Bevölkerungsstruktur im Großraum Köln und Frankfurt erhoben. Die Gesamtstichprobe hat einen Umfang von 2622 Kindern, wobei die Stichprobengröße je nach Altersgruppe zwischen 200 und 600 liegt. Für jedes Altersdrittel, das heißt für eine Zeitspanne von jeweils vier Monaten, werden separate Normen angegeben und zwar geschlechtsspezifisch von 3;0 bis 9;11 Jahren. T-Werte und Standardmessfehler der T-Werte aller Untertests wurden errechnet. Des Weiteren können für die Interpretation auch Prozentränge herangezogen werden. Die Kurzform (b) bestimmt den PET-Gesamtwert noch mit einem Regressionskoeffizienten von .94.

Ökonomie. Der Materialverbrauch ist relativ gering und der Test vergleichsweise leicht auszuwerten. Insgesamt scheint die Einarbeitung in den Test und die Handhabung desselben sehr zeitaufwendig. Für die Gesamtdauer der Testdurchführung werden im Manual keine zeitlichen Angaben gemacht, doch erfahrungsgemäß beträgt diese ca. 90 Minuten bei sprachentwicklungsgestörten Kindern. Die Durchführung wird in einer Sitzung empfohlen; problematisch erscheint das Aufrechterhalten der Konzentration während dieser Zeitspanne. Der Anschaffungspreis beträgt 259 Euro.

35.10 Kommentar

Der PET in der zweiten korrigierten Auflage von 1977 ist ein Test mit Geschichte: Er wurzelt in der amerikanischen Originalfassung des ITPA von 1961. Mithilfe des Tests können bestimmte Fähigkeiten und Schwächen sprachlicher Kommunikation und Lernstörungen erfasst werden. Die Testergebnisse dienen als differenzialdiagnostischer Ausgangspunkt für die Gestaltung von Unterrichts- und Trainingsprogrammen. Standardisierte Tests, die anhand einer ähnlich großen Stichprobe derart sorgfältig und differenziert normiert wurden, liegen im deutschsprachigen Raum kaum vor. Geeignet scheint das Testverfahren zur sprachlichen Überprüfung von Kindern mit Störungen bestimmter Modalitäten, zum Beispiel des Lesens und Schreibens sowie von Kindern mit Lernstörungen. Bevor die Entscheidung zur Anschaffung oder Durchführung des PET getroffen wird, wird die Auseinandersetzung mit dem zu Grunde liegenden Sprachmodell empfohlen. Der PET erhebt den Anspruch, differenzialdiagnostischer Ausgangspunkt für die Gestaltung eines Trainings- und Unterrichtsprogramms zu sein, indem er Schwerpunkte bestimmter Kommunikationsschwierigkeiten ermittelt. Für eine umfassende Therapieplanung geben einige Untertests wertvolle Hinweise (z. B. akustisch-sprachliche Automatik: WE, LV). Einige Untertests dagegen scheinen nicht hinlänglich genug die im Modell angesprochenen Prozesse auf der jeweiligen Stufe zu überprüfen: Zum Beispiel gehört zu den rezeptiven Prozessen auf der Repräsentationsstufe neben dem Wortverständnis auch die

Untersuchung von Satz- und Textverständnis. Auch die expressiven Prozesse der Repräsentationsstufe scheinen nicht ausreichend geprüft zu werden über das Beschreiben und das rein funktionelle Handhaben von Gegenständen. Somit liefern sie nur ansatzweise Hinweise für die Therapieplanung. Die überprüften Aspekte des Untertests GT (Grammatik-Test) sind nicht ausreichend zur Planung einer umfassenden Dysgrammatismusbehandlung. So fehlt neben der Überprüfung syntaktischen Regelwissens (z. B. Stellung des konjugierten Verbs im Satz) auch die Überprüfung morphologischer Strukturen (z. B. Verbflexion, Kasusbildung). Die akustisch-sprachliche Sequenz wird lediglich anhand von Zahlenfolgen abgeprüft; es fehlen (Nonsens-) Silben, Wörter und Sätze.

«Die kritische Frage danach, was der PET eigentlich misst, und in welcher Weise er Beziehungen zu dem Osgood'schen Kommunikationsmodell aufweist, bleibt trotz weiterer Studien […] unbeantwortet» (Filipp/Doenges, 1983, S. 288). Kanonische Korrelationen zeigen, dass der PET mit dem Hamburg Wechsler Intelligenztest für Kinder HAWIK bedeutsamere Überlappungen aufweist als mit dem H-S-E-T (Eberle/Holtz/Schöler, 1982). Der PET kann nach diesen Ergebnissen nicht als Sprachtest im engeren Sinne verstanden werden, sondern eher als ein Intelligenztest mit starken verbalen Anteilen (s. **Tab. 35-1**).

Tabelle 35-1. Vor- und Nachteile des PET.

Vorteile	Nachteile
• standardisiert, normiert	• Normierung veraltet
• umfassendes Kommunikationsmodell	• Therapierelevanz nicht gegeben
	• zu unspezifisch für Sprachentwicklungsstörungen

Literatur

Filipp, S.-H.; Doenges, D. (1983): Entwicklungstests. In: Groffmann, K.-J.; Michel, L. (Hrsg.): Enzyklopädie der Psychologie, Serie Diagnostik, Band 2: Intelligenz- und Leistungsdiagnostik. Hogrefe, Göttingen: 202–306.
Eberle, G., Holtz, K. L.; Schöler, H. (1982): Untersuchungen über die korrelativen Beziehungen zwischen dem Hamburg Wechsler Intelligenztest für Kinder (HAWIK), dem Psycholinguistischen Entwicklungstest (PET) und dem Heidelberger Sprachentwicklungstest (HSET). In: Kanter, G. O.; Masendorf, F. (Hrsg.): Brennpunkte der Sprachheilpädagogik und Leseforschung. Marhold, Berlin: 215–245.
McCarthy, J.; Kirk, A. (1961): The Illinois Test of Psycholinguistic Abilities, experimental Edition. University of Illinois Press, Urbana.

Osgood, Ch. (1957): A Behavioristic Analysis. In: Contemporary Approaches to cognition. Harvard University Press, Cambridge.

Verfasserin: Susanne Vogt.

36 PIMF – Pyrmonter Inventar metaphonologischer Fähigkeiten

A. Poetter, T. Babbe
(ProLog Therapie- und Lernmittel, Köln, 1. Auflage 2005)

36.1 Testart

Informelles Prüfverfahren zur Erfassung metaphonologischer Fähigkeiten bei Kindern mit Sprachentwicklungsstörungen.

36.2 Geltungsbereich

Viereinhalb- bis sechsjährige Kinder vor dem Schuleintritt.

36.3 Testmaterial

Der Test besteht aus farbigem Bildmaterial in Form eines 50-seitigen Ringbuches, einer 39-seitigen Handanweisung (Manual) und fünf Protokollbögen.

36.4 Grundkonzept

Die Autoren des PIMF beziehen sich auf die Veröffentlichung von Kreutz (2000) zu metaphonologische Fähigkeiten und Aussprachestörungen im Kindesalter. In Anlehnung an Gombert (1990) und Karmillof-Smith (1986 und 1987) werden die metaphonologische Entwicklung in epiphonologische und metaphonologische Fähigkeiten unterteilt. Die impliziten epiphonologischen Fähigkeiten erwirbt das Kind unbewusst während des Primärspracherwerbs über die Aspekte des Lautsystems. Die Epiphase beginnt nach Gombert mit zwei bis drei Jahren mit der Erprobung von Sprachspielen. Ein wichtiges Element in der Entwicklung der metaphonologischen Fähigkeiten ist die Segmentierung. Zunächst werden Wörter silbisch unterteilt, später dann auch subsilbisch, bis hin zur phonematischen Segmentierung. Die expliziten metaphonologischen Fähigkeiten unterscheiden sich laut Gombert (1990) von den epiphonologischen vor allem durch die Bewusstwerdung. Dabei geht es bei der Segmentierung nicht um die Größe der Segmente, sondern um die Komplexität der kognitiven Leistung, die bestimmte Aufgaben erfordern. Gombert (1990, S. 10) schließt jedoch mit ein, dass die Beherrschung «kleinerer Einheiten wie die der Phoneme in der Regel einen höheren Anspruch an die kognitiven Leistungen stellt». Die Entwicklung der metaphonologischen Fähigkeiten verlaufe heterogen. Sie sei geprägt von äußeren Umständen und somit der individuellen und graduellen Bewusstwerdung über sprachliche Strukturen. Phoneme zu zählen sei Kindern im Alter von sechs bis sieben Jahren möglich, erst danach kämen weitere Segmentierungsprozesse dazu. Hier müsse man wiederum zwischen der Fähigkeit des Weglassens von An- und Auslaut und der Unterdrückung der medianen Position unterscheiden. Letzteres werde auch im Alter von neun Jahren nur von 50 Prozent der Altersgruppe beherrscht.

36.5 Testaufbau

Das PIMF besteht aus fünf Subtests, die zum Teil in zwei Varianten durchgeführt werden:

Segmentieren von Silben. Ein vorgesprochenes Wort wird mit begleitendem Händeklatschen in Silben zerlegt. Hierzu finden sich vier Übungsitems und zwölf Prüfitems.

Erkennen von Reimen. Dieser Untertest besteht aus zwei Teilen: Zuerst soll das Kind erkennen, ob sich zwei auditiv vorgegebene Worte reimen oder nicht. Schließlich muss das Kind aus vier vorgegeben Items ein Wort erkennen, das sich nicht auf die anderen Wörter reimt. Zu beiden Unteraufgaben liegen jeweils drei Übungs-items und sechs Prüfitems vor.

Analyse von Anlauten. Dieser Subtest besteht ebenfalls aus zwei Teilen: Im ersten Teil soll das Kind erkennen, ob ein Wort mit einem bestimmten Laut beginnt oder nicht. Als Unterstützung dient auch hier wieder Bildmaterial. Insgesamt gibt es vier Übungsitems und sechs Prüfitems.

Im zweiten Teil werden in zwei Übungsitems und sechs Prüfitems Anlaute von Wörtern benannt.

Synthese von Silben und Phonemen. Bestandteil dieser Aufgabe ist es, Wörter, die in Silben bzw. Phoneme zerlegt sind, wieder zusammenzusetzen und das entsprechende Bild (von einer Auswahl von vier Bildern) zu zeigen. Es liegen zwei Übungs- und zwölf Prüfitems vor.

Reproduktion von Pseudowörtern. Das Kind soll Logatome korrekt nachsprechen. Zur Übung dienen drei Items und zur Überprüfung zwölf.

Als Abbruchkriterium für einen Untertest gilt, wenn drei aufeinander folgende Items nicht gelöst werden. Es handelt sich um einen Einzeltest. Eine Kurzform des PIMF liegt nicht vor.

36.6 Manual

Das Manual ist überwiegend verständlich geschrieben. In der Einführung wird kurz der Inhalt des PIMF erläutert, daraufhin wird ausführlich auf metasprach-liche und metaphonologische Fähigkeiten eingegangen. Zudem wird ein Bezug dieser Fähigkeiten zum Schriftspracherwerb und Aussprachestörungen herge-stellt. Im nächsten Kapitel werden die einzelnen Untertests mit ihrem jeweiligen Hintergrund beschrieben; zudem gibt es eine Durchführungs- als auch Auswer-tungsanweisung. Abschließend wird ein Fazit für die Praxis gegeben und eine Liste mit einigen Fördermaterialien.

36.7 Durchführung

Vor der Durchführung sollte man sich mit dem Manual bezüglich der Durch-führungskriterien auseinandersetzen, da einige Aspekte auf den einzelnen Pro-tokollbögen nicht aufgeführt sind (z. B. beim Erkennen von Reimen: Therapeutin und Kind suchen gemeinsam nach der Antwort).

Für jeden Untertest gibt es eine wörtliche Durchführungsinstruktion und eine Verfahrensanweisung. Einige Untertests werden mit Bildmaterial durchgeführt. Die Ergebnisse des Kindes werden unter der Rubrik «Antwort/Bemerkungen» eingetragen, und in der zweiten Spalte «Bewertung» wird die jeweilige Punktzahl vermerkt. Unter dieser Tabelle befinden sich die Bewertungsmaßstäbe für die einzelnen Punkte. Im Untertest «Synthese von Silben und Phonemen» sind das Vorlesen der wörtlichen Anweisung und das gleichzeitige Umblättern der Papierstreifen (aufgrund der unterschiedlichen Größen) unhandlich.

36.8 Auswertung

Die Auswertung des Tests ist einfach und übersichtlich. Bei einigen Untertests sind die Aussprachestörungen des Kindes zu beachten (z. B. Reproduktion von Pseudowörtern oder Analyse von Anlauten). Die Gesamtrohpunkte der einzelnen Untertests werden im Gesamtauswertungsbogen eingetragen. Für jeden Untertest sind die durchschnittlichen Rohpunktwerte sprachauffälliger und nicht sprachauffälliger Kinder als Säulendiagramm gekennzeichnet. Zum Schluss werden alle Rohpunktesummen in ein Gesamtpunktsäulendiagramm übertragen. Eine Umrechnung in Prozentränge und T-Werte ist nicht vorgesehen.

36.9 Gütekriterien

Im Manual werden wird auf Gütekriterien nicht eingegangen.

Objektivität. Die Objektivität der Durchführung scheint durch festgelegte Instruktionen gegeben.

Validität. Die Autoren definieren «externe Validität» als die Auswahl von Aufgabentypen, die in anderen Testverfahren als «relevant beschrieben» (S. 19) wurden. Sie geben jedoch auch an, dass sie meist in einem anderen Aufgabenkontext oder mit einer anderen Zielsetzung durchgeführt wurden. Die Autoren nahmen eine Adaptierung der Aufgaben vor, um sie an die Anforderungen ihres Verfahrens anzupassen.

Normen. Anhand von 74 sprachauffälligen und nicht sprachauffälligen Kindern im Alter von 4;0 bis 6;8 Jahren ergaben sich in zwei Bundesländern Unterschiede in den Gesamtpunkt- und Mittelwerten für beide Gruppen. Signifikanzen wurden nicht berechnet.

Ökonomie. Nach eigenen Erfahrungen benötigt man zur Testdurchführung ca. 25 Minuten, die Auswertung ist einfach und schnell möglich. Der Anschaffungspreis beträgt 69 Euro.

36.10 Kommentar

Das Pyrmonter Inventar metaphonologischer Fähigkeiten (PIMF) hat sich zum Ziel gesetzt, metaphonologische Fähigkeiten bei Vorschulkindern als Indikator einer Sprachentwicklungsstörung zu erfassen. Diesem Anspruch wird es nur bedingt gerecht. Einige der Testitems sind mit Fähigkeiten zur visuellen Wahrnehmungen konfundiert, so dass klare Aussagen über den tatsächlichen metaphonologischen Leistungsstand des Kindes nicht möglich sind. Hinzu kommen diverse Unstimmigkeiten im Manual und im Protokollbogen. Die Punktevergabe bei der Auswertung sind nicht eindeutig genug festgelegt, Interpretationen sind möglich (z. B. «bei Unsicherheit» – wie ist Unsicherheit in dem Untertest «Reproduktion von Pseudowörtern» definiert?). Die im Manual beschriebenen Items entsprechen nicht immer denen im Testmaterial. Durch Tippfehler im Manual entstehen neue Items (Schaf/Schal, Kirsche/Kirche), die zu Verwirrung führen. Die Auswertung erfolgt ausschließlich über die Rohwerte. Die Differenzierung in sprachauffällige und nicht sprachauffällige Kinder erscheint somit vage (s. **Tab. 36-1**).

Tabelle 36-1. Vor- und Nachteile des PIMPF.

Vorteile	Nachteile
• schnell durchführbar • schnell auswertbar	• Unstimmigkeiten, Tippfehler in Manual und Protokollbogen • Auditive und visuelle Leistungen sind konfundiert. • Diffenzierung sprachauffällig/nicht sprachauffällig unklar • Gütekriterien werden nicht erfüllt. • nicht normiert

Literatur

Gombert, J. E. (1990): Le développement métalinguistique. Presses Universitaires de France, Paris.

Karmillof-Smith, A. (1986): From meta-process to conscious acces. Cognition, 23: 95–147.

Karmillof-Smith, A. (1987): Beyond Modularity. MIT Press, Cambridge.

Kreutz, A. (2000): Metaphonologische Fähigkeiten und Aussprachestörungen im Kindesalter. Peter Lang, Frankfurt.

Verfasserinnen: Michaela Himmel, Sina Schmidt.

37 PLAKSS – Psycholinguistische Analyse kindlicher Sprechstörungen

A. Fox
(Hacourt Test Services GmbH, Frankfurt/Main, 2. Auflage 2005)

37.1 Testart

Entwicklungstest zur qualitativen und quantitativen Analyse phonologischer Prozesse bei kindlichen Aussprachestörungen.

37.2 Geltungsbereich

In der Validierungsstudie des Tests wurden Kinder im Alter von 2;6 bis 6;0 Jahren untersucht. Im Manual wird kein anderer Altersbereich angegeben, so dass von dem oben genannten Bereich ausgegangen werden kann.

37.3 Material

Teil 1 enthält das Bildmaterial (Ringbuch mit 99 farbigen Items) und den 25-Wörter-Test in Form von 30 einzelnen Bildkarten (dem Bildmaterial entnommen), Teil 2 beinhaltet zwölf verschiedene Protokoll- und Auswertungsbögen (Protokollbogen zum Prozess- und Lautbefund, Protokollbogen zum 25-Wörter-Test zur Überprüfung der Lautbildungskonsequenz, PLAKSS-Screeningbogen zum Sprechentwicklungsstand, Auswertungsbogen «Physiologische phonologische Prozesse», Auswertungsbogen «Idiosynkratische phonologische Prozesse», Auswertungsbogen zur Feststellung des phonetischen Inventars, Auswertungsbogen zur Feststellung des phonemischen Inventars, Auswertungsbogen zur Überprüfung der Konsonantenverbindungen, Auswertungsbogen zur Silbenstrukturanalyse, Darstellungsbogen des Behandlungsstandes bezüglich des phonetischen Inventars, Darstellungsbogen des Behandlungsstandes bezüglich des phonemischen Inventars und ein Darstellungsbogen bezüglich der Lautbildungskonsequenz). Eine CD mit Hörbeispielen und die Handanweisung sind ebenfalls enthalten.

37.4 Testaufbau

Der Test ist als Bildbenennungsverfahren aufgebaut, bestehend aus:

* einer Kurzform mit 31 Items, zur Beurteilung, ob eine Aussprachestörung vorliegt

* einer Prozessanalyse nebst Erstellung eines Phoneminventars anhand von 99 Testbildern

* eine Überprüfung der Lautbildungskonsequenz anhand des 25-Wörter-Tests (31 Items).

37.5 Grundkonzept

Fox (2003) differenziert vier verschiedene Subgruppen von Aussprachestörungen in Anlehnung an ein modellorientiertes Klassifikationsschema von Dodd (1995). Sie unterteilt in Artikulationsstörungen, verzögerte phonologische Entwicklung, konsequente phonologische Störung und inkonsequente phonologische Störung. Jeder Subgruppe liegt modelltheoretisch eine andere Ursache zu Grunde, die auch einer anderen Behandlung bedarf. Diese Unterteilung entstand aus der Beobachtung verschiedener Autoren, die feststellten, dass es Kinder gibt, die eine rein phonetische Problematik zeigen, andere, die im phonologischen Bereich eine zwar physiologisch ablaufende, aber verzögerte Entwicklung aufweisen, drittens Kinder, die neben physiologischen phonologischen Prozessen auch konsequente unphysiologische Prozesse zeigen und schließlich Kinder, die bei wiederholtem Sprechen eines identischen Items eine inkonsequente Realisation aufweisen. Bei einer *Artikulationsstörung* wird von einer peripheren Ursache der Störung ausgegangen, bei einer *verzögerten phonologische Entwicklung* sind keine peripheren Auffälligkeiten und keine Probleme bei der Verarbeitung und Speicherung linguistischer Merkmale festzustellen. Bei einer *konsequenten phonologische Störung* wird davon ausgegangen, dass die Störungsursache auf der kognitiv-linguistischen Ebene liegt, das heißt, dass Defizite auf den Ebenen Input und/oder Speicherung von linguistischem Material vorliegen (Fox, 2005, S. 45). Für die *inkonsequente phonologische Störung* gäbe es Belege, dass die Ursache der Störung auf der Ebene der «Versammlung» und Anordnung der Sprachlaute, die für ein bestimmtes Wort notwendig sind, liegt (Fox, 2005, S. 46). «Diese vier Untergruppen unterliegen strengen Kriterien und basieren auf der Analyse von artikulatorischen und phonologischen Prozessen und der Konsequenz in der Wortrealisation» (Fox, 2005, S. 44f).

37.6 Manual

Es werden die theoretischen Grundlagen und die Studien zum Testmaterial inklusive der Normwerttabellen ausführlich erläutert. Auf das Material und die Durchführung des Tests wird kurz, aber ausreichend, eingegangen. Die Auswertung und Interpretation wird anhand einiger Beispiele verdeutlicht. Am Ende werden kurz Hinweise zu aus den einzelnen Störungsbildern resultierenden Therapieansätzen gegeben.

37.7 Durchführung

Das Kind benennt nacheinander die 99 Testbilder bzw. die 31 Bilder des Screenings, der Untersucher transkribiert auf dem Protokollbogen.

Die Items des 25-Wörter-Testes sind fast alle in den 99 Testbildern schon enthalten bzw. mit den Bildern des Screenings identisch. Die Reaktionen des Kindes können später auf den Protokollbogen des 25-Wörter-Testes übertragen werden. Die 25 Wörter müssen dann in der gleichen Untersuchungsstunde vom Kind noch zweimal benannt werden. Die Testanweisungen und mögliche Hilfestellungen in ihrer hierarchischen Reihenfolge werden genau vorgegeben.

37.8 Auswertung

Die Testleiterin sollte die phonetische Transkription sicher beherrschen. Die Auswahl eines der zehn Auswertungsbögen obliegt dem Testdurchführenden.

Die ermittelten Daten werden in die Bögen eingetragen. Daten zur Ausspracheentwicklung können auf dem Befundbogen gleich mit den dort angegebenen Altersnormen verglichen werden. Die Auswertung kann sich auf die Prozess- und Inkonsequenzanalyse beschränken oder, je nach Bedarf, weitere Aspekte der Sprachentwicklung (z. B. Silbenstruktur) einbeziehen. Für die Auswertung ist es notwendig, sich mithilfe der Beschreibungen und Beispiele im Manual gründlich in die hier verwandte Begrifflichkeit der Prozessanalyse einzuarbeiten.

Die ermittelten Daten können den vier Störungsuntergruppen (vgl. Grundkonzept) über die Unterscheidung von physiologischen und pathologischen phonologischen Prozessen sowie über Auszählen der Auftretenshäufigkeit zugeordnet werden.

37.9 Gütekriterien

Objektivität. Die Objektivität des Verfahrens scheint gegeben, da im Manual genaue Angaben zur Durchführung, Auswertung und Interpretation vorliegen. Die Interrater-Reliabilität bei drei verschiedenen Untersuchern lag bei der Klassifikationsanalyse bei 95 Prozent.

Weitere Daten zur Reliabilität oder Validität liegen nicht vor. Hier wird von der Autorin auf interkulturelle Studien verwiesen, die in diversen anderen Sprachen gleiche Verteilungsprinzipien bezüglich der vier Untergruppen und der phonologischen Prozesse belegen. Diese Universalität sei der Nachweis für die Validität des Testes (Fox 2005).

Normen. Die Altersangaben zur Phon- und Phonementwicklung sowie zum Auftreten phonologischer Prozesse in der deutschen Sprache entstammen einer Untersuchung an 177 monolingual aufwachsenden Kindern im Alter von 1;6 bis 5;11 Jahren. Diese Kinder wurden in neun Altersgruppen zusammengefasst (je zehn Jungen und zehn Mädchen) und mit dem vorliegenden Testmaterial untersucht. In einer weiteren Studie wurden 100 Kinder im Alter von 2;6 bis 8;0 Jahren, die wegen Verdachts auf eine Sprechstörung überwiesen wurden, bezüglich der Einteilung in das Klassifikationsmodell von Dodd (1995) ebenfalls mit der PLAKKS untersucht. Hier ergab sich eine eindeutige Zuordnung jedes Probanden zu einer der vier Untergruppen. Weitere Normdaten sind in Vorbereitung.

Ökonomie. Die reine Durchführungszeit beträgt laut Autorin zehn bis 20 Minuten für die 99 Testbilder sowie weitere zehn Minuten für den 25-Wörter-Test. Erfahrungsgemäß gelingt dieses «gestraffte» Vorgehen nur bei wenigen Kindern, in einigen Fällen kann der Test aufgrund seines Umfanges nicht innerhalb einer

Sitzung durchgeführt werden. Für die Durchführung der Kurzform werden fünf bis zehn Minuten benötigt.

Die Auswertungsdauer variiert je nach Auswahl der Auswertungsbögen. Hierzu liegen keine Zeitangaben vor. Bei Kindern mit mehreren phonologischen Prozessen und/oder unvollständigem Phon-/Phoneminventar beansprucht die Auswertung erfahrungsgemäß mindestens eine Stunde.

Der Anschaffungspreis beträgt 92 Euro. Die Einarbeitung in die Auswertung ist, im Gegensatz zur Einarbeitung in die Durchführung, aufwendig, da die Möglichkeiten zur Auswertung vielfältig sind.

37.10 Kommentar

Die PLAKSS ist ein theoretisch fundiertes Analyseverfahren zur Beschreibung von Aussprachestörungen. Erstmalig werden ein Klassifikationsmodell und darauf aufbauend konkrete Therapieableitungen angeboten. Deshalb ist die Therapierelevanz als hoch einzustufen. Zusätzlich kann mit der PLAKSS der Verlauf einer Behandlung protokolliert werden. Als wenig hilfreich während der Testdurchführung erwiesen sich die zu eng bedruckten unübersichtlichen Protokollbögen. Das Bildmaterial ist gut zu erkennen, jedoch stellt es nicht immer den Prototypen einer bildlichen Darstellung dar. Leider fehlen wichtige Nachweise zu den Gütekriterien (s. **Tab. 37-1**).

Tabelle 37-1. Vor- und Nachteile des PLAKSS.

Vorteile	Nachteile
• Bietet Klassifikationsschema der Störungen.	• für einige Kinder zu lang, Durchführung nicht immer in einer Stunde möglich
• standardisiert und normiert	• unübersichtliche Protokollbogen
• hohe Therapierelevanz	• Testbilder sind nicht realitätsgetreu und eher wenig ansprechend
• Verlaufsprotokollierung möglich	• keine differenzialdiagnostische Abgrenzung einer inkonsequenten phonologischen Störung zur Entwicklungsdyspraxie möglich
	• fehlende Nachweise der Validität und Reliabilität

Literatur

Fox, A. V. (2003): Kindliche Aussprachestörungen. Schulz-Kirchner Verlag GmbH, Idstein.

Dodd, B. (1995): Differential diagnosis and treatment of children with speech disorders. Whurr Publishers, London.

Verfasserin: Meike Hinck.

38 POD – Prüfung optischer Differenzierungsleistungen

F. Sauter
(Hogrefe, Göttingen 2001)

38.1 Testart

Entwicklungstest zur Prüfung optischer Differenzierungsleistungen.

38.2 Geltungsbereich

Kinder von 5;0 bis 7;7 Jahren, Gruppen von fünf Kindern zwischen 5;0 bis 5;11 Jahren, Gruppen von zehn Kindern ab 6;0 bis 7;7 Jahren.

38.3 Testmaterial

In einer Mappe befinden sich das Testheft mit sechs Testseiten zu den einzelnen Items, die Handanweisung, eine Schablone und ein Lösungsschlüssel.

38.4 Testaufbau

Die optischen Differenzierungsleistungen, die ein Schulanfänger beim Erfassen von Buchstaben, Ziffern, Wörtern und Zahlen erbringen muss, werden getestet.

Es existiert keine Kurzform. Vor dem Test wird aber ein Vorlauf zur Sicherung des Testablaufs durchgeführt. Es werden individuelle Hilfestellungen gegeben sowie Lob und Feedback eingesetzt. Der Test ist als Einzel- und Gruppentest durchführbar. Die maximale Gruppengröße sollte nicht mehr als 20 Kinder betragen.

38.5 Grundkonzept

Die POD erfasst laut Autor kognitive und behaviorale Defizite, bildet die Basis für Förderprogramme (optomotorische Koordination, Feinmotorik, optische Basisdifferenzierungsfähigkeit) und für die Aufhebung von soziokulturellen Einflussfaktoren bei der Testdurchführung. Die POD wird als Einschulungstest sowie als klinischer Entwicklungstest eingesetzt. Die dargestellten theoretischen Grundlagen beziehen sich auf ein psychologisches Grundmodell (vgl. Oerter, 1973). Die Vorüberlegungen basieren auf den durch Piaget (1975) begründeten entwicklungspsychologischen Theorien sowie auf der von Gibson (1972) propagierten lerntheoretischen Wahrnehmungsentwicklung. Reihenuntersuchungen in Vorschulklassen deuteten auf die Notwendigkeit von Förderprogrammen zur optischen Differenzierungsleistung bei der Erfassung von Buchstaben, Ziffern, Wörtern und Zahlen hin wie auch auf die Notwendigkeit zur Auflösung von soziokultureller Abhängigkeit von Testergebnissen. Optische Differenzierungsleistungen wurden in Zusammenhang gebracht mit Intelligenzleistungen. Dazu veröffentlichte der Autor zahlreiche Studien. Je nach altersabhängigem Entwicklungsstand ist der Test in unterschiedlicher Gruppengröße durchführbar.

38.6 Manual

Das Manual beinhaltet ausreichend Informationen in verständlicher Sprache zur Durchführung und Auswertung des Tests, inklusive einer Auswertungsschablone.

38.7 Durchführung

Besondere Fähigkeiten sind nicht erforderlich. Die Testleiterin muss die Instruktionen beherrschen und sich auf eine Vorlaufphase einstellen. Bei Überschreitung einer Gruppengröße von zehn Kindern wird ein Helfer eingesetzt. Die Handhabung des Tests ist einfach und in der Praxis gut umsetzbar.

38.8 Auswertung

Eine Schablone und ein Lösungsschlüssel stehen zur Auswertung zur Verfügung. Für die Rohwerte werden in einer Tabelle die zugehörigen Prozentränge und T-Werte angegeben. Eine objektive Auswertung des Datenmaterials ist gegeben.

38.9 Gütekriterien

Objektivität. Eine standardisierte Durchführung wird durch sehr genaue Instruktionen und Handlungsvorgaben gewährleistet. Die Auswertungsobjektivität ist gegeben durch ein sehr einfaches Bepunktungssystem und durch eine Auswerteschablone. Die Interpretationsobjektivität scheint durch die Angabe von Vertrauensintervallen erfüllt zu sein.

Reliabilität. Die Zuverlässigkeit dieses Tests wurde anhand der Split-half-Methode getestet. Die Korrelation ergab einen sehr hohen Korrelationskoeffizienten ($r = .91$). Die Messung der inneren Konsistenz wurde nach Cronbachs Alpha vorgenommen und ergab einen hohen Reliabilitäts-Koeffizienten von $\alpha = .89$ bei Vorschulkindern sowie von $\alpha = .84$ bei Schulkindern. Eine praktische Differenzierbarkeit und Genauigkeit der Items ist gegeben.

Validität. Berechnet wurden die Konstruktvalidität und die prognostische Validität. Zur Bestimmung der Konstruktvalidität wurde eine Faktorenanalyse durchgeführt. Dabei ergab sich eine einfaktorielle Lösung. Es handelt sich also um einen eindimensionalen Test mit einem Hauptfaktor. Die Varianzaufklärung lag bei 46,47 Prozent für Vorschulkinder und bei 41,91 Prozent für Schulkinder. Die Überprüfung der prognostischen Validität ergab zufrieden stellende Werte ($r = -.47$). Hierbei wurde vom Autor 1977 231 Landschulkindern ungefähr drei Monate vor Schulbeginn getestet. Dabei zeigte sich, dass die POD besser als andere Testverfahren Schulreife, Erfolg und Versagen vorhersagen kann. Die diskriminante Validität der POD wurde durch Korrelationen mit Intelligenztests sowie mit einem Motoriktest überprüft und kann als zufrieden stellend bezeichnet werden ($r = .33$ bis $.44$).

Normen. Die Eichstichprobe wurde in Bayern erhoben. Von den Klassenlehrern wurden 1237 Schulkinder getestet, darunter 584 Mädchen und 653 Jungen. Altersnormen liegen im Abstand von vier Monaten in Form von T-Werten und Prozenträngen vor.

Ökonomie. Die reine Testzeit beträgt laut Autor 15 Minuten und der Probelauf mit Erklärungen etwa 30 Minuten, was die praktische Durchführung bestätigt. Die Testauswertungszeit wird vom Autor nicht exakt angegeben. Nach eigener Einschätzung gelingt die gesamte Auswertung des Testes für je eine Person bei ca. 15 Minuten. Der Anschaffungspreis als Mappe komplett mit je einem Testheft liegt bei 32 Euro. Der Einarbeitungsaufwand zeigt sich am deutlichsten in der Durcharbeitung einer Übungsreihe im Einzeltest oder Gruppentestverfahren und ist angemessen.

38.10 Kommentar

Der Test wird seit 1979 erfolgreich als sprachfreier Einschulungstest und klinischer Entwicklungstest eingesetzt sowie zur klinischen Differenzialdiagnostik, als Forschungsinstrument und zur Kontrolltestung. Die Gütekriterien sind hinreichend nachgewiesen. Der entwicklungspsychologische Zusammenhang zwischen optischer Differenzierungsleistung und Intelligenzleistung wird ausführlich und fundiert dargestellt, gleichzeitig werden Hinweise auf mögliche Ursachen von optischen Differenzierungsproblemen gegeben. Ebenso werden aus der Interpretation der erhobenen Daten weiterführende Fördermaßnahmen angesprochen. Das Material ist kindgemäß, welches sich deutlich erkennbar im Schwierigkeitsgrad für optische Differenzierung steigert. Die POD erfasst Teilleistungen der visuellen Wahrnehmung getrennt von graphomotorischen Leistungen und ist damit als Instrumentarium im Rahmen der Abklärung der Schulfähigkeit nützlich (s. **Tab. 38-1**).

Tabelle 38-1. Vor- und Nachteile der POD.

Vorteile	Nachteile
• einfache Durchführung und Auswertung des Tests	• Der Probevorlauf benötigt oft mehr Zeit als angegeben
• Einzel- und Gruppentestung möglich	• Normen veraltet (1979)
• Sprachfreier Test, deshalb wird der Test auch für gehörlose Kinder eingesetzt	
• Fördermaßnahmen können abgeleitet werden	
• kindgemäßes Material	
• Trennung visueller und graphomotorischer Leistungen	

Literatur

Gibson, E. (1972): The development of perception as an adaptive process. In: Stendler Lavatelli, C.; Stendler, F.: Readings in child behavior and development. Lubinsky, New York.
Oerter, R. (1973): Moderne Entwicklungspsychologie. Auer, Donauwörth.
Piaget, J. (1975): Gesammelte Werke. Klett, Stuttgart.

Verfasserin: Eva-Maria Rosenmayr-Khemiri.

39 RWT – Regensburger Wortflüssigkeits-Test

S. Aschenbrenner, O. Tucha, K. W. Lange
(Hogrefe, Göttingen 2000)

39.1 Testart

Klinischer Test zur Beurteilung formallexikalischer und kategorial-semantischer Wortflüssigkeitsleistungen zur Diagnostik des divergenten Denkens.

39.2 Geltungsbereich

Normdaten liegen für folgende Altersgruppen vor: Kinder von acht bis 15 Jahren, Erwachsene ab 18 Jahren.

39.3 Testmaterial

Der Test besteht aus vier verschiedenen Protokollbögen (formallexikalische Wortflüssigkeit, formallexikalische Kategorienwechsel, semantisch-kategorielle Wortflüssigkeit, semantischer Kategorienwechsel) vor. Zusätzlich benötigt werden eine Stoppuhr und Protokollbögen, eventuell ein Tonbandgerät.

39.4 Testaufbau

In 14 einzeln normierten Untertests wird die verbale Wortflüssigkeit in folgenden Dimensionen erfasst: Überprüfung der formallexikalischen Wortflüssigkeit (fünf Subtests: S-Wörter, P-Wörter, M-Wörter, K-Wörter, B-Wörter) Überprüfung des formallexikalischen Kategorienwechsels (zwei Subtests: Wechsel G-Wörter und R-Wörter/Wechsel H-Wörter und T-Wörter) Überprüfung der semantischen Wortflüssigkeitsleistung (fünf Subtests: Vornamen, Tiere, Lebensmittel, Berufe, Hobbys) Überprüfung des semantischen Kategorienwechsels (zwei Subtests: Sportarten, Früchte, Kleidungsstücke, Blumen).

39.5 Grundkonzept

Es handelt sich um die adaptierte Fassung des *Controlled Oral Association Tests* (COWA, Benton/Hamsher, 1994), ein im englischen Sprachraum eingesetztes Verfahren zur Testung der Wortflüssigkeit. Die Autoren unterscheiden zwischen konvergentem und divergentem Denken. Als konvergentes Denken wird das logische, schlussfolgernde Denken mit dem Ziel, ein geschlossenes Problem zu lösen (Ausgangs- und Zielzustand sind eindeutig definiert) bezeichnet. Divergentes Denken hingegen umfasst flüssiges, originelles Denken, bei dem die Produktion möglichst vieler Lösungsmöglichkeiten angestrebt wird (weder Ziel noch Lösungsweg definiert). Von Patienten mit Störungen des Problemlösens sind Schwierigkeiten bei der Bewältigung des Alltags berichtet worden. Die Ursache der Probleme ist laut Autoren für den Patienten meist nicht ersichtlich, «da sich diese Störung nur im inadäquaten und unvollständigen Ergebnis einer Handlung manifestiert» (Aschenbrenner/Tucha/Lange, 2000, S. 9) und sich die komplexen kognitiven Beeinträchtigungen wenig offensichtlich zeigen. Die Folgen aber seien oftmals Hoffnungslosigkeit bis hin zum sozialen Rückzug. Daher ist es wichtig, die Problemlösefähigkeit in der neuropsychologischen Routinediagnostik untersuchen zu können. Dieser Test lässt laut Aussage der Autoren die Beurteilung des divergenten Denkens zu. Es «haben sich in der neuropsychologischen Diagnostik Wortflüssigkeitsaufgaben durchgesetzt» (Aschenbrenner/Tucha/Lange, 2000, S. 9). Den formallexikalischen Wortflüssigkeitsleistungen liegt ein kognitiver Prozess zu Grunde, der als Gedächtnisabruf (strukturiert phonologisch und/oder lexikalische Suche) mit lexikalischen Beschränkungen beschrieben werden kann. Der Untersuchung der kategorial-semantischen Wortflüssigkeit liegt den Autoren zufolge eher ein Geschwindigkeitsfaktor zu Grunde, während die formallexikalische Wortflüssigkeit zusätzlich noch die Flexibilitätskomponente beinhaltet. Bei der Bearbeitung von Wortflüssigkeitsaufgaben sind folgende Fähigkeiten gefordert: Fähigkeit zur spontanen Produktion von Wörtern (von der Geschwindigkeit kognitiver Verarbeitungsprozesse abhängig), intaktes lexikalisches und semantisches Wissen und die sinnvolle Nutzung dessen, Gedächtnisabruf, flexible Anwendung von Strategien, Koordination des Abrufprozesses, das heißt die Regulierung des Outputs unter Beachtung bestimmter Regeln (hohe Anforderung an exekutive Funktionen).

39.6 Manual

Die zu Beginn gegebene kurze theoretische Einführung ist insgesamt gut verständlich. Außerdem werden in ausreichendem Maße, übersichtlich und klar gegliedert, Informationen zur Testanwendung und Auswertung gegeben.

39.7 Durchführung

Die Untertests können einzeln durchgeführt werden, es wird jedoch die Durchführung von mindestens vier Untertests (aus jeder Kategorie einer) empfohlen. Die zu Testenden werden angeleitet, innerhalb einer Minute oder zwei Minuten möglichst viele Wörter zu nennen, die entweder mit einem bestimmten Buchstaben beginnen (bzw. mit jeweils zwei bestimmten Buchstaben im Wechsel) oder einer bestimmten Kategorie (bzw. zwei bestimmten Kategorien im Wechsel) entsprechen.

39.8 Auswertung

Die Auswertung der Antworten des Probanden erfolgt nach korrekt produzierten Wörtern und nach Fehlern. Die Fehler werden von den Rohpunkten, die durch korrekte Wörter erreicht werden, abgezogen. Als Fehler werden Wiederholungen und Regelbrüche gewertet. Regelbrüche lassen sich in die Kategorien einfache Regelbrüche, Kategorienfehler und Kategorienperseverationen einteilen.

Die Testwerte werden in Prozentränge transformiert. Zur Beurteilung, ob eine Leistung im durchschnittlichen Bereich liegt, sind von verschiedenen Autoren unterschiedliche Klassifikationen vorgeschlagen worden: konservativ (unterdurchschnittlich = PR $\leq$ 10) und allgemein üblich in der psychologischen Diagnostik (durchschnittlich = PR im Bereich von 16 bis 84). Es liegen Prozentränge für eine

Testdauer von einer Minute und zwei Minuten vor. Für alle Fehlerarten gibt es Häufigkeitstabellen, bei denen es sich nicht um Prozentrangtabellen handelt. Für die Einschätzung im klinischen Alltag erscheint eine Beurteilung der Leistung eines Patienten anhand der Daten der Gesamtstichprobe ausreichend, im Einzelfall ist auch die Hinzuziehung der geschlechts- und bildungsspezifischen Tabelle sinnvoll. Allerdings liegt diesen eine wesentlich kleinere Stichprobe zu Grunde. Laut Aussage der Autoren können Minderleistungen bei Wortflüssigkeitsleistungen durch Defizite anderer kognitiver Basisleistungen verursacht sein oder als Folge spezifischer Probleme beim Zusammenwirken beeinträchtigter oder unbeeinträchtigter Leistungen angesehen werden. Eine Diagnose im Sinne eines spezifischen Defizits beim Planen und Problemlösen von offenen Problemen ist erst durch den Ausschluss anderer kognitiver Beeinträchtigungen möglich, die durch ergänzende Verfahren erfasst werden müssen. Als Parameter zur Bewertung des offenen Problemlöseversuchs wird die Anzahl der korrekten Wörter herangezogen. Fehler sollten in Abhängigkeit zu der Anzahl der korrekt genannten Wörter interpretiert werden. Fehler treten in gesunden Stichproben selten auf. Rückschlüsse von Fehlern auf zu Grunde liegende Leistungsdefizite sind weiter abzusichern, können im Einzelfall aber gezogen werden. Kategorienperseverationen weisen auf eine Beeinträchtigung des «supervisory system» hin. Repetitionen deuten auf abnorme Gedächtnisspeicherungsprozesse hin. Regelbrüchen werden aufgrund ihrer geringen Auftretenshäufigkeit eine besondere klinische Bedeutung zugewiesen. Sumerall, Timmons, James, Ewing und Oehlert (1997) fanden diese Fehler ausschließlich bei älteren Probanden über 80 Jahren, die über eine geringe Schulbildung verfügten.

39.9 Gütekriterien

Objektivität. Die Durchführungsobjektivität ist als gut zu bewerten. Die Auswertungsobjektivität ist von der richtigen Protokollierung der Antworten abhängig, daher wird eine Tonbandaufnahme empfohlen. Unter Beachtung der Auswertungsregeln ist eine hohe Auswertungsobjektivität gegeben. Die Interpretationsobjektivität wurde von den Autoren nicht weitergehend untersucht. Es werden jedoch Normwerte bzw. Prozentränge angegeben. So ist die Interpretationsobjektivität als hoch einzuschätzen, wenn lediglich beurteilt werden soll, ob eine durchschnittliche oder unterdurchschnittliche Leistung vorliegt. Die Möglichkeiten zur Analyse von Fehlern bleiben vage.

Reliabilität. Die Interrater-Übereinstimmungsmaße (mittlere prozentuale absolute Übereinstimmung von sechs Raterpaaren bei der Beurteilung von je zehn

Rohdatenbögen, r = .99) werden für die einzelnen Untertests angegeben. Als Kennwert für die Übereinstimmung hinsichtlich der Anzahl der korrekten Wörter wurden die mittleren Intraclasskoeffizienten (ICC) berechnet. Die Werte können als sehr hoch eingeschätzt werden (ICC: .99). Die Retest-Reliabilität wurde anhand einer Stichprobe von 80 Personen erhoben, die in einem Abstand von drei Wochen wiederholt getestet wurden (r_{tt} = .72 bis r_{tt} = .89). Die Reliabilitäts-Koeffizienten sind mit ausreichend bis zufrieden stellend zu beurteilen. Dies entspricht vergleichbaren Studien im englischen Sprachraum (Lezak, 1995).

Validität. Zur Inhaltsvalidität führen die Autoren aus, es handele sich um ein weltweit routinemäßig durchgeführtes Paradigma zur Erfassung divergenten Denkens, dessen Sensitivität zur Beschreibung von Defiziten hirngeschädigter Patienten in anderen Ländern wiederholt nachgewiesen worden sei. Zur Überprüfung der Konstruktvalidität wurden die Interkorrelationen der einzelnen Untertests berechnet, um die konvergente und diskriminante Validität zu bestimmen. Es ergaben sich Werte von r = .33 bis .75.

Normen. 884 Probanden wurden untersucht. Normwerte wurden sowohl für eine Testdauer von einer, als auch von zwei Minuten berechnet. Über alle Altersstufen hinweg sind keine Geschlechts- und nur geringe Bildungseffekte beobachtet worden (für einzelne UT jedoch deutliche Effekte).

Ökonomie. Wird zu jedem der vier Flüssigkeitsparadigmen ein Untertest durchgeführt, wie im Manual vorgeschlagen, beträgt die Durchführungsdauer zwischen fünf und zehn Minuten. Zur möglichen Auswertungszeit existieren im Manual keine Angaben. Nach eigener Einschätzung hält sich diese aber sehr im Rahmen, da nur geäußerte Wörter auf ihre Gültigkeit hin untersucht und gezählt werden müssen. Der Anschaffungspreis liegt mit 65 Euro vergleichsweise niedrig. Der Einarbeitungsaufwand ist aufgrund der einfachen Durchführungsweise und des übersichtlichen Manuals gering.

39.10 Kommentar

Der RWT ist im deutschsprachigen Raum das erste und einzige Testverfahren zur Untersuchung des divergenten Denkens, speziell der Wortflüssigkeit. Der Test verlockt durch seine schnelle Durchführbarkeit und die große vorliegende Datenmenge und -breite. Ebenfalls sehr bestechend ist die flexible Art der Durchführung, bei der trotzdem eine weitgehend standardisierte und normierte Auswertung möglich ist. Das theoretische Konstrukt allerdings lässt für Anwender Fragen offen zum Beispiel bezüglich der Therapierelevanz, eines weiteren differenzialdiagnostischen Vorgehens, der Zusammenhänge mit kognitiven Basisleistungen und des zu Grunde liegenden Sprach- bzw. Kognitionsmodells. Wünschenswert wäre eine Normierung auch für verschiedene Sprachstörungen. Das Verfahren ist einsetzbar bei neurologischen Erkrankungen und für Kinder von acht bis 15 Jahren; zum Beispiel bei Stottern oder Lese-Rechtschreibschwäche ist der Test eine sinnvolle Ergänzung zur Routinediagnostik in der logopädischen/sprachtherapeutischen Praxis (s. **Tab. 39-1**).

Tabelle 39-1. Vor- und Nachteile des RWT.

Vorteile	Nachteile
• kurze Einarbeitungszeit	• Therapierelevanz bleibt fraglich
• flexible Art der Durchführung	• Sprachverarbeitungsmodell nicht erläutert
• wiederholte Testung möglich	
• Standardisierung und Normierung	

Literatur

Benton, A.; Hamsher, K. (1994): Controlled Oral Association Tests (COWA). AJA Associates, Iowa City.
Lezak, M. (1995): Neuropsychological assessment. Oxford University Press, New York.
Sumerall, S.; Timmons, P.; James, A.; Ewing, M.; Oehlert, M. (1997): Expanded norms for the Controlled Oral Word Association Test. Journal of Clinical Psychology, 53: 517–521.

Verfasserin: Petra Schmitz.

40 SETK 2 – Sprachentwick-lungstest für zweijährige Kinder

H. Grimm, unter Mitarbeit von M. Aktas und S. Frevert
(Hogrefe, Göttingen 2000)

40.1 Testart

Sprachentwicklungstest für Kinder zur Erfassung der produktiven und rezeptiven Sprachleistungen.

40.2 Geltungsbereich

Kinder von 2;0 bis 2;11 Jahren.

40.3 Testmaterial

Alle benötigten Materialien sind in der Testbatterie enthalten (insgesamt 57 Bildkarten mit abgebildeten Gegenständen und/oder Situationen und sechs Realgegenstände, Audiokassette zur Durchführung, Manual, Auswertungs- und Protokollbögen, Hartkoffer).

40.4 Testaufbau

Vier Subtests zu den Dimensionen «Sprachverständnis» und «Sprachproduktion»:
Verstehen 1 (Wörter), Verstehen 2 (Sätze), Produktion 1 (Wörter), Produktion 2
(Sätze), insgesamt: 61 Items, keine Abbruchkriterien.

Es existiert für den Untertest Produktion 2 eine verkürzte, nicht normierte
Form. Es wird dabei auf die produktive Verarbeitung jedes einzelnen Satzkonsti-
tuenten (durch ein festes Abfrageformat) verzichtet, so dass nur die freie Antwort
des Kindes ausgewertet wird. Gezählt wird hier die Anzahl der vom Kind produzierten Wörter pro Bild. Anschließend wird ein Durchschnittswert errechnet.
Es erscheint sinnvoll, diese Screeningform bei Kindern einzusetzen, bei denen
abzusehen ist, dass sie nur eine geringe Aufmerksamkeitsspanne haben. Die
Ergebnisse der Screeningform korrelieren hoch mit denen der ausführlichen
Testform.

40.5 Grundkonzept

In den dargestellten theoretischen Grundlagen zeichnet sich ein psychologisch
geprägtes Sprachmodell ab. Es wird ausdrücklich der enge Zusammenhang
zwischen der frühen sprachlichen Entwicklung und beispielsweise sozial-kommunikativen und kognitiven Entwicklungsverläufen betont. Da «Störungen im
sprachlichen Bereich immer auch auf Störungen in diesen nicht-sprachlichen
Bereichen» verweisen, sei die frühe Diagnose so wichtig (vgl. Grimm, 2000, S. 7).
Die Wortschatzentwicklung wird in Anlehnung an Rothweiler und Meibauer
(1999) beschrieben und die Auslöser des sogenannten «Wortschatzspurtes», des
sprunghaften Ansteigen des kindlichen Wortschatzes um den 16. Lebensmonat,
diskutiert. Die Autorin hebt hervor, dass Kinder, die mit zwei Jahren noch keinen
produktiven Wortschatz von wenigstens 50 Wörtern aufweisen («late talkers»)
als Risikokinder für Entwicklungsstörungen (vgl. Grimm, 2000) gelten.

Bei der kurzen Darstellung der grammatikalischen Entwicklung wird auf die
inhaltliche Differenzierung des Wortschatzes in Kategorien eingegangen und die
durchschnittliche Äußerungslänge als ein aussagefähiges Maß für Fortschritte
auf syntaktischer Ebene bezeichnet. Hierzu wird im Test der Index DAWA
(durchschnittliche Anzahl der Wörter pro Antwort) als Vergleichsmaß eingeführt (Grimm, 2000).

Grimm (2000) beschreibt, dass das Sprachverstehen sowohl qualitativ als auch
quantitativ der Produktion voraus geht. Leider wird allzu oft auf frühere oder
gerade im Druck befindliche Literatur verwiesen, so dass das zu Grunde liegende

Sprachmodell zwar plausibel erscheint, aber nur oberflächlich in der Handanweisung belegt wird.

40.6 Manual

Das Manual beinhaltet ausreichend Informationen in verständlicher Sprache zur Durchführung und Auswertung des Tests. Innerhalb der Testgütekriterien hätte man sich an einigen Stellen detailliertere Angaben und Erklärungen gewünscht.

40.7 Durchführung

Die Handhabung des Testes ist einfach und in der Praxis gut umsetzbar. Eine standardisierte Durchführung aller Untertests wird durch sehr genaue Instruktionen und Handlungsvorgaben gewährleistet. Eine ansprechende Hilfe ist auch die beiliegende Kassette mit Hörbeispielen zur Testdurchführung.

40.8 Auswertung

Die Auswertung der Rohwerte der Untertests 1 bis 3 ist durch die Beurteilung: «richtig/falsch» schnell durchzuführen. Für den Untertest 3 ist zusätzlich eine hilfreiche Auswertungstabelle mit Beispielen aufgeführt. Da im Untertest Produktion 2 eine freie Antwort des Kindes erwartet wird, ist die Auswertung hier recht komplex. Es wird zudem bei der Punktevergabe auf zwei Ebenen gewertet (lexikalisch und syntaktisch). So ist für den Testleiter das mehrmalige Durchführen der Auswertung dieses Untertests nötig, um eine möglichst objektive Auswertung zu gewährleisten.

Zur Interpretation der Testergebnisse lassen sich die Rohwerte in T-Werte und Prozentränge mittels zweier Tabellen umwandeln (Altersgruppe 1: Kinder zwischen 24 und 29 Monaten und Altersgruppe 2: Kinder zwischen 30 und 35 Monaten). Geschlechtsspezifische Differenzen werden dabei nicht berücksichtigt.

Für die T-Werte werden Standardmessfehler und Vertrauensintervalle angegeben. Die Daten zeigen, dass die **Vertrauensintervalle** bei den Untertests Produktion 1, Verstehen 1 und 2 eine Überschneidung mit dem Normalbereich aufweisen, das heißt, man kann bei einem entsprechend unterdurchschnittlichen Wert nicht sicher von einer unterdurchschnittlichen Leistung ausgehen. Lediglich beim Untertest Produktion 2 kann sicher davon ausgegangen werden, da der gesamte Vertrauensbereich unterhalb der Grenze des Normalbereiches liegt (Grimm, 2000).

Die Autoren sprechen zudem von einem grammatischen Entwicklungsniveau, das man durch den Test ermitteln könne. Eine Anleitung hierzu findet sich im Manual jedoch nicht, hier wird auf weiterführende Literatur verwiesen.

40.9 Gütekriterien

Objektivität. Die Durchführungsobjektivität und Interpretationsobjektivität sind als gut zu bewerten, im Bereich der Auswertungsobjektivität liegen hohe Übereinstimmungen von über 90 Prozent bei zwei Auswertern vor.

Reliabilität. Die Konsistenzschätzungen (Cronbachs Alpha) lieferten für die Verstehenstests eher niedrige Werte ($\alpha = .28$ bis $\alpha = .69$) und für die Produktionstests hohe Werte von $\alpha = .85$ bis $\alpha = .93$. Insgesamt variieren die Werte zur mittleren Aufgabenschwierigkeit zwischen $p = 29{,}94$ (Produktion 2/Altersgruppe 1) und $p = 83{,}15$ (Verstehen 1/Altersgruppe 2). Der Untertest Verstehen 1 ist demnach für die Altersgruppe 2 zu leicht (Deckeneffekt). Dies gilt auch für den Untertest Produktion 1, der für diese Altersgruppe einen Wert von $p = 76{,}41$ erreicht. Der o. g. Wert von $p = 29{,}94$ kennzeichnet demgegenüber einen zu schweren Untertest für die entsprechende Altersgruppe. Grimm gibt an, dass die Verstehensaufgaben also leichter seien. Das mache entwicklungspsychologisch Sinn, werde allerdings auch mit teilweise unbefriedigenden Trennschärfen erkauft. Höhere Anforderungen hätten hier noch deutlicher zwischen auffälligen und nicht auffälligen Leistungen der Kinder im Bereich Sprachverständnis unterschieden. Die Trennschärfen zeigen deutlich, dass die Untertests für den Bereich Sprachverständnis im Verhältnis zum Gesamttest zu wenig genau zwischen hohen und niederen Leistungen trennen (Verstehen 1/Altersgruppe1: $r_{it} = .39$, Altersgruppe 2: $r_{it} = .29$/Verstehen 2/Altersgruppe 1: $r_{it} = .12$, Altersgruppe 2: $r_{it} = .33$).

Validität. Bei der Interkorrelation der Subtests, berechnet mit der Pearson Produkt-Moment-Korrelation, zeigen sich mittlere bis gute Zusammenhänge ($r = .49$ bis $.86$). Grimm interpretiert, dass die grammatische Entwicklung sich abhängig von der Entwicklung des Wortschatzes gezeigt habe. Deutliche Leistungsunterschiede in der Sprache für die Altersgruppen 1 bis 4 (in 3-Monats-Schritten) lassen sich auch durch Mittelwertsvergleiche und Varianzanalysen aufzeigen. Diese Ergebnisse sprechen für einen Leistungsanstieg mit dem Alter, so dass der SETK 2 hier seinem Anspruch als Entwicklungstest nachkommt. Es wird aber deutlich, dass an der Schnittstelle der im Test festgelegten Altersgruppen (hier

z. B. also zwischen Altersgruppe 2 und Altersgruppe 3) für die UT Verstehen 1 und Verstehen 2 nur ein Signifikanzniveau von p > .05 erreicht wird. Im UT Produktion 1 unterscheiden sich die Leistungen von Kindern, die bezüglich ihres Alters an der Schnittstelle zwischen zwei Altersgruppen liegen, nicht signifikant voneinander. Bei Kindern, die altersmäßig dicht an der Altersgruppengrenze liegen, kann der Untertest also nur sehr ungenau zwischen altersentsprechenden und nicht-altersentsprechenden Leistungen unterscheiden. So bleibt bei dem gewählten Auswertungsraster in Halbjahres-Schritten die Entwicklungssensitivität fraglich.

Im Bereich der Kriteriumsvalidität wurden geschlechtsspezifische Unterschiede, die Stellung in der Geschwisterreihe (Erstgeborene oder Einzelkinder schnitten im SETK 2 deutlich besser ab als andere Kinder, p < .01) und signifikante Beziehungen zwischen dem erfragten Bildungsstand der Mütter und den produktiven Sprachleistungen im Test aufgezeigt (p < .05).

Die prognostische Validität wurde mit dem Subtest Produktion 1 (SETK 2 durchgeführt mit 24 Monaten) geprüft und in Relation zu den Leistungen mit 36 Monaten in einer Vorversion des SETK 3-5 gesetzt. Die Kinder, die in der ersten Testung auffielen, taten dies auch bei der zweiten. Hier wäre eine Validierung anhand anderer konstruktfremder Testverfahren aufschlussreich gewesen.

Normen. Die Normen wurden in einer Stichprobe von 283 Kindern an fünf bundesdeutschen Standorten ermittelt. Die angekündigte «möglichst breite Verteilung», bei der «Kinder an unterschiedlichen Orten vom Süden bis (fast) in den Norden und Osten getestet» (Grimm, 2000, S. 53) werden sollten, erscheint fraglich aufgrund der Tatsache, dass Bielefeld, Hannover, Göttingen und Magdeburg eine relativ geringe Deutschlandstreuung abbilden, aber ca. 90 Prozent der Testkinder beheimaten (Grimm, 2000, S. 53).

Ökonomie. Die Testzeit laut Autoren beträgt 25 bis 30 Minuten, was die praktische Durchführung bestätigt. Die Kurzversion liegt bei 15 bis 20 Minuten. Die Testauswertungszeit wird von den Autoren nicht angegeben. Nach eigener Einschätzung gelingt die gesamte Auswertung des Testes in ca. 20 Minuten. Der Anschaffungspreis liegt im Verhältnis zum gelieferten Material im oberen Bereich (318 Euro). Der Einarbeitungsaufwand ist beim Untertest Produktion 2 am größten, erscheint aber insgesamt angemessen.

40.10 Kommentar

Dies ist der erste und bisher einzige standardisierte und normierte Sprachtest für Kinder der Altergruppe 24 bis 36 Monate. Der Test ist gut geeignet für eine quantitative Einschätzung der untersuchten Leistungen eines Kindes. Eine Prognose, ob das Kind den Rückstand aufholt, ist jedoch kaum möglich. Für qualitative Aussagen und als Grundlage zur Therapieplanung ist der Test deshalb nicht geeignet. Er ist durch seine kurze Testdauer für alle diejenigen geeignet, die sich schnell einen Überblick über den Sprachstand eines Kindes verschaffen möchten (auch in pädagogischen Einrichtungen oder für Kinderärzte). Eine weiterführende Diagnostik anderer für die Sprachentwicklung relevanter Bereiche (Prosodie, Kognition, soziale und interaktive Parameter, Sensorik, Motorik) ist dann allerdings für Sprachtherapeuten zu empfehlen.

Beim Untertest «Verstehen 2» befinden sich, wie bei vielen rezeptiven Tests, auf jeder Bildkarte vier Abbildungen komplexer Situationen. Bei der praktischen Prüfung stellte das visuelle Erfassen der Bilder hohe Anforderungen, die teilweise auf Kosten der Aufmerksamkeit zur Erfassung des sprachlichen Inputs gingen. Im Testmanual werden die Kriterien für die Itemauswahl nur für den Untertest Produktion 1 genannt. Bei den Verständnistests sind keine Begründungen für die Auswahl der Ablenker-Items angeben. Bei der Durchführung des Tests zeigte sich, dass das Item «Bilderbuch» im Untertest Produktion 1 für die Kinder schwer zu erfassen ist, da das auf dem Buch abgebildete Schiff ins Auge springt und dann auch benannt wird. So lässt sich für dieses Item auch eine nicht zufrieden stellende korrigierte Trennschärfe von r_{it} = 0,31 ablesen (Grimm, 2000). Die Instruktionen für die Untertests Produktion erwiesen sich in der praktischen Anwendung als zu lang für die Kapazität der zu testenden Altergruppen.

Die Auswertung des Tests bietet quantitative Aussagen bezüglich der sprachlichen Leistungen und des sprachlichen Entwicklungsniveaus eines Kindes. Der Test überprüft, ob das jeweilige Kind gefährdet ist, eine Sprachstörung zu entwickeln. Die Prüfdimensionen sind dabei die Sprachproduktion und -rezeption. Andere Sprachmodalitäten werden nicht einbezogen. Es ergeben sich keine Hinweise auf Therapieziele, Prioritäten oder qualitative Sprachaspekte. Aus diesen Gründen muss die Therapierelevanz des Testes als gering eingeschätzt werden. Insgesamt mehren sich Hinweise, dass der SETK 2 zu wenig sensitiv ist. Dies liegt auch an der Itemauswahl (s. **Tab. 40-1**).

Tabelle 40-1. Vor- und Nachteile des SETK-2.

Vorteile	Nachteile
• einfache Durchführung und Auswertung des Tests	• Bestimmung des grammatischen Entwicklungsniveaus (und damit eine qualitative Aussage bzgl. der untersuchten Leistungen) ist anhand der angegebenen Informationen nicht möglich
• einziger standardisierter und normierter Test für Kinder dieser Altersgruppe	
• Aussagen bezüglich der quantitativen Leistung – bezogen auf die in den Untertests untersuchten Fähigkeiten – eines Kindes möglich	• Die Einteilung der zwei Altersgruppen ist nicht gut gewählt, da so Kinder zwischen ca. 27 bis 32 Monaten unzureichend getrennt werden.
• Indikation zu frühzeitiger Therapie/weiterer Beobachtung möglich, da Risikokinder mithilfe des Tests erkannt werden können	• Es gibt keine Hinweise zur Therapiegestaltung
	• Teile des Materials sind für Kinder der Altergruppe wenig geeignet
	• Die Instruktionssätze für die Untertests Verstehen 1+2 sind zu lang

Literatur

Rothweiler, M.; Meibauer, J. (1999): Das Lexikon im Spracherwerb – ein Überblick. In: Meibauer, J.; Rothweiler, M. (Hrsg.): Das Lexikon im Spracherwerb. Francke, Tübingen.

Verfasserinnen: Viola Kalthöner und Petra Schmitz

41 SETK 3-5 – Sprachentwicklungstest für drei- bis fünfjährige Kinder

H. Grimm, unter Mitarbeit von M. Aktas und S. Frevert
(Hogrefe, Göttingen 2001)

41.1 Testart

Entwicklungstest. Der SETK 3-5 erfasst die rezeptiven und produktiven Sprachfähigkeiten drei- bis fünfjähriger Kinder.

41.2 Geltungsbereich

Kinder zwischen 3;0 bis 5;11 Jahren.

41.3 Testmaterial

Der Inhalt eines kompletten Testsatzes besteht aus folgenden Teilen: Manual, zehn Protokollbögen 3;0 bis 3;11 Jahre, zehn Protokollbögen 4;0 bis 5;11 Jahre, ein Bildkartensatz «Verstehen von Sätzen (VS)», ein Materialset «Verstehen von Sätzen (VS)», ein Bildkartensatz «Enkodierung semantischer Relationen (ESR)», ein Figurensatz «Phonologisches Arbeitsgedächtnis für Nichtwörter (PGN)», ein Bildkartensatz «Morphologische Regelbildung (MR)», eine Tonkassette und

Koffer. Als zusätzliches Material wird in der Testung ein Tonbandgerät oder eine Videokamera benötigt sowie ein Kugelschreiber zum Notieren.

41.4 Testaufbau

Der SETK 3-5 ist für zwei Altersgruppen konzipiert. Die erste Version (3;0 bis 3;11 Jahre) beinhaltet vier Subtests in standardisierter Reihenfolge zu den Dimensionen «Verstehen von Sätzen» (VS), «Enkodierung semantischer Relationen» (ESR), «Phonologisches Arbeitsgedächtnis für Nichtwörter» (PGN) und «Morphologische Regelbildung» (MR). Insgesamt beinhaltet der Test 53 Items. Es existieren keine Abbruchkriterien. Die zweite Version (4;0 bis 5;11 Jahre) beinhaltet fünf Untertests – wiederum in vorgegebener Reihenfolge – zu den Dimensionen «Verstehen von Sätzen» (VS), «Satzgedächtnis» (SG), «Phonologisches Arbeitsgedächtnis für Nichtwörter» (PGN), «Morphologische Regelbildung» (MR) und «Gedächtnisspanne für Wortfolgen» (GW). Insgesamt prüft der Test 71 Wörter. Es existieren keine Abbruchkriterien.

In der praktischen Anwendung fielen Unstimmigkeiten in der Itemauswahl und Handhabung der Testmaterialen auf. So sind die für Manipulationsaufgaben benötigten Materialien teilweise sehr schwierig zu handhaben. Aus linguistischer Sicht stellen die Testitems «Dilecktichkeit», «Glösterkeit» und «Pristobierichkeit» (Untertest 3; Phonologisches Arbeitsgedächtnis für Nichtwörter) substantivierte Adjektive dar, werden im Test für die 3;0- bis 3;11-Jährigen jedoch als Namen für Phantasiefiguren verwendet.

41.5 Grundkonzept

In den dargestellten theoretischen Grundlagen zeichnet sich ein psychologisch geprägtes Sprachmodell ab. Die fortgeschrittenen grammatischen Fähigkeiten, die komplexen Enkodierungsleistungen sowie die Gedächtnisleistungen der Drei- bis Fünfjährigen stehen dabei in einer funktionalen Beziehung zur Sprachkompetenz. Die Herstellung von Beziehungen zwischen semantischen Einheiten ist eng an Fortschritte der syntaktischen und morphologischen Entwicklung gebunden. Der Regelerwerb erfolgt über unterscheidbare Zwischenstufen, so ist die syntaktische Entwicklung eng mit der morphologischen verknüpft (Grimm, 2001). Die sprachliche Repräsentationsfähigkeit wirkt sich zudem auf die kognitive Entwicklung aus. Im SETK 3-5 wird gemessen, wie effizient semantisch-syntaktische oder rein formal-syntaktische Strukturen für das Behalten von

Sätzen genutzt werden können. Es wird ausdrücklich der enge Zusammenhang zwischen Spracherwerb und auditiver Gedächtnisfähigkeit betont. Als drei wichtige Funktionen des auditiven Gedächtnisses nennt Grimm die phonologische Repräsentationsfähigkeit, die Kurzzeitgedächtnisspanne und das Satzgedächtnis. «Das phonologische Arbeitsgedächtnis ist für zentrale Qualitätsmerkmale des Spracherwerbs mitverantwortlich. Interindividuelle Differenzen im Wortschatz, der Sprachproduktion und im Sprachverständnis bei Kindern sind unter anderem durch die Funktionstüchtigkeit des sprachlichen Hilfssystems des Arbeitsgedächtnisses erklärbar.» (Grimm, 2001, S. 12)

Der SETK 3-5 stellt die entwicklungslogische Fortsetzung des SETK 2 dar. Es werden die relevanten Meilensteine der weiteren Sprachentwicklung gemessen: Darunter fallen die fortgeschrittenen grammatischen Fähigkeiten, komplexere Enkodierleistungen sowie auditive Gedächtnisleistungen, die zur Sprachkompetenz in einer funktionalen Beziehung stehen. Dabei wird berücksichtigt, dass dreijährige Kinder noch vollständig mit Problemen des Sprachaufbaus befasst sind. Mit dem Alter von vier Jahren tritt eine neue Ebene des Sprachwissens zutage, so dass dies die Zweiteilung des Tests begründet (Grimm, 2001).

41.6 Manual

Das Manual umfasst 150 Seiten im DIN A4 Format wobei ein übersichtlicher, großer Schriftdruck gewählt wurde Die Tabellen zur Umwandlung der Rohwerte in T-Werte sind für jede Altersgruppe groß, übersichtlich und somit anwenderfreundlich abgebildet. Die Kapitel sind logisch aufeinander aufgebaut und mittels des Inhaltsverzeichnisses schnell zu finden. Im Anhang finden sich Demonstrationsprotokolle.

41.7 Durchführung

Der Test sollte als Spiel eingeführt werden. Die Instruktionen, die auf den Protokollbögen jeweils vor jedem Subtest aufgeführt sind, sollten wortgetreu wiedergegeben werden. Das Kind sollte nach jeder Antwort verstärkt werden, wobei es sich um neutrale Verstärker handeln muss. Der Testleiter sitzt mit dem Kind über Eck am Tisch, auf dem sich nur das gerade benötigte Material befindet; restliche Unterlagen liegen außer Sicht- und Reichweite des Kindes. Es ist zu empfehlen, die Untertest ESR, PGN und SG auf Tonband aufzunehmen. Bei der Durchführung ist die Reihenfolge der Untertests einzuhalten. Es gibt außer bei GW keine

Abbruchkriterien, so dass jeder Untertest vollständig durchzuführen ist. Es ist zu beachten, dass jede Instruktion sowie Testaufgabe nur einmal gegeben werden darf.

41.8 Auswertung

Die Angaben werden im Protokollbogen festgehalten und ein Rohwert ermittelt. Die ermittelten Testrohwerte für jeden Subtest können anhand der Tabellen im Anhang in T-Werte und Prozentränge umgerechnet werden. Außerdem lassen sich Konfidenzintervalle ermitteln. Für den Subtest GW wurden wegen fehlender signifikanter Mittelwertdifferenzen keine T-Werte berechnet. Reproduktionen, die weniger als drei Wörter umfassen, sind als unterdurchschnittlich zu bewerten. Alle anderen liegen im Normbereich bzw. sind ab fünf als gut zu bewerten (Grimm, 2001).

41.9 Gütekriterien

Objektivität. Durch genaue und ausführliche Instruktionen, durchstrukturierte Durchführung der Subtests, klar definierte Aufgaben und deren Kodierung für die Punktvergabe sowie der Möglichkeit, die erzielten Testwerte vor dem Hintergrund der Konfidenzintervalle zu interpretieren, sind sowohl Durchführungs-, Auswertungs- als auch Interpretationsobjektivität gewährleistet.

Reliabilität. Die Reliabilität wurde mittels Konsistenzanalyse geschätzt (Cronbachs Alpha). Mit Werten für die einzelnen Untertests zwischen $\alpha = .62$ und $\alpha = .89$ kann diese als befriedigend bis sehr gut bewertet werden. Es werden zu jedem Untertest in fünf Altersgruppen unterteilt Angaben zu folgenden Unterpunkten gemacht: Stichprobenumfang, Mittelwert, Standardabweichung, mittlere Aufgabenschwierigkeit, mittlere Trennschärfe sowie zur kritischen Differenz zweier Punktwerte.

Validität. Im Manual sind bezüglich der Konstruktvalidität die Interkorrelationen der Untertests (geringe bis mittlere Zusammenhänge ($r = .22$ bis .66) die Altersabhängigkeit der Tests (mittlere Zusammenhänge in allen Subtests bis auf «MR») und die diskriminante Validität z. B. anhand des Wiener Entwicklungstestes (Kastner-Koller/Deimann, 2002)) belegt, indem sich erwartungsgemäß nur nicht signifikante Zusammenhänge zu den Ergebnissen des SETK 3-5 ergaben. Im Rahmen der Prüfung der Kriteriumsvalidität fanden sich keine geschlechtsspezifischen Unterschiede im SETK 3-5. Einzelkinder und Erstgeborene zeigten signifikant bessere Leistungen in allen vier Untertests des SETK 3-5 (p < .05). Ein höherer Bildungsstand der Mutter erbrachte signifikant bessere Leistungen der Kinder bis auf den Subtest PGN, was auf eine biologische Komponente im Rahmen der Fähigkeiten zur phonologischen Repräsentation hinweist.

Normen. Für die Normierung des Tests wurden 495 Kinder in ganz Deutschland (u. a. Bielefeld, Magdeburg, Mannheim) im Alter von 3;0 bis 5;11 Jahren untersucht. Die Kinder sind nach Geschlecht und Alter gleichmäßig verteilt.

Ökonomie. Die Durchführungsdauer beträgt laut Manual 20 bis 30 Minuten. Die Durchführungszeit variiert in Abhängigkeit von den Möglichkeiten des Kindes und kann die angegebenen Zeitangaben überschreiten. Die Auswertungsdauer beträgt ca. 40 Minuten, je nach Übung der Testleiterin. Anschaffungspreis: Test komplett: 388 Euro. Alle Inhaltsteile sind einzeln erhältlich. Der Einarbeitungsaufwand ist relativ hoch.

41.10 Kommentar

Der SETK 3-5 ist ein psychometrisch gut geprüftes Verfahren zur kindlichen Sprachentwicklung. Insgesamt wurden die Gütekriterien bei der Entwicklung des SETK 3-5 gewissenhaft und theoriegeleitet beachtet und erfüllt. Die Auswertung des Tests bietet quantitative Aussagen bezüglich der sprachlichen Leistungen und des Entwicklungsniveaus eines Kindes. Die Prüfdimensionen sind dabei auf Sprachverständnis- und Arbeitsgedächtnisleistungen beschränkt, die über die Modalität «Nachsprechen» geprüft werden. Andere Sprachmodalitäten, zum Beispiel die phonologische Ebene oder die pragmatische Kompetenz, werden nicht oder nur ungenügend einbezogen. Es ergeben sich keine Hinweise auf Therapieziele, Prioritäten oder qualitative Sprachaspekte. Aus diesen Gründen muss die Therapierelevanz des Testes als gering eingeschätzt werden.

Die vergleichsweise kurze Durchführungszeit gewährleistet es, den Test auch innerhalb einer Therapieeinheit durchführen zu können. Für die Therapieplanung ist es jedoch notwendig, ein detaillierteres Profil über die sprachlichen, rezeptiven und produktiven Leistungen eines Kindes zu erfassen. Mit anderen diagnostischen Materialien sind eventuell bessere und ausführlichere Informationen zu erhalten. Er ist durch seine kurze Testdauer aber für alle diejenigen geeignet, die sich schnell einen Überblick über den Sprachstand eines Kindes verschaffen möchten (s. **Tab. 41-1**).

Tabelle 41-1. Vor- und Nachteile des SETK 3-5.

Vorteile	Nachteile
• relativ kurze Testdauer	• Preis
• Test ist standardisiert und normiert	• keine Abbruchkriterien
	• deckt nur Teilbereiche der kindlichen Sprachfähigkeit ab

Literatur

Kastner-Koller, U.; Deimann, P. (2002): Wiener Entwicklungstest WET. Hogrefe, Göttingen.

Verfasserinnen: Maysun Ishneiwer, Eva Lachmann, Friederike Thee.

42 SSV – Sprachscreening für das Vorschulalter

H. Grimm, unter Mitarbeit von M. Aktas und U. Kießig
(Hogrefe, Göttingen 2003)

42.1 Testart

Sprachentwicklungsscreening. Das SSV identifiziert Sprachentwicklungsstörungen bei Kindern zwischen drei und sechs Jahren.

42.2 Geltungsbereich

Kinder von 3;0 bis 5;11 Jahren.

42.3 Testmaterial

In einem Hartkoffer sind alle Materialien, wie elf Bildkarten mit abgebildeten Gegenständen und 14 Figuren, mehrere Protokollbögen, zusätzlich eine CD zur Durchführung und das Manual enthalten.

42.4 Testaufbau

Der Test ist in zwei Altersgruppen unterteilt: 3;0 bis 3;11 und 4;0 bis 5;11 Jahre.

1. Altersgruppe: zwei Subtests zu den Dimensionen «Phonologisches Arbeitsgedächtnis» (Nachsprechen von zwölf Nichtwörtern mit Bildunterstützung) und Pluralbildung (Bildung von zehn Pluralformen mit visueller Unterstützung)

2. Altersgruppe: zwei Subtests zu den Dimensionen «Phonologisches Arbeitsgedächtnis» (Nachsprechen von 18 Nichtwörtern ohne Bildmaterial) und Satzgedächtnis (Nachsprechen von 15 Sätzen, erst kurze sinnhafte, dann komplexe sinnfreie Sätze).

Der SSV ist die Kurzform des SETK 3-5.

42.5 Grundkonzept

Da das SSV die Kurzform des SETK 3-5 ist, basiert das komplette Konzept sowie alle statistischen Werte auf den Inhalten des Haupttests. Im Manual wird deshalb beim Sprachmodell, der Durchführung und bei der Statistik auf den SETK 3-5 verwiesen. Die Autorin weist auf die Anwendungsbereiche des Screenings für kinderärztliche Praxen (Ergänzung zur U8 und U9), logopädische und psychotherapeutische Praxen, Kindergärten und weitere vorschulische Einrichtungen sowie für die Forschung hin.

42.6 Manual

Das Manual ist kurz und knapp gehalten. Die Durchführung und Auswertung des Tests sind ausführlich beschrieben. Wichtige Informationen, Zusammenfassungen und die Instruktion sind durch farbige Rahmen hervorgehoben. Wenn einem der SETK 3-5 nicht genauer bekannt ist, fehlen Informationen zur Testtheorie, zum Sprachmodell und zur Statistik. Angaben zu den Testgütekriterien sind teilweise nicht vorhanden bzw. nicht erklärt. Hier ist besonders schade, dass wieder auf den SETK 3-5 verwiesen wird. Zur Sensitivität und Spezifität wurden die Ergebnisse der Kurzform nur mit Werten des Haupttests verglichen.

42.7 Durchführung

Das Screening lässt sich in der Praxis einfach und gut umsetzen. Die genauen Instruktionen und Handlungsvorgaben sind detailliert beschrieben und nochmals im Protokollbogen aufgeführt. Zur Einübung der Items ist die CD eine ansprechende Hilfe.

42.8 Auswertung

Die Auswertung der Rohwerte der Untertests 1 und 2 der ersten Altersgruppe und des Subtests 1 der zweiten Altersgruppe ist durch die Beurteilung: «richtig/falsch» schnell durchzuführen. Für den Untertest 2 der zweiten Altersgruppe werden alle korrekt wiederholten Wörter des Satzes gezählt. Hierfür gibt es zusätzliche Auswertungsrichtlinien mit Beispielen.

Zur Interpretation der Testergebnisse werden die Rohwerte mit Grenzwerten im Manual und auf dem Protokoll verglichen, um das Risiko einer eventuellen Sprachentwicklungsstörung festzustellen. Liegen beide Ergebnisse unter der kritischen Marke, hat das Kind eine Sprachentwicklungsverzögerung. Ist nur ein Ergebnis unter oder auf dem Grenzwert, liegt ein Risiko vor und das Kind sollte weiter beobachtet werden. Wenn beide Werte über der kritischen Marke liegen, hat das Kind laut Autorin eine altersgerechte Sprachentwicklung. Es liegen aber auch T-Wert- und Prozentrangtabellen für vier unterschiedliche Altersklassen vor.

42.9 Gütekriterien

Objektivität. Zur Durchführungsobjektivität und Interpretationsobjektivität sind im Manual keine Angaben vorhanden.

Reliabilität. Die Konsistenzschätzungen der Kurzform für dreijährige Kinder (Cronbachs Alpha) lieferten für beide Subtests mittlere Werte ($\alpha = .62$ bis $\alpha = .78$) und für vier- bis fünfjährige Kinder mittlere bis hohe Werte ($\alpha = .73$ bis $\alpha = .89$). Insgesamt variieren die Werte zur mittleren Aufgabenschwierigkeit zwischen $p = 44{,}97$ (phonologisches Arbeitsgedächtnis bei 4;0- bis 4;5-jährigen Kindern) und $p = 76.23$ (Satzgedächtnis bei 5;0- bis 5;11-jährigen Kindern). Damit ist der Untertest «Satzgedächtnis» für diese Altersgruppe, und für 4;6- bis 4;11-jährige Kinder (71.99) zu leicht.

Validität. Das SSV wird mit dem SETK 3-5 verglichen, wobei Korrelationen mit durchgängig höchstem Signifikanzniveau angegeben werden. Angaben zur Sensitivität und Spezifität wurden ebenfalls durch den Vergleich mit dem SETK 3-5 bestimmt und sind mit Ergebnissen von 80,0 bis 96,9 Prozent sehr hoch. Das bedeutet, dass das SSV zu 80 bis 90 Prozent Kinder mit einer SES identifiziert.

Normen. Es stehen vier Normgruppen ohne Geschlechtsunterscheidung in den Prozentrangtabellen zur Verfügung, wobei die Anzahl der Kinder in den Altersgruppen zwischen 60 und 162 schwankt. Weitere Ausführungen zur Auswahl und Zusammensetzung befinden sich leider nicht im Manual.

Ökonomie. Die Durchführungsdauer beträgt laut Autorin zehn Minuten, die Testauswertungszeit wenige Minuten (Grimm, 2003), was die praktische Durchführung bestätigt. Der Anschaffungspreis liegt bei 178 Euro, was im Verhältnis zum gelieferten Material und dem Nutzen eher hoch erscheint. Der Einarbeitungsaufwand ist insgesamt gering, da der Test an sich sehr kurz ist und die Inhalte klar vorgegeben sind.

42.10 Kommentar

Der Test gibt Auskunft darüber, ob das Kind eine Sprachentwicklungsstörung hat oder nicht. Die zu überprüfenden Leistungen stellen Teilbereiche der sprachlichen Fähigkeiten der Drei- bis Vierjährigen dar. Der Test gibt keine Aussagen über den momentanen Entwicklungsstand und lässt damit auch keine Schlussfolgerungen zur Therapieplanung und Zielsetzung zu. Für pädagogische Einrichtungen oder Kinderärzte kann das SSV eine standardisierte und normierte Möglichkeit sein, kurz und präzise ein Ergebnis zu erhalten. Für die logopädische Praxis hat der Test wenig Relevanz. Ansonsten kann man sagen, dass das Bildmaterial für dreijährige Kinder sehr ansprechend ist. Leider wird für vier- bis fünfjährige Kinder kein Bildmaterial mehr verwendet. Die älteren Kinder müssen nur nachsprechen, was sich häufig negativ auf die Motivation auswirkt (s. **Tab. 42-1**).

Tabelle 42-1. Vor- und Nachteile des SSV.

Vorteile	Nachteile
• einfache und schnelle Durchführung und Auswertung des Tests	• kaum Aussagen zum Entwicklungsniveau in bestimmten spezifischen Bereichen möglich
• standardisiertes und normiertes Sprachentwicklungsscreening	• Manual weist Informationslücken in den Bereichen Theorie und Statistik auf
• Indikation zur Therapie bzw. zur weiteren Beobachtung bei Risikokindern mithilfe des Tests gut möglich	
• für Pädagogen, Ärzte etc. gut geeignet	

Literatur

Grimm, H. (2001): Sprachentwicklungstest für 3- bis 5-jährige Kinder (SEKT 3-5). Hogrefe, Göttingen.

Verfasserin: Wenke Seiferth.

43 TAKIWA – Göttinger Entwicklungstest der taktil-kinästhetischen Wahrnehmung

C. Kiese-Himmel
(Hogrefe, Göttingen 2003)

43.1 Testart

Entwicklungstest zur Erfassung der passiv-taktilen und haptischen Funktionsbereiche im Rahmen perzeptiver Beeinträchtigungen bei Kindern.

43.2 Geltungsbereich

Kinder von 3;6 bis 6;0 Jahren.

43.3 Testmaterial

Test komplett bestehend aus: Manual, zehn Protokollbögen, Materialsatz zu Untertest 1, Materialsatz zu Untertest 4, Materialsatz zu den Untertests 2, 3, 5, 6 und 7, Fühlkasten, Unterlegmatte und Koffer.

43.4 Testaufbau

Der Test besteht aus sieben Subtests mit insgesamt 47 Items, die die Entwicklung der taktil-kinästhetischen Wahrnehmung eines Kindes beurteilen sollen.

- Subtest 1: Lokalisation von Berührungsreizen (Erkennen und Lokalisieren von Berührungsreizen an Hand und Unterarm)

- Subtest 2: Druckempfindlichkeit (Unterscheidung unterschiedlicher Druckstärken auf dem Handrücken)

- Subtest 3: Zwei-Punkte-Diskrimination (Erkennen von zwei Berührungsreizen mit unterschiedlichen Abständen auf der Daumenkuppe)

- Subtest 4: Fingeridentifikation (Zuordnung eines Berührungsreizes zum berührten Finger)

- Subtest 5: Graphästesie (Erkennen von geometrischen Formen, die in die Handfläche «gezeichnet» werden)

- Subtest 6: Stereognosie von Objektqualitäten (haptische Wahrnehmung von Objektmerkmalen durch Betasten und Zuordnen)

- Subtest 7: Stereognosie von Objekten (Erkennen von Alltagsobjekten durch Betasten).

Der Test ist als Einzeltest konzipiert.

43.5 Grundkonzept

Die taktil-kinästhetische Wahrnehmung als Teil des sensorischen Systems umfasst die Aufnahme von Haut- und Bewegungsreizen über spezifische Rezeptoren und deren Weiterleitung zu den sensorischen Arealen des Kortex. Die taktile Perzeption lässt sich als Wahrnehmung von Berührung, Druck, Temperatur und Bewegung auf der Haut definieren und die kinästhetische Wahrnehmung als Wahrnehmung von Körperhaltung, Körpertonus und der Körperbewegung. Die Autorin beschreibt die taktil-kinästhetische Sinnesmodalität als Basis für eine adäquate kindliche Entwicklung der Objektwahrnehmung, Steuerung der Sprechmotorik und der Entwicklung der manuellen Geschicklichkeit.

43.6 Manual

Benutzerfreundliche Erklärungen und Anweisungen sind etwas zu kurz gekommen. Für eine schnelle Handhabung im Praxisalltag erweist sich dieses Manual als ungeeignet, lässt aber bei vollständiger Lektüre eine logisch geordnete Struktur erkennen.

43.7 Durchführung

Die Durchführung erfolgt in festgelegter Reihenfolge in einem oder mehreren Durchgängen. Jeder Untertest beginnt mit Übungsaufgaben, die erst mit Sicht, dann ohne Sicht durchgeführt werden. Wenn nach zweimaliger Darbietung das Kind kein Aufgabenverständnis zeigt, wird der Subtest nicht durchgeführt. Abbruchkriterium ist, wenn drei aufeinander folgende Aufgaben nicht gelöst werden. Eine gründliche Einarbeitung und Probedurchführung der komplexen Aufgaben ist dringend anzuraten.

43.8 Auswertung

Die Auswertung ist schnell und zeitsparend: Jede richtig gelöste Aufgabe erhält einen Punkt. Die abschließende Bildung von Rohpunktsummen pro Prüfdimension (Summenwert) erfolgt durch Addition aller richtig gelösten Aufgaben und wird auf dem Testprotokoll eingetragen. Hiernach wird der Summenwert für jede Prüfdimension mit Ausnahme eines einzelnen Subtests mittels der Tabellen im Anhang in Prozentränge und T-Werte umgewandelt. Die Testwerte können im Profilgitter zusätzlich grafisch dargestellt werden.

43.9 Gütekriterien

Objektivität. Die Durchführungsobjektivität scheint weitestgehend gegeben, könnte aber für einige Subtests noch präzisiert werden (Stärke des Drucks bei Berührungsreizen, Größe der zu zeichnenden Formen). Die Interrater-Übereinstimmung wurde nicht erhoben. Die Interpretationsobjektivität ist durch Normwerte gesichert.

Reliabilität. Die Split-half-Reliabilität wurde mit r = 0,84 ermittelt. Die innere Konsistenz wurde anhand von Cronbachs Alpha bestimmt und deutet mit einem

Wert von α = .85 auf eine gute innere Konsistenz hin. Auf eine Überprüfung der Retest-Reliabilität wurde verzichtet. Bei geringem Zeitabstand zwischen zwei Testungen sieht die Autorin die Gefahr eines Übungseffektes.

Validität. Es liegt eine fast gleiche Geschlechterverteilung von insgesamt 99 Kindern aus fünf Kindergärten vor, ergänzt durch 17 Kinder aus HNO/phoniatrisch-pädaudiologischer sowie aus kinder- und jugendpsychiatrischer Ambulanz. Der Gesamtpunktwert des TAKIWA korreliert deutlich mit dem Lebensalter r = .60, was darauf hindeutet, dass die Leistung im TAKIWA altersabhängig ist. Die faktoranalytischen Ergebnisse bestätigen die siebenfaktorielle Struktur des TAKIWA.

Die inhaltliche Validität ist durch den Rückgriff auf tradierte Aufgabenstellungen gesichert.

Normen. Die Testendform wurde an 109 monolingual-deutschsprachigen «normalgesunden» Kindern im Alter von 3;6 bis 6 Jahren in fünf Regelkindergärten aus dem Landkreis Göttingen durchgeführt. Es ist zu bemängeln, dass die Normierungsstichprobe in einem Bundesland, sogar in nur einem Landkreis, durchgeführt wurde. Eine annähernd gleiche Geschlechterverteilung liegt vor. Die Normen liegen für drei Altersgruppen getrennt vor: 3;6- bis 3;11-Jährige, 4;0- bis 4;11-Jährige, 5;0- bis 6-Jährige.

Ökonomie. Die Durchführungsdauer beansprucht laut Autorin 45 bis 60 Minuten, abhängig von der Mitarbeit des jeweiligen Kindes. Nach eigener Erfahrung eher länger. Die Auswertungszeit liegt je nach Übung zwischen 20 bis 30 Minuten. Der Anschaffungspreis liegt bei 498 Euro. Der Einarbeitungsaufwand ist sehr hoch, da während der gesamten Durchführung genaue Instruktionen zu den einzelnen Prüfdimensionen eingehalten werden sollen.

43.10 Kommentar

Der TAKIWA ist der erste standardisierte und in Ansätzen normierte Test zur Überprüfung der taktil-kinästhetischen Wahrnehmung im deutschsprachigen Raum. Der Test bietet Informationen zur taktil-kinästehtischen Wahrnehmung, vornehmlich zum Tastsinn der Kinder. Bezüglich der Gütekriterien wären weitergehende Untersuchungen insbesondere der Validität notwendig. In der Praxis erweist sich die Durchführung als zeitaufwendig. Gerade für Kinder mit Konzentrations- und/oder Aufmerksamkeitsstörungen oder leistungsschwachen Kindern ist das Verfahren relativ anspruchsvoll. Bei allen getesteten normal entwickelten Kindern war ein Leistungsabfall in der zweiten Testhälfte zu beobachten, der auf eine nachlassende Motivations- und Aufmerksamkeitsspanne zurückzuführen ist. Der Test ist hauptsächlich für fünf- bis sechsjährige Kinder geeignet, bei jüngeren Kindern kommt es zum Nichtverstehen der Anweisung oder Abbruch des Tests. Die Durchführung einiger Subtests stieß bei unseren Testprobanden auf wenig Begeisterung wie etwa mit einem Filzstift angemalt oder mit von einem Zirkel im Fühlkasten ohne Sicht berührt zu werden. Die Auswertung der Testergebnisse erwies sich einigen Probanden als schwierig: Im Subtest «Berührungslokalisation» zeigte sich ein Bodeneffekt bei den Drei- und Vierjährigen und im Subtest «Druckempfindlichkeit» ein Deckeneffekt bereits bei Dreijährigen.

Der TAKIWA eignet sich vor allem zum Einsatz in Ergotherapie und Heilpädagogik, aber auch in Sonderpädagogik oder in der Kinder- und Jugendpsychiatrie, insbesondere jedoch dann, wenn er häufig eingesetzt werden kann und Anschaffungspreis und Einarbeitungsaufwand zum Nutzen im Verhältnis stehen. Zur differenzierten Therapieplanung trägt der Test, in der derzeitigen Form und entgegen seines Anspruchs, nicht bei (s. **Tab. 43-1**).

Tabelle 43-1. Vor- und Nachteile des TAKIWA.

Vorteile	Nachteile
• einziger Test dieser Art im deutschsprachigen Raum	• Anschaffungspreis sehr hoch
• standardisierter Test	• einzelne Subtests, zum Teil materialbedingt, schwer durchzuführen
• Kann Indikation für weiterführende Diagnostik oder andere Maßnahmen sein	• Therapierelevanz nicht gegeben
	• Durchführung und Auswertung dauern im günstigsten Fall mindestens 75 Min.
	• Einarbeitungszeit ist sehr hoch.
	• Normierungsstichprobe nur aus einem Landkreis
	• Gütekriterien unvollständig

Verfasser/in: Bettina Büssing und Matthias Kraus.

44 Teddy-Test

G. Friedrich
(Hogrefe, Göttingen 1998)

44.1 Testart

Sprachentwicklungstest zur Beurteilung der altersgemäßen verbalen Verfügbarkeit zwischenbegrifflicher semantischer Relationen.

44.2 Geltungsbereich

Kinder im Alter zwischen 3;6 bis 6;11 Jahren, sprachauffällige und entwicklungsverzögerte Kinder bis 9;6 Jahre.

44.3 Testmaterial

Eine Handanweisung, Bildkarten-Album mit 16 farbigen Abbildungen, fünf Protokoll- und Auswertungsbögen (alles im Testkarton enthalten).

44.4 Testaufbau

Der Test überprüft fünf Kategorien semantischer Relationen in zwei verschiedenen Testteilen: einmal als unspezifische Aktivierung (Spontanerzählung) und in standardisierter Befragung. Die hierarchische Reihenfolge der semantischen

Relationen sind: Aktor-Aktion (Beziehung: Handlungsträger-Handlung), Aktion-Objekt (Beziehung: Handlung-Objekt), Lokation (Ort der Handlung), Instrument (Instrumente zur Handlungsausführung) und Finalität (zeitliche Abfolgen und kausale Zusammenhänge).

44.5 Grundkonzept

In der vorliegenden theoretischen Grundkonstruktion zeichnet sich ein psychologisch geprägtes Sprachmodell ab. Es wird dabei von der Autorin ausdrücklich auf den Zusammenhang zwischen begrifflichem Wissen und der kognitiven Wissenspräsentation hingewiesen. Die Autorin differenziert in Objekt- oder Kontextwissen sowie in deklaratives versus prozeduales Wissen. Weiterhin werden zwischenbegriffliche von innerbegrifflichen Relationen unterschieden (Friedrichs, 1998). Für Testzwecke wurden hier die zwischenbegrifflichen Relationen ausgewählt, da sie mit räumlich-situationsbezogenen Wissensstrukturen korrespondieren, die auf räumlich-zeitlichen Beziehungen, wie zum Beispiel Aktoren, Aktionen, Objekten basieren. Weiterhin wird in der theoretischen Grundkonstruktion angenommen, dass Kinder zwischenbegriffliches Wissen vor situationsbezogenem Wissen entwickeln.

44.6 Manual

Das Manual ist gut verständlich und detailliert, besonders durch Beispiele zur Testdurchführung und Testauswertung.

44.7 Durchführung

Die Kinder sollen zunächst sechs Übungsbilder benennen. Schließlich werden sie aufgefordert zu den zehn Testitems zunächst frei (unspezifische Aktivierung), schließlich durch gezieltes Nachfragen, eine Geschichte zu erzählen. Durch die mögliche Aufteilung des Tests in zwei Teile (standardisierte Befragung und unspezifische Aktivierung) ist der Test auch bei jüngeren oder in der Konzentration eingeschränkten Kindern anwendbar.

44.8 Auswertung

Die Auswertung der Rohwerte beider Untertests ist durch die Bewertung in richtig/falsch (0 oder 1) schnell durchzuführen. Anschließend werden die Summen addiert zu einem Gesamtwert und in die Interpretationstabelle übertragen. Zur Interpretation der Testergebnisse lassen sich die Normwerte der jeweiligen Items aus den beiden Testteilen mittels Tabellen in Stanine-Werte für die jeweilige Altersgruppe umwandeln Unterschieden wird zwischen lernbehinderten und sprachrückständigen Kindern. Darüber hinaus wird zudem die Sprechaktivität der Kinder erfasst, die sich aus der Anzahl der Wörter pro Item ableiten lässt.

44.9 Gütekriterien

Objektivität. Es wird von der Autorin darauf verwiesen, dass man von einer Durchführungs-, Auswertungs- und Interpretationsobjektivität ausgehen könne, und diese aufgrund der Befragung mehrerer Testanwender und -leiter (20) sowie der Überarbeitung der Handanweisung gewährleistet sei.

Reliabilität. Die Berechnung der Split-half- Reliabilität mittels Cronbachs Alpha ergab Werte von $\alpha = .87$ bis .97. und zeigen eine hohe Zuverlässigkeit des Tests. Die Retest-Reliabilität nach vier Wochen lag bei $r_{tt} = .79$ bzw. $r_{tt} = .91$.

Validität. Beim Vergleich der Testergebnisse in den Altersgruppen mittels T-Test ergaben sich bei fast allen Untertest signifikante Ergebnisse ($p < 0.05$), und damit scheint der Anspruch des Teddy-Tests, ein Entwicklungstest zu sein, gerechtfertigt. Im Rahmen der Prüfung der prognostischen Validität ergab sich ein signifikanter bis hoch signifikanter Zusammenhang mit einem Intelligenztest. Die Korrelationen lagen im Bereich von $r = .49$ bis .75.

Normen. Die Normen wurden in einer Stichprobe von 914 Kindern (3,0 bis 5,11) in zehn verschiedenen Altersgruppen in Halbjahresschritten erhoben sowie an einer weiteren Stichprobe mit 80 sprachauffällige Kinder bis 7,0. Weitere Angaben zur Stichprobenerhebung fehlen.

Ökonomie. Die Durchführungsdauer beträgt ungefähr 20 Minuten, bei sprechfreudigen und älteren Kindern auch deutlich länger. Zur Auswertungsdauer werden keine Angaben gemacht, nach eigenen Erfahrungen werden etwa 20 Minuten benötigt. Der Anschaffungspreis liegt bei 78 Euro. Der Einarbeitungsaufwand ist gering.

44.10 Kommentar

Der hier vorliegende Test ist der einzig standardisierte für den Bereich semantischer Relationen im grammatikalischen Sprachgebrauch eines Kindes. Es können normale, sprachauffällige und geistig behinderte Kinder im Alter von 36 bis 78 Monaten untersucht werden. Er bietet also eine quantitative Einschätzung expressiver semantischer Leistungen. Inwieweit ein auffälliges expressives Testergebnis mit einem Defizit im Erwerb der semantischen Wissenskonzepte auf kognitiver Ebene korrespondiert, lässt sich nicht ableiten. Der Teddy-Test kann aber als Ergänzung zu anderen Testverfahren dienen, sofern nicht dort bereits semantische Relationen Testbestandteil sind. Der Teddy-Test eignet sich nicht für qualitative Aussagen bezüglich weiterer Prognose der kindlichen Sprachstörung oder Planung einer Therapie (s. **Tab. 44-1**).

Tabelle 44-1. Vor- und Nachteile des Teddy-Tests.

Vorteile	Nachteile
• kurze Durchführungszeit	• keine qualitativen Aussagen möglich
• Aufteilung in zwei Teile möglich	• Es werden zusätzliche Tests benötigt, um die Sprachentwicklung umfassend zu diagnostizieren.
• günstiger Anschaffungspreis	
• Auswertung ökonomisch/einfach	• keine Hinweise zur Therapiegestaltung
• einfache Durchführung	
• quantitative Aussage über Satzbau und semantische Relationen möglich	

Verfasserin: Christina Bischoff.

45 UNS – Untersuchung neurologisch bedingter Sprech- und Stimmstörungen

Breitbach-Snowdon, H.
(ProLog Therapie- u. Lernmittel, Köln, 3. vollständig überarbeitete Auflage 2003)

45.1 Testart

Informelles Prüfverfahren zur Diagnostik neurologisch bedingter Sprech- und Stimmstörungen (Dysartrophonien).

45.2 Geltungsbereich

Im Testmanual wurden keine Angaben bezüglich des Alters der zu untersuchenden Patienten gemacht. Die zu testenden Personen sollten an einer neurologisch bedingten Sprech-/Stimmstörung leiden.

45.3 Testmaterial

Das Verfahren enthält ein 26-seitiges Manual, 30 Protokollbögen, zwei Fotokopien in Klarsichthüllen mit Wort- und Satzprüfmaterial (Patienten- und Untersucherversion). Zusätzlich werden ein Tonband, ggf. Video, eine Stoppuhr, ein

Spirometer, ein Glas Wasser, ein Strohhalm, ein Wattestäbchen, ein Spatel und eine Czermak'sche Anhauchplatte benötigt.

45.4 Grundkonzept

Inhaltlich orientiert sich das Prüfverfahren an der Forschungsarbeit der Münchner Arbeitsgruppe Neurophonetik (Ziegler/Vogel/Gröne/Schröter-Morasch, 2001). Diese geht davon aus, dass verbale und nonverbale Störungen häufig unterschiedlich schwer ausgeprägt sind oder gar nicht gemeinsam auftreten, so dass die Intaktheit der während des Sprechens interagierenden Teilkomponenten zu überprüfen ist. Eine wichtige Rolle nimmt dabei die Prüfung stimmlich-prosodischer Fähigkeiten ein (Jäger, 2004). Formal orientiert sich der Untersuchungsbogen in großen Teilen an der Dysarthrieuntersuchung von Robertson (1982).

45.5 Testaufbau

Der Test besteht aus sieben Untertests, wobei einige Items in mehreren Subtests auswertbar sind:

- Spontansprache (orientierende Beurteilung)
  - Sprachproduktion
  - Kommunikationsverhalten
  - Verständlichkeit
  - Prosodie

- Artikulation
  - Nachsprechen von Wörtern/Sätzen (48 Items)
  - Lesen (Text)
  - Spontansprache

- Diadochokinese (5 Items)

- Prosodie
  - Wortakzente realisieren (6 Items)
  - Satzintonation (5 Items)
  - Textintonation (Lesetext)

- Atmung
  - Luftabgabedauer auf /s/, /f/
  - Tonhaltedauer auf /a/

- Crescendo/Decrescendo auf /s/
- deskriptive Informationen (Ruhe-/Sprechatmung)
- Vitalkapazität
- Subglottischer Druck

- Artikulatorische Muskulatur und Mundinnenraum
  - mundmotorische Übungen (25 Items)
  - orale Sensibilität (14 Items)
  - Reflexe (10 Items)
  - deskriptive Informationen

- Phonation
  - Qualität (5 Items)
  - Stabilität (6 Items)
  - Veränderung der Sprechstimme (5 Items)
  - Stimmeinsätze (9 Items)
  - Stimmleistung (6 Items)
  - Nasalitätsprüfung (3 Items).

45.6 Manual

Das gut verständliche Manual gliedert sich in zwei Teile. Zunächst erfolgt eine kurze Anweisung zum Untersuchungsgang, in der die einzelnen Untertests mit Hilfsmitteln, Durchführung und Ziel sowie Zeitplanung genannt werden. Anschließend wird ausführlich auf Durchführung und Auswertung eingegangen.

45.7 Durchführung

Die Durchführung orientiert sich am Aufbau des Protokollbogens, anhand dessen die einzelnen Subtests abgeprüft werden. Da keine obligatorischen Durchführungsanweisungen bestehen, können die einzelnen Subtests individuell angeleitet werden. Auf Hinweise zu einzelnen Subtests im Manual ist dabei jedoch zu achten. Die Ergebnisse oder Beobachtungen sollen während der Durchführung, soweit möglich, in den Protokollbogen eingetragen werden. Weitere Auswertungen erfolgen anschließend mithilfe des Tonbandes oder des Videos. Es liegen keine Abbruchkriterien vor.

45.8 Auswertung

Die Auswertung erfolgt in Form einer Befundzusammenfassung und einer subjektiven Diagnosevergabe. Somit ergibt sich eine beschreibende/orientierende Diagnose bezüglich der Atmung, Phonation, Prosodie, orofaziale Motorik, Artikulation und weiterer Beobachtungen.

45.9 Gütekriterien

Objektivität. Keine Angaben. Da keine festen Instruktionen vorliegen, ist die Durchführungsobjektivität als gering zu betrachten.

Reliabilität/Validität. Es werden keine Angaben zu den Gütekriterien gemacht.

Ökonomie. Die Durchführungsdauer wird im Manual mit ca. 1½ Stunden angegeben, die Auswertung mit einer Zeitspanne von einer halben Stunde bis zu eineinhalb Stunden – je nach Geübtheit der Untersucherin. Dies entspricht der eigenen Erfahrung. Der Anschaffungspreis beträgt 69,90 Euro. Da keine direkten Vorgaben der Instruktionen vorgegeben sind, erfordert das Verfahren einige Vorbereitungszeit.

45.10 Kommentar

Mit der Untersuchung neurologisch bedingter Sprech- und Stimmstörungen (UNS) liegt ein informelles Prüfverfahren vor, das im Bereich der Dysarthriediagnostik zur Therapieplanung eingesetzt werden kann. Es differenziert zwischen physiologischen und pathologischen Reflexen. Ein Subtest beschäftigt sich explizit mit stimmlichen und prosodischen Fähigkeiten und trägt damit der rhythmischen Beeinträchtigung einer Dysarthie/Dysarthrophonie Rechnung. Insgesamt legt die UNS mehr Wert auf qualitative Beschreibungen der Bewegungsabläufe statt auf quantitative Parameter, was für die individuelle Therapieplanung relevant ist. Leider ist die UNS nicht standardisiert oder normiert und das Manual auch in der dritten Auflage noch nicht ganz ausgereift. Der Bereich der «Verständlichkeit des Sprechens» als entscheidendes Therapieziel kommt leider zu kurz und sollte durch andere Messmittel ergänzt werden (s. **Tab. 45-1**).

Tabelle 45-1. Vor- und Nachteile der UNS.

Vorteile	Nachteile
• umfangreiche und genaue Abfrage der relevanten Parameter	• lange Durchführungs- und Auswertungsdauer
• qualitative Beurteilung	• nicht normiert und standardisiert
• therapierelevant	• Die Ausarbeitung des Manuals zeigt noch Schwächen.
	• Unvollständigkeit der Materialangaben, Anleitung der Durchführung zu knapp

Literatur

Ziegler, W.; Vogel, M.; Gröne, B.; Schröter-Morasch, H. (2002): Dysarthrie. Grundlagen – Diagnostik – Therapie. Thieme, Stuttgart 2002.

Jaeger, M. (2004): Untersuchung nonverbaler Funktionen in der Dysarthrie-Diagnostik, Forum Logopädie, 18. Jahrgang, Heft 5.

Robertson, S. J. (1982): Dysarthria Profile. Polytechnik, Manchester.

Verfasserin: Sonja Rupp.

46 WET – Wiener Entwicklungstest

U. Kastner-Koller, P. Deimann
(Hogrefe, Göttingen, 2. überarbeitete, neu normierte Auflage 2002)

46.1 Testart

Entwicklungstest zur Förderdiagnostik der Entwicklungsbereiche: Sprache, Motorik, Visumotorik, kognitive und sozial-kommunikative Entwicklung, Gedächtnisleistungen.

46.2 Geltungsbereich

Kinder zwischen 3;0 und 5;11 Jahren.

46.3 Testmaterial

Im Hartkoffer befinden sich das Manual, zehn Elternfragebögen, zehn Protokollbögen, zehn Arbeitsblätter zum Subtest «Nachzeichnen», Schablone zum Subtest «Nachzeichnen», der gesamte Materialsatz (Stoffbär, zwei Bälle, Schatzkästchen mit 20 Schubladen, Realgegenstände, Fotoalbum, Puppen, Mosaiksteine, zwei Sätze Tafeln und Bildkarten). Zusätzlich wird eine Uhr benötigt.

46.4 Grundkonzept

Unter Bezug auf ein ökologisches, kontextualistisches Entwicklungsparadigma und das onthogenetische Entwicklungsprinzip wurden die Subtests des WET nach einer Bestandsaufnahme gängiger Entwicklungstestverfahren für das Vorschulalter sowie deren theoretisch-inhaltlicher und empirischer Prüfung nach den Kriterien probabilistischer und klassischer Testmodelle selektiert und zusammengestellt. Der WET versteht sich als förderdiagnostisches Verfahren zur breit gefächerten Statusdiagnose von Entwicklungsdefiziten.

46.5 Testaufbau

Der WET besteht aus 13 Subtests für Kinder (mit vier bis 25 Aufgaben pro Subtest) und einem Elternfragebogen (mit 22 Items zur Selbständigkeitsentwicklung des Kindes).

Funktionsbereich Motorik

- Turnen: zehn Aufgaben, die grobmotorische Fähigkeiten erfassen.

- Lernbär: vier Aufgaben zur Überprüfung der Feinmotorik.

Funktionsbereich Visuelle Wahrnehmung/Visumotorik

- Nachzeichnen: zehn Aufgaben zur Überprüfung der visuomotorischen Koordination, insbesondere der Graphomotorik.

- Bilderlotto: 24 Aufgaben zur Erfassung der differenzierten Raum-Lage-Wahrnehmung.

Funktionsbereich Lernen und Gedächtnis

- Zahlen merken: insgesamt zehn Zahlenreihen zur Überprüfung des phonologischen Speichers.

- Schatzkästchen: Aufgaben zur Erfassung des visuell-räumlichen Speichers, wobei das unmittelbare Behalten, die Kurzzeitspeicherung und die Anzahl der Lerndurchgänge getrennt und in einem Gesamtscore erhoben werden.

Funktionsbereich Kognitive Entwicklung

- Muster Legen: zehn Aufgaben zur Erfassung des räumlichen Denkens (2-D-Aufgaben).

- Bunte Formen: zehn Matrizenaufgaben zur Überprüfung des induktiven Denkens.

- Gegensätze: 15 Aufgaben zur Überprüfung des analogen Denkens.

- Quiz: elf Fragen zur Überprüfung der Orientierung in der Lebenswelt.

Funktionsbereich Sprache

- Wörter Erklären: zehn Aufgaben zur differenzierten Überprüfung der sprachlichen Begriffsbildung.

- Puppenspiel: 13 Aufgaben zur Überprüfung des Verständnisses für grammatikalische Strukturformen.

Funktionsbereich Sozial-emotionale Entwicklung

- Fotoalbum: neun Aufgaben zur Erfassung der Fähigkeit, mimischen Gefühlsausdruck zu verstehen.

- Elternfragebogen: 22 Items zur Erfassung der Selbständigkeitsentwicklung.

Eine Kurzform existiert nicht.

46.6 Manual

In der Neubearbeitung wurde auch eine Überarbeitung des Manuals vorgenommen, insbesondere die Durchführungs- und Auswertungsanweisungen wurden präzisiert. Das Manual ist im Ganzen übersichtlich und gut gegliedert.

46.7 Durchführung

Der Test soll möglichst spielerisch durchgeführt werden. Einige Aufgaben erfordern eine Testung am Tisch sitzend. Die komplexen Instruktionen erfordern eine hohe Vertrautheit mit dem Test. Ein Elternfragebogen muss zusätzlich ausgefüllt werden. Es existieren für einige Untertests altersspezifische Ein- und Ausstiegskriterien, andere müssen vollständig durchgeführt werden.

46.8 Auswertung

Die Auswertung ist standardisiert und erfolgt manuell mithilfe ausführlicher Auswertungsinstruktionen in der Handanweisung. Bei den meisten Subtests werden falsche Aufgabenlösungen mit 0, richtige mit 1 kodiert. Lediglich beim Subtest 11 werden 0 bis 2 Punkte vergeben. Der Elternfragebogen wird über die Summierung der Antwortpunkte (1 Punkt bis 5 Punkte) über die 22 Fragen zur Selbständigkeit des Kindes ausgewertet. Die Rohwertpunkte werden zu subtestspezifischen Summenrohwerten addiert und zusammen mit den aus den altersspezifischen Normentabellen abgelesenen C-Werten in die Auswertungstabelle auf der Rückseite des Testprotokollbogens eingetragen. Die C-Werte der Subtests (für die verschiedenen Funktionsbereiche) werden dann in das Entwicklungsprofil auf dem Deckblatt des Protokollbogens übertragen, aus dem auch die zugehörigen Prozentrangnormen abgelesen werden können. Für die Evaluation der Variabilität dieses Entwicklungsprofils kann zusätzlich der Range bestimmt werden, der sich aus der Differenz zwischen dem besten und dem schlechtesten Subtestergebnis des Kindes ergibt. Für diesen Range liegen Prozentrang-Normwerte vor. Ergänzend kann über die Addition der C-Werte aller Subtests (ohne Berücksichtigung des Elternfragebogens) ein Gesamtentwicklungsscores (GES) bestimmt werden, der anhand einer weiteren Normentabelle in Standardwerte und C-Werte transformiert werden kann.

46.9 Gütekriterien

Objektivität. Die Durchführungsobjektivität soll durch die ausführliche Gestaltung der Testanweisungen und Hinweise für das Testleiterverhalten gesichert werden. Zugleich wird explizit darauf verwiesen, dass das Testverhalten junger Kinder in besonders hohem Ausmaß von situativen Bedingungen abhängt, die kaum vollständig zu kontrollieren sind. Dies gilt umso mehr, da die Testdurchführung spielerisch erfolgen soll, die Instruktionen frei gegeben werden sollen und ggf. eine erwachsene Bezugsperson des Kindes anwesend sein soll. All dies wird zu Einschränkungen der Durchführungsobjektivität des WET führen. Solche Einschränkungen gelten nicht für die Auswertungsobjektivität, die als weitgehend gesichert gelten kann. Bei den verbalen Subtests und der Skala Nachzeichnen ergibt sich für die Testleiterin ein relativ großer Aufwand, doch auch hier ist die Interrater-Übereinstimmung über r = .80.

Reliabilität. Es werden Befunde zur internen Konsistenz, Testhalbierungsreliabilität und Testwiederholungsreliabilität vorgelegt. Die interne Konsistenz (nach

Cronbachs Alpha) der Subtests variiert zwischen α = .66 (Subtest «Lernbär» mit nur vier Aufgaben) und α = .90 (Subtests «Bilderlotto» mit 24 und «Quiz-Lang-form» mit 21 Aufgaben sowie Elternfragebogen mit 22 Items). Für den Gesamt-entwicklungsscore (GES) des WET werden in Abhängigkeit von der Anzahl der berücksichtigten Subtests (jedoch ohne den Elternfragebogen) Reliabilitäten von r = .81 bis r = .84 berichtet, wobei nach der Handanweisung unklar bleibt, welche Subtests in den Berechnungen jeweils berücksichtigt wurden. Die Testhalbie-rungsreliabilität der Subtests liegt zwischen r = .72 und r = .91. Die für die zweite Auflage neu berechnete interne Konsistenz (Cronbachs Alpha) der einzelnen Subtests liegt zwischen α = .66 und α = .92.

Validität. Die inhaltliche Validität ist über die theoretisch und empirisch fun-dierte Herleitung der Skalen und Items gesichert. Die Faktorenanalyse erbrachte eine 6-Faktoren-Lösung, mit 68 Prozent Varianzaufklärung, das heißt, die Sub-skalen waren in den meisten Fällen auf einem Faktor lokalisiert. Eine Ausnahme bilden die Subtests Lernbär, Bilderlotto und Puppenspiel, die annähernd gleich hoch jeweils auf zwei Faktoren lagen. Ein signifikanter Entwicklungsfortschritt konnte für alle Subtests festgestellt werden. Untersuchungen mit zwei klinischen Stichproben wurden durchgeführt. In der einen Stichprobe wurden frühgebo-rene Dreijährige mit gleichaltrigen Termingeborenen verglichen. Es zeigte sich, dass Frühgeborene in allen Funktionsbereichen Entwicklungsrückstände haben. In einer zweiten Stichprobe wurden autistische Kinder und Kinder mit Down-Syndrom mit dem WET getestet. Die Unterschiede waren syndromspezifisch: Während die Down-Syndrom-Kinder im sozial-emotionalen Bereich und im Sprachverständnis besser abschneiden, erzielen die autistischen Kinder deutlich bessere Werte im Funktionsbereich kognitive Entwicklung, Gedächtnis und in der Fein- und Visumotorik. Einen besonders niedrigen Wert erreichten beide Gruppen in der Reproduktionsleistung nach 20 Minuten im Subtest «Schatzkäst-chen».

Normen. Nachdem die Erstnormierung von 1998 an 257 österreichischen Kindern kritisiert wurde, liegen nun in der überarbeiteten Fassung Normen für deutsche und österreichische Kinder (N > 1200) vor. Für jedes Altershalbjahr werden Cen-til-Werte für alle Subtests und den Gesamtentwicklungsscore angegeben.

Ökonomie. Die Durchführungsdauer beträgt laut Manual zwischen 75 und 90 Minuten, je nach Alter des Kindes. Nach eigenen Erfahrungen kann bei kleinen oder auffälligen Kindern bis zu 120 Minuten angesetzt werden. Die Auswer-tungsdauer als Routineverfahren beträgt ca. 45 Minuten. Der Anschaffungspreis beträgt 898 Euro. Der Einarbeitungsaufwand ist hoch.

46.10 Kommentar

Mit dem WET liegt ein testtheoretisch fundiertes und teststatistisch abgesichertes Verfahren zur Breitband-Entwicklungsdiagnostik in einem entwicklungspsychologisch und prognostisch bedeutsamen Altersbereich vor, das sowohl den Anforderungen der modernen Psychometrie als auch den Material- und Aufgabenanforderungen heutiger Vorschulkinder genügt. Sein größtes Manko ist jedoch, dass er erst im Alter ab drei Jahren eingesetzt werden kann. Hier stellt der Entwicklungstest für Kinder von sechs Monaten bis sechs Jahren (Petermann/ Stein, 2005) mit einem Geltungsbereich ab sechs Monaten eine lohnenswerte Alternative dar. Für die differenzialdiagnostische Abklärung des Sprachentwicklungsstandes, der konvergenten und divergenten Fähigkeiten, der visuellen Wahrnehmung, der motorischen Entwicklung stehen jedoch spezielle entwicklungsdiagnostische Verfahren zur Verfügung, die differenziertere Aussagen über den bereichsspezifischen Entwicklungsstand von (Vorschul-) Kindern sowie über Ansatzpunkte für remediale pädagogische und psychotherapeutische Maßnahmen gestatten. Der WET ist diesen bereichsspezifischen entwicklungsdiagnostischen Verfahren vorgeschaltet und wird als Breitband-Verfahren hauptsächlich im psychologischen und klinischen Anwendungs- und Forschungsbereich Verbreitung finden (s. **Tab. 46-1**).

Tabelle 46-1. Vor- und Nachteile des WET.

Vorteile	Nachteile
• Überblick über Gesamtentwicklung	• lange Durchführungszeit
• Gütekriterien wurden geprüft	• Teilbereiche wenig differenziert
• normiert, standardisiert	• Preis!
• ansprechendes Material	

Literatur

Petermann, F.; Stein, A. (2005): Entwicklungstest 6 Monate bis 6 Jahre (ET 6-6). Harcourt Test Services, Frankfurt/Main, 2. veränderte Auflage.

Verfasserin: Ulla Beushausen.

Rezensentinnen und Rezensenten

Die Testbesprechungen wurden von folgenden Personen erarbeitet (in alphabetischer Reihenfolge):

Silja Albrecht, Logopädin, B. Sc.

Saskia Behrens, Ergotherapeutin, B. Sc.

Claudia Beier, Logopädin, B. Sc.

Claudia Bellmann, Physiotherapeutin, B. Sc.

Prof. Dr. Ulla Beushausen, Logopädin, Psycholinguistin, M. A

Prof. Dr. Kerstin Bilda, Logopädin, M. Sc.

Christina Bischoff, Logopädin, B. Sc.

Sabine Brinkmann, Ergotherapeutin, B. Sc.

Bettina Büssing, Logopädin, B. Sc.

Aisha Cook, Ergotherapeutin, B. Sc.

Andrea Dohmen, Logopädin, B. Sc.

Brigitte Fehrer, Logopädin, B. Sc.

Margit Franke, Logopädin, B. Sc.

Bettina Geffert, Dipl. Logopädin

Holger Grötzbach, Linguist, M. A.

Michaela Himmel, Logopädin, B. Sc.

Meike Hinck, Logopädin, B. Sc.

Maysun Ishneiwer, Logopädin, B. Sc.

Viola Kalthöner, Logopädin, B. Sc.

Anika Keller, Logopädin, B. Sc.

Ines Klämbt, Logopädin, B. Sc.

Fanny Köhler, Logopädin, B. Sc.

Anne Kohler, Logopädin, B. Sc.

Matthias Kraus, Logopäde, B. Sc.

Sandra Krueger, Logopädin, B. Sc.

Eva Lachmann, Logopädin, B. Sc.

Ingrid Lukas, Logopädin, B. Sc.

Beate Manti, Logopädin, B. Sc.

Ulrike Meyer, Physiotherapeutin, B. Sc.

Matthias Pietrek, Logopäde, B. Sc.

Babett Röding, Ergotherapeutin, B. Sc.

Eva-Maria Rosenmayr-Khemiri, Logopädin, B. Sc.

Hanna Runge, Logopädin, B. Sc.

Sonja Rupp, Logopädin, B. SC.

Dr. Patricia Sandrieser, Dipl. Logopädin

Sina Schmidt, Logopädin, B. Sc.

Petra Schmitz, Logopädin, B. Sc.

Barbara Schneider, Linguistin, M. A.

Kira Schneidereit, Dipl. Sozpäd.

Sandra Schouren, Logopädin, B. Sc.

Wenke Seiferth, Logopädin, B. Sc.

Birte Stritzel, Ergotherapeutin, B. Sc.

Friederike Thee, Logopädin, B. Sc.

Elisabeth Tyl, Ergotherapeutin, B. Sc.

Susanne Vogt, Logopädin, B. Sc.

Katrin Weber, Physiotherapeutin, B. Sc.

Anette Weidekamm, Logopädin, B. Sc.

Mara Wieck, Logopädin, B. Sc.

Ursula Winklmaier, Logopädin, B. Sc.

Literatur

Angermaier, M. (1977): Psycholinguistischer Entwicklungstest (PET) Hogrefe, Göttingen, 2. korrigierte Auflage.

Aschenbrenner, S.; Tucha, O.; Lange, K. (2000): Regensburger Wortflüssigkeitstest (RWT) Hogrefe, Göttingen.

Babbe, T. (2003): Pyrmonter Ausspracheprüfung (PAP) Prolog, Köln.

Benton, A.; Hamsher, K. (1994): Controlled Oral Association Tests (COWA). AJA Associates, Iowa City.

Bienek, R. (1997): Akute Aphasie. Thieme: Stuttgart.

Blanken, G. (1996): Materialien zur neurolinguistischen Aphasiediagnostik – auditives/visuelles Sprachverständnis: Wortbedeutungen NAT-Verlag, Hofheim.

Blanken, G. (1999): Materialien zur neurolinguistischen Aphasiediagnostik – auditives Sprachverständnis: Wortformen NAT-Verlag, Hofheim.

Bloodstein, O.: A Handbook on Stuttering. Singular Publishing Ltd., San Diego 1995.

Bös, K. (2000): Körperkoordinationstest KTK für Kinder (Testrezension). Diagnostika 36, 1: 81–89.

Bös, K. (2001): Handbuch Motorische Tests. Hogrefe, Göttingen.

Brähler, E.; Holling, H.; Leutner, D.; Petermann, F. (2002): Brickenkamp Handbuch psychologischer und pädagogischer Tests, Band 2. Hogrefe, Göttingen.

Breitbach-Snowdon, H. (2003): Untersuchung neurologisch bedingter Sprech- und Stimmstörungen (UNS) Prolog, Köln, 3. vollständig überarbeitete Auflage.

Brickenkamp, R. (1994): Test d2. Aufmerksamkeits-Belastungs-Test. Hogrefe, Göttingen.

Brunner M.; Troost, J.; Pfeiffer, B.; Heinrich, C.; Pröschel, U. (2001): Heidelberger Vorschulsreening zur auditiv-kinästhetischen Wahrnehmung und Sprachverarbeitung. Hogrefe, Göttingen.

Chomsky, N. (1969): Aspekte der Syntax-Theorie. Suhrkamp, Frankfurt.

Clahsen, H. (1982): Spracherwerb in der Kindheit. Universitätsverlag, Tübingen.

Clahsen, H. (1986): Die Profilanalyse. Volker Spiess, Berlin.

Claros Salinas, D.; Willmes, K. (2000): Störungen der Zahlenverarbeitung. In: Sturm, W.; Herrmann, W.; Wallesch, C. W. (Hrsg.): Lehrbuch der klinischen Neuropsychologie. Swets & Zeitlinger, Lisse: 521–536.

Dannenbauer, F. M. (1999): Grammatik. In: Baumgartner, S.; Füssenich, I. (Hrsg.): Sprachtherapie mit Kindern. Ernst Reinhardt, München.

de Bleser, R.; Cholewa, J.; Stadie, N.; Tabatabaie, S. (2004) : LeMo-Lexikon modellorientiert Urban und Fischer-Elsevier, München.

Dell, G. S. (1988): The retrieval of phonological forms in production: Tests of predictions from a connectionist model. Journal of Memory and Language, 27: 124–142.

Delavier, C.; Graham, A. (1981): Basel-Minnesota-Test zur Differentialdiagnose der Aphasie Hogrefe, Göttingen.

Deutsche Gesellschaft für Phoniatrie: http://www.dgpp.de/vhi-dt_2006.pdf, 16.10.06

Dodd, B. (1995): Differential diagnosis and treatment of children with speech disorders. Whurr Publishers, London.

Eberle, G.; Holtz, K. L.; Schöler, H. (1982): Untersuchungen über die korrelativen Beziehungen zwischen dem Hamburg Wechsler Intelligenztest für Kinder (HAWIK), dem Psycholinguistischen Entwicklungstest (PET) und dem Heidelberger Sprachentwicklungstest (HSET). In: Kanter, G. O.; Masendorf, F. (Hrsg.): Brennpunkte der Sprachheilpädagogik und Leseforschung. Marhold, Berlin: 215–245.

Eggert, D. (1974) Lincoln-Oseretzky-Skala für Kinder (LOS-KF-18) Hogrefe, Göttingen, 2. Auflage.

Eggert, G. (1972): Die Columbia Mental Maturity Scale als Individualtest für normal entwickelte Kinder im Alter von 3 bis 10 Jahren. In: Eggert (Hrsg.): Zur Diagnose der Minderbegabung: Ein Handbuch und Textbuch zur Testbatterie für geistig behinderte Kinder (TBGB). Beltz, Weinheim: 185–201.

Elben, C., Lohaus, A. (2000): Marburger Sprachverständnistest für Kinder (MSVK) Hogrefe, Göttingen.

Enderby, P. (1983): Frenchay Dysarthrie Assessment. College Hill Press, Austin.

Enderby, P./übersetzt: K.Grosstück, H. D. Grün, B. Johann, V. König, R. Öhlrich (2004): Frenchay Dysarthrie Untersuchung Schulz-Kirchner, Idstein, 2. überarbeitete Auflage.

Enderby, P.; Wood, V.; Wade, O. T.; Langton Hewer, R. (1987): Frenchay Aphasia Screening Test. Whurr Publishers Ldt., London.

Esser, G. unter Mitarbeit von A. Wyschkon (2002): Basisdiagnostik für umschriebene Entwicklungsstörungen im Vorschulalter (BUEVA) Hogrefe, Göttingen.

Filipp, S.-H.; Doenges, D. (1983): Entwicklungstests. In: Groffmann, K.-J.; Michel, L. (Hrsg.): Enzyklopädie der Psychologie. Serie Diagnostik, Band 2: Intelligenz- und Leistungsdiagnostik. Hogrefe, Göttingen: 202–306.

Fox, A. (2005): Psycholinguistische Analyse kindlicher Sprechstörungen (PLAKSS) Hacourt Test Services GmbH, Frankfurt/Main, 2. Auflage.

Fox, A. (2003). Kindliche Aussprachestörungen. Schulz-Kirchner Verlag GmbH, Idstein.

Frank, R.; Gollwitzer, G. (1978): Ravensburger Dygrammatiker Prüfmaterial. Verlag Sprachheilzentrum Ravensburg, Ravensburg.

Fried, L. (1080): Lautbildungstest für Vorschulkinder. Hogrefe, Göttingen.

Friedrich, G. (1998): Teddytest Hogrefe, Göttingen.

Frith, U. (1985): Beneth the surface of developmental dyslexia. In: Patterson, K. E.; Marshall, J. C.; Coltheart, M. (eds.): Surface dyslexia: Neuropsychological and cognitive studies of phonological reading. L. Erlbaum, London.

Frostig, M. (1963): Visual perception in the brain-injured child. Journal of Orthopsychiatry, 33: 367–671.

Gibson, E. (1972): The development of perception as an adaptive process. In: Stendler Lavatelli, C.; Stendler, F.: Readings in child behavior and development. Lubinsky, New York.

Glindemann, R.; Klintwort, D.; Ziegler, W.; Goldenberg, G. (2002): Bogenhausener Semantik-Untersuchung. BOSU. Elsevier, München.

Glück, Ch. (2003): Fluency Meter Urban und Fischer-Elsevier, München/Jena.

Gombert, J. E. (1990): Le développement métalinguistique. Presses Universitaires de France, Paris.

Götte, R. (1976): Landauer Sprachentwicklungstest für Vorschulkinder (LSV). Beltz, Weinheim.

Grimm, H. (1998): Sprachentwicklung – allgemeintheoretisch und differentiell betrachtet. In: Oerter, R.; Montada, L. (Hrsg.): Entwicklungspsychologie. Psychologie Verlags Union, Weinheim.

Grimm, H.; Aktas, M. (2002): Entwicklungstests im Vorschulalter: Beurteilung ihrer Nützlichkeit durch praktisch tätige Psychologen. Frühförderung interdisziplinär. 21: 163–177.

Grimm, H., unter Mitarbeit von M. Aktas und U. Kießig (2003): Sprachscreening für das Vorschulalter (SSV) Hogrefe, Göttingen.

Grimm, H, unter Mitarbeit von M. Aktas und S. Frevert (2001): Sprachentwicklungstest für drei- bis fünfjährige Kinder (SETK 3-5) Hogrefe, Göttingen.

Grimm, H., unter Mitarbeit von M. Aktas und S. Frevert (2000) Sprachentwicklungstest für zweijährige Kinder (SETK-2) Hogrefe, Göttingen.

Grimm, H.; Doil, H. (2000) Elternfragebogen für die Früherkennung von Risikokindern (ELFRA) Hogrefe, Göttingen.

Grimm, H.; Schöler, H. (2001) Heidelberger Sprachentwicklungstest (HSET) Hogrefe, Göttingen, 2. verbesserte Auflage.

Hacker, D.; Wilgermein, H. (1999): Aussprachestörungen bei Kindern. Ernst Reinhardt, München.

Hacker, D.; Wilgermein, H. (2002): Analyseverfahren zu Aussprachestörungen bei Kindern (AVAK) Ernst Reinhardt, München

Hacker, D.; Wilgermein, H. (2003): Bilderbuch zum AVAK-Test. Ernst Reinhardt, München.

Häcker, D.; Leutner, D.; Amelang, M. (1998): Standards für pädagogisches und psychologisches Testen. Hogrefe, Göttingen

Hartje, W.; Poeck, K. (1982): Klinische Neuropsychologie. Thieme, Stuttgart.

Häuser, D.; Kasielke, E.; Scheidereiter, U. (1994) Kindersprachtest für das Vorschulalter (Kiste) Hogrefe, Göttingen.

Howard, D.; Franklin, S. (1988): Missing the meaning? Cambridge, Mass.: The MIT Press.

Howard, D.; Patterson, K. (1992): The Pyramids and Palm Trees Test. Thames Valley Test Company, Bury St. Edmunds.

Huber, W.; Poeck, K.; Weniger, D.; Willmes, K. (1983): Der Aachener Aphasie Test (AAT). Hogrefe, Göttingen.

Huber, W.; Ziegler, W. (2000): Störungen von Sprache und Sprechen. In: Sturm, W.; Herrmann, W.; Wallesch, C. W. (Hrsg.). Lehrbuch der Klinischen Neuropsychologie. Swets & Zeitlinger, Lisse: 562–511.

Hütter, B.; Gilsbach, J. (1995):Assessment of quality of life in patients with brain damage: Reliability and validity of the Aachen Life Quality Inventory. Journal of Neurotrauma 12 (Suppl.), 440.

Hünnekens, H.; Kiphard, E.; Kesselmann, G. (1967): Untersuchungen zur Motodiagnostik im Kindesalter. Acta Paedopsychiatrie, 34: 17–27.

Kaufmann, A.; Kaufmann, N. (1994): Kaufman Assessment Battery for Children, (K-ABC), Hogrefe, Göttingen.

Jaeger, M. (2004): Untersuchung nonverbaler Funktionen in der Dysarthrie-Diagnostik, Forum Logopädie, 18. Jahrgang, Heft 5.

Jansen, H.; Mannhaupt, J.; Marx, H.; Skrowonek, H. (2002): Bielefelder Screening zur Früherkennung der Lese-Rechtschreibschwäche (BISC) Hogrefe, Göttingen, 2. überarbeitete Auflage.

Kalbe, E.; Reinhold, N.; Ender, U.; Kessler, J. unter Mitarbeit von M. Brand (2002): Aphasie-Checkliste (ACL) ProLog, Köln.

Karmillof-Smith, A. (1986): From meta-process to conscious acces. Cognition, 23: 95–147.

Karmillof-Smith, A. (1987): Beyond Modularity. MIT Press, Cambridge.

Kastner-Koller, U.; Deimann, P. (2002): Wiener Entwicklungstest (WET) Hogrefe, Göttingen, 2. überarbeitete, neu normierte Auflage.

Kauschke, C.; Siegmüller, S. (2002): Patholinguistische Diagnostik bei Sprachentwicklungsstörungen. Urban und Fischer-Elsevier, München.

Kay, J.; Lesser, R.; Coltheart, M. (1992): Psycholinguistic Assessment of Language Processing in Aphasia (PALPA). Lawrence Erlbaum, Hove, UK.

Keilmann, A.; Schöler, H. (2004): Validierung der IDIS-Ambulanzversion bei Kindern im Vorschulalter zur Diagnostik von Sprachentwicklungsstörungen. Abschlussbericht. www.ph-heidelberg.de/wp/schoeler/Abschlussbericht_Klinge.pdf.

Kiese-Himmel, C. (2003): Göttinger Entwicklungstest der taktil-kinästhetischen Wahrnehmung (TAKIWA) Hogrefe, Göttingen.

Kiese-Himmel, C. (2005): Aktiver Wortschatztest (AWST 3-5) Hogrefe, Göttingen.

Kiese, C.; Kozielski, P. (1996): Aktiver Wortschatztest (AWST 3-6). Hogrefe, Göttingen, 2. überarbeitete und ergänzte Auflage.

Kiphard, E.; Schilling, F. (1970): Hamm-Marburger-Körperkoordinationstest für Kinder (HMMKTK). Monatsschrift für Kinderheilkunde, 118, 6: 473–479.

Kiphard, E.; Schilling, F. (1974): Körper-Koordinationstest für Kinder (KTK). Beltz, Weinheim.

Kreutz, A. (2000): Metaphonologische Fähigkeiten und Aussprachestörungen im Kindesalter. Peter Lang, Frankfurt.

Kroker, C. (2002): Aphasie-Schnell-Test (AST) Schulz-Kirchner, Idstein, 2. verbesserte Auflage.

Lang, C.; Dehm, A.; Dehm, B.; Leuschner, T. (1999): Kurze Aphasieprüfung (KAP) Harcourts Test Services GmbH, Frankfurt/Main.

Levelt, W. J. M. (1991): Die konnektionistische Mode. In (übersetzt von Carola Engelkamp): Sprache und Kognition. 10, 2: 61–72.

Lezak, M. (1995): Neuropsychological assessment. Oxford University Press, New York.

Linert, G. A.; Raatz, U. (1998): Testaufbau und Testanalyse (5. Auflage). Beltz, Weinheim.

Lockowandt, O. (1976): Frostigs Entwicklungstest der visuellen Wahrnehmung (FEW). Beltz, Weinheim.

Lockowandt, O. (2000): Frostigs Entwicklungstest der visuellen Wahrnehmung (FEW) Hogrefe, Göttingen, 9. ergänzte Auflage.

Marx, H. (1997): Erwerb des Lesens und des Rechtschreibens: Literaturüberblick. In: Weinert, F. E.; Helmke, A. (Hrsg.): Entwicklung im Grundschulalter. Psychologie Verlags Union, Weinheim.

McCarthy, J.; Kirk, A. (1961): The Illinois Test of Psycholinguistic Abilities, experimental Edition. Urbana: University of Illionois Press.

Mendzoa, J.; Stafford, K.; Stauffer, J. (2000): Large-sample confidence intervals for validity and reliability coefficients. Psychological Methods. 5 (3): 356–369.

Metzker, H. (1967): Stammler-Prüfbogen. Die Sprachheilarbeit, 3: 89–95.

Michaelis, R.; Niemann, G. (1999): Entwicklung und Entwicklungsbeurteilung. Entwicklungsneurologie und Neuropädiatrie. Thieme, Stuttgart.

Möhring, H. (1939): Die Lautbildungsschwierigkeit im Deutschen. Zeitschrift für Kinderforschung, 47: 205.

Morton, J. (1979): Facilitation in word recognition: Experiments causing a change in the logogen model. In: Kolers, P. A.; Wrolstad, M. E.; Bouma, H. (eds.): Processing visible language. Plenum Press, New York: 259–268.

Motsch, H.-J. (2000): Evozierte Sprachdiagnose grammatischer Fähigkeiten (ESGRAF) Ernst Reinhardt, München/Basel, 2. Auflage.

Oerter, R. (1973): Moderne Entwicklungspsychologie. Auer, Donauwörth.

Orgass, B. (1976a): Eine Revision des Token-Tests. I. Vereinfachung der Auswertung, Itemanalyse und Einführung einer Alterskorrektur. Diagnostica, 22: 70–87.

Orgass, B. (1976b): Eine Revision des Token-Tests. II. Validitätsnachweis, Normierung und Standardisierung. Diagnostica, 22: 141–156.

Oseretzky, N. (1931): Psychomotorik. Zeitschrift Angewandte Psychologie, Bd. 57.

Osgood, Ch. (1957): A Behavioristic Analysis. In: Contemporary Approaches to cognition. Harvard Univerity Press, Cambridge.

Patterson. K. (1988): Acquired disorders of spelling. In: Denes, G.; Semenza, C.; Bisiacchi, P. (eds.): Perspectives on Cognitive Neuropsychology. Lawrence Erlbaum, London: 213–119.

Petermann, F.; Renziehausen, A. (2005) Neuropsychologisches Entwicklungsscreening (NES) Hans Huber, Bern.

Petermann, F.; Stein, I. (2005): Entwicklungstest für Kinder von sechs Monaten bis sechs Jahren (ET 6-6) Harcourt Test Services, Frankfurt/Main, 2. veränderte Auflage.

Piaget, J. (1961): Les mecanismes perceptifs. Presses Universitaires de France, Paris.

Piaget, J. (1975): Gesammelte Werke. Klett, Stuttgart.

Piaget, J.; Inhelder B. (2005): Die Psychologie des Kindes. dtv, München.

Poetter, A.; Babbe, T. (2005): Pyrmonter Inventar metaphonologischer Fähigkeiten (PIMF) Prolog, Köln.

Raatz, U.; Moehling, R. (1971): Frankfurter Tests für Fünfjährige – Konzentration. Beltz, Weinheim.

Riley, G. D.: A stuttering severity instrument for children and adults. SSI-3. 3rd Edition. ProEd, Austin 1994.

Roach, E.; Kephart, N. (1966): The Purdue Perceptional Motor Survey. Merrill, Columbus Ohio.

Robertson, S. J. (1982): Dysarthria Profile. Polytechnik, Manchester.

Rosanowski, F.; Eysholdt, U.; Lohscheller, J.; Kummer, P. (2005): BUEVA-Test als Screening-Verfahren zur Untersuchung der Sprachentwicklung. www.egms.de/en/meetings/dgpp2005/05dgpp014.shtml, 21.9.05.

Rost, J. (1996): Testtheorie – Testkonstruktion. Huber, Bern.

Rothweiler, M.; Meibauer, J. (1999): Das Lexikon im Spracherwerb – ein Überblick. In: Meibauer, J.; Rothweiler, M. (Hrsg.): Das Lexikon im Spracherwerb. Francke, Tübingen.

Sauter, F. (2001): Prüfung optischer Differenzierungsleistungen (POD) Hofgrefe, Göttingen.

Schade, U. (1992): Konnektionismus: Zur Modellierung der Sprachproduktion. Westdeutscher Verlag, Opladen.

Schäfer, H. (1963): Die partielle akustische Lautagnosie und ihre Erkennung durch ein neu entwickeltes Prüfverfahren. Unveröffentlichte Prüfungsarbeit, Marburg.

Schäfer, H. (1986) Bildwortserie zur Lautagnosieprüfung und zur Schulung des phonematischen Gehörs Hogrefe, Göttingen.

Schilling, F.; Kipphard, E. (1974): Körper-Koordinationstest für Kinder (KTK) Hogrefe, Göttingen.

Schneider, W. (1997): Rechtschreiben und Rechtschreibschwierigkeiten. In: Weinert, F. E. (Hrsg.): Psychologie des Unterrichts und der Schule. Hogrefe, Göttingen: 328–363.

Schöler, H. unter Mitarbeit von K. Schakib-Ekbatan, B. Spohn, S. Spohn (1999) Inventar diagnostischer Informationen bei Sprachentwicklungsauffälligkeiten (IDIS) Universitätsverlag C. Winter, Heidelberg.

Searle, J. (1998): Ausdruck und Bedeutung. Untersuchungen zur Sprechakttheorie. Suhrkamp, Frankfurt.

Stadie, N.; Cholewa, J.; De Bleser, R.; Tabatabaie, S. (1994): Das neurolinguistische Expertensystem LeMo I. Theoretischer Rahmen und Konstruktionsmerkmale des Testteils Lexikon. Neurolinguistik 1994, Heft 1: 1–25.

Stanovich, K. E. (1988): Explaining the difference between dyslexic and the garden-variety of poor readers: the phonological-core variable-difference model. Journal of Learning Disabilities, 21: 590–604.

Stelzl, I. (1993): Testtheoretische Module. In: Tent, L.; Stelzl, I.: Pädagogisch-psychologische Diagnostik. Hogrefe, Göttingen: 39–201.

Stemberger, J. P. (1985): An interactive activation model of language production. In: Ellis, A. W. (ed.): Progress in the psychology of language. Vol. 1. Erlbaum, London: 143–186.

Stock, C.; Marl, P.; Schneider, W. (2003): Basiskompetenzen für Lese-Rechtschreibleistungen (BAKO 1-4) Hogrefe, Göttingen.

Sumerall, S.; Timmons, P.; James, A.; Ewing, M.; Oehlert, M. (1997): Expanded norms for the Controlled Oral Word Association Test. Journal of Clinical Psychology, 53: 517–521.

Uzarewicz, B.; Collings, A.; Puschmann, B.; Woest, A. (1989): Gewinnung elizitierter Daten zum Dysgrammatismus. Arbeitsbericht, Universität Düsseldorf.

Wagner, I. (2004): Logo Ausspracheprüfung Logo Verlag für Sprachtherapie GbR, Wildeshausen, 4. überarbeitete Auflage.

Wegener, H. (1960): Deutsche Übersetzung der Lincoln-Oseretzky Motor Development Scale, unveröff. Manuskript: Kiel.

WHO: ICF: www.dimdi.de/static/de/klassi/ICF/index.html. 27.9.05.

Ziegler; W.; Vogel, M.; Gröne; B.; Schröter-Morasch, H. (2002): Dysarthrie. Grundlagen – Diagnostik – Therapie. Thieme, Stuttgart.

Zimmer, R.; Volkamer, M. (1987): Motoriktest für vier- bis sechsjährige Kinder (MOT 4-6) Hogrefe, Göttingen, 2. erweiterte und überarbeitete Auflage.

Zimmer, R.; Volkamer, M. (1984): Motoriktest für Vier- bis Sechsjährige. Beltz, Weinheim (1. Auflage).

Weiterführende Literatur

Fay, E. (1996): Tests unter Lupe I. Asanger, Heidelberg.

Fay, E. (1999): Tests unter Lupe II. Pabst Science, Zagreb.

Fay, E. (2000): Tests unter Lupe III. Pabst Science, Zagreb.

Fay, E. (2004): Tests unter der Lupe IV. Vandenhoeck & Ruprecht, Göttingen.

Fay, E. (erscheint 10/2005): Tests unter der Lupe V. Vandenhoeck & Ruprecht, Göttingen.

Grimm, H.; Aktas, M. (2002): Entwicklungstests im Vorschulalter: Beurteilung ihrer Nützlichkeit durch praktisch tätige Psychologen. In: Frühförderung interdisziplinär, 21: 163–177.

Karch, D.; Michaelis, R.; Rennen-Allhoff, B. (1989): Normale und gestörte Entwicklung. Springer, Berlin.

Jackson, C. (1999): Testen und getestet werden. Huber, Bern.

Rennen-Allhoff, B. (1990): Testgüte von Entwicklungstests – Ergebnisse der Marburger Säuglingsstudie. Deutscher Ärzte Verlag, Köln.

Rennen-Allhoff, B.; Allhoff, P.: Entwicklungsdiagnostik. Springer, Heidelberg.

Rost, J. (1996): Testtheorie – Testkonstruktion. Huber, Bern.

Zur Testtheorie

Klauer, J. (1983): Kriteriumsorientierte Tests. In: Feger, H.; Bredenkamp, J. (Hrsg.): Messen und Testen. Enzyklopädie der Psychologie. Themenbereich B, Serie I, Bd. 3. Hogrefe, Göttingen: 693–720.

Lehmann, G. (1983): Testtheorie: Eine systematische Übersicht. In: Feger, H.; Bredenkamp, J. (Hrsg.): Messen und Testen. Enzyklopädie der Psychologie. Themenbereich B, Serie I, Bd. 3. Hogrefe, Göttingen: 427–535.

Lüer, G.; Kluck, M.-L. (1983): Diagnostische Urteilsbildung. In: Feger, H.; Bredenkamp, J. (Hrsg.): Messen und Testen. Enzyklopädie der Psychologie. Themenbereich B, Serie I, Bd. 3. Hogrefe, Göttingen: 727–784.

Glossar

Änderungssensitivität/Responsivität: Ein statistisches Konzept, mit dem die Fähigkeit eines Assessment-Verfahrens oder Tests zum Ausdruck gebracht wird, klinisch relevante Veränderungen an Individuen (individuelle Evaluation von Therapie/Rehabiliation/Prävention) oder in Gruppen festzustellen. Das theoretische Konzept kann durch verschiedene statistische Verfahren zu quantifizieren versucht werden. Zum Einsatz kommen unter anderem statistische Signifikanztests.

Effektivität: Wahrscheinlichkeit des Nutzens einer Anwendung unter *idealen* Bedingungen (idealer Patient, idealer Therapeut, ideale Methode, ideale Dauer und Intensität der Therapie).

Effizienz: Eine effektive Therapie wird unter *durchschnittlichen* Bedingungen getestet (typische Patienten, typische Therapeuten, typische Intensität und Dauer der Therapie).

Evidenz: Beleg- oder Beweiskraft.

Faktorenanalyse: Die F. ist ein Verfahren der Datenreduktion. Es wird angenommen, dass hinter einer Reihe von Messwerten, zum Beispiel Ergebnissen eines psychologischen Tests, eine grundlegende, nicht direkt messbare, hypothetische Variable steht, zum Beispiel eine Eigenschaft oder eine Einstellung. Eine solche hypothetische Variable wird als «Faktor» bezeichnet. Wenn angenommen wird, dass die erzielten Messergebnisse auf einen einzigen Faktor zurückgehen, so bedeutet das, dass die betreffenden Variablen untereinander in hohem Maße korrelieren müssten. Die entsprechende Korrelationsmatrix ist daher Ausgangspunkt der F. Häufig wird die F. auch eingesetzt, wenn man annimmt, dass eine Serie von Messwerten verschiedene Variablen repräsentiert; dann soll die F. festlegen, welcher Messwert zu welchem Faktor gehört, bzw. entsprechende Vorab-Hypothesen testen. Man versucht nun, aus der Korrelationsmatrix Faktoren zu «extrahieren»; diese Faktoren sollen voneinander unabhängig sein. Nach bestimmten Verfahren werden solange Faktoren ermittelt, bis ein bestimmtes Stopp-Kriterium erreicht ist, nach dem die Annahme weiterer Faktoren keinen Erklärungsgewinn mehr verspricht. Im Allgemeinen sucht man anschließend die Faktoren so mit den Messwerten «abzugleichen», dass alle Messwerte mit einem der Faktoren sehr hoch zusammenhängen (oder hoch auf ihm «laden») und mit allen anderen nicht oder nur äußerst niedrig. Zu diesem Zweck werden in einem zweiten Schritt die ermittelten Faktoren «rotiert» (*Faktorenrotation*). Die so ermittelten Faktoren müssen nunmehr «interpretiert» werden, das heißt, man inspiziert die Zusammenhänge zwischen den einzelnen Messwerten und den Faktoren darauf, ob sich sinnvolle Ergebnisse gezeigt haben.

Grundgesamtheit: Die Menge der Objekte, für die die Aussagen einer Untersuchung gelten sollen, beispielsweise «alle wahlberechtigten Bürger der Bundesrepublik Deutschland» oder «alle Personen im Alter von 14 bis 26 Jahren» (als eine von vielen möglichen Definitionen für «Jugendliche»). Normalerweise werden Daten aber nicht an allen Objekten der Grundgesamtheit erhoben, sondern an Stichproben. Wichtig ist die definitorische Abgrenzung der Grundgesamtheit, um eine nachvollziehbare Auswahl treffen und exakt angeben zu können, für wen die Untersuchungsergebnisse Gültigkeit beanspruchen.

Item: Eine einzelne Frage oder Aufgabe eines Tests.

Koeffizient: Ergebnis eines statistischen Rechenverfahrens als Maß für die Stärke eines Zusammenhanges zwischen zwei Variablen.

Korrelation: Ein Maß für die Stärke und die Richtung des Zusammenhanges zwischen zwei Variablen auf einer Skala von –1,00 bis +1,00.

Kriteriumsbezogene Validität: Ein Ansatz zur Validierung eines Tests, bei dem die Testwerte mit vorliegenden oder erst zu erhebenden Daten (etwa der Schulleistung) korreliert werden. Die gewählten Kriterien werden dabei als Ausdruck des Merkmals, das getestet werden soll, betrachtet.

Kumultative Häufigkeit: Bedeutet wörtlich soviel wie «aufhäufen, anhäufen». Kumulierte Häufigkeit bedeutet, dass man die Anzahl der Merkmalsausprägungen einer Variablen (z. B. Körpergröße, Anzahl der Stotterereignisse) vom kleinsten

Messwert bis zu einem bestimmten, aus irgendeinem Grund interessierenden Messwert, summiert. Dies erlaubt dann prozentuale Aussagen über das Sprechverhalten oder die Körpergröße.

Mittelwert: Auch M abgekürzt. Das arithmetische Mittel einer Wertereihe oder auch der Durchnittswert.

Messniveau: Das Messniveau – häufig auch als Skalenniveau oder Skalentyp bezeichnet – gibt an, wie man diese Zahlen interpretieren darf, und damit auch, welche Operationen mit den Zahlen sinnvoll sind. Es werden vier Messniveaus unterschieden: Nominal-, Ordinal-, Intervall- und Ratioskala. Bei Messung auf einem der beiden letzteren Niveaus spricht man auch von *metrischen* Merkmalen.

Bei einer *Nominalskala* bedeuten unterschiedliche Zahlen nichts anderes als unterschiedliche Merkmalsausprägungen; sie stehen nicht für ein «Mehr» oder «Weniger», «Größer» oder «Kleiner». *Beispiele:* Haarfarbe; ausgeübtes Hobby. Bei solchen Daten können zum Beispiel weder das arithmetische Mittel noch der Median berechnet werden.

Bei einer *Ordinalskala* drücken die Zahlen eine Rangfolge aus, aber sie sagen nichts über die Relationen der der Rangfolge zu Grunde liegenden Eigenschaften. *Beispiel:* Welche Person aus einer vorgegebenen Liste am sympathischsten ist, welche am zweitsympathischsten, usf. Gleiche Abstände zwischen den Zahlenwerten bedeuten also nicht gleiche Abstände «in der Realität».

Bei einer *Intervallskala* geben die Zahlen Informationen über die Abstände zwischen den gemessenen Ausprägungen, aber es gibt keinen «echten» Nullpunkt. *Beispiele:* Temperatur in Grad Celsius; Kontostand. Der Abstand zwischen 0 und 10 Grad Celsius ist (physikalisch gesehen) genauso groß wie der zwischen 10 und 20 Grad. Bei intervallskalierten Daten ist neben dem Median unter anderem auch die Berechnung von arithmetischem Mittel und Varianz sinnvoll.

Normierung: Erhebung von Daten zur Erstellung von Statistiken, die die Testleistungen bestimmter Gruppen zusammenfassen, zum Beispiel nach Alters- oder Klassenstufen. Es wird dabei davon ausgegangen, dass Normen repräsentativ für größere Grundgesamtheiten sind, zum Beispiel alle Schüler Deutschlands.

Objektivität: Objektivität ist ein Maß dafür, wie weit der diagnostischen Situation eine Standardisierung des gesamten Testvorganges gelingt. Die Objektivität eines Tests gibt den Grad der Unabhängigkeit der Testergebnisse von den Untersuchern (Durchführungsobjektivität), bzw. den auswertende Personen (Auswertungs- und

Interpretationsobjektivität) an. In der Regel ist davon auszugehen, dass ein Test, der genaue einzuhaltende Instruktionen zur Anleitung und Auswertung vorgibt, eine hohe Objektivität aufweist. Dies wird dann auch statistisch mit einem Kennwert versehen, indem verschiedene Testanwender in ihrer Übereinstimmung bei Durchführung, Auswertung und Interpretation eines Tests/bzw. Testergebnisses beurteilt werden. Den Grad der Übereinstimmung (Interrater-Reliabilität) beschreibt dann ein Korrelationskoeffizient.

Prozentränge (PR): PR geben die relative Position eines Probanden innerhalb einer Häufigkeitsverteilung an. So informiert ein PR darüber, wie viel Prozent der Kinder der Altersvergleichsgruppe in der Normstichprobe einen Testwert erzielten, der unter/bzw. über dem Testwert des untersuchten Kindes liegt. Mit Prozenträngen darf nicht algebraisch operiert werden, weil die Prozentrangskala in den Extrembereichen einen größeren Werteabstand aufweist als im Mittelbereich, denn PR-Skalen errechnen sich aus kumultativen Häufigkeiten.

Pseudorandomisiert: Das Zufallsprinzip der Zuordnung der Probanden zur Interventions- und Kontrollgruppe wird in einigen Parametern bewusst eingeschränkt.

Randomisiert: Die Interventions- und die Kontrollgruppe werden jeweils nach dem Zufallsprinzip zusammengesetzt.

Reliabilität: Messgenauigkeit eines Instrumentes. Auch: «Zuverlässigkeit, Verlässlichkeit». Die Reliabilität ist neben der Validität eines der beiden wichtigsten Gütekriterien von Messungen, Tests und Assessments. Bei der Reliabilität geht es darum, mit welcher Verlässlichkeit bzw. in welchem Maß mehrfache Durchführungen einer Messung (wiederholt oder gleichzeitig) oder eines Tests zu gleichen Ergebnissen führen, vorausgesetzt natürlich, dass das zu Messende sich nicht verändert.

Signifikanz: Die Wahrscheinlichkeit, dass in einer Studie gemessene Gruppenunterschiede zufällig sind, wird mit dem p-Wert ausgedrückt, wobei eine Wahrscheinlichkeit von kleiner 0,05 (5 Prozent) per Konvention als signifikant galt. Heute tendiert man wieder zurück zu Fishers (einer der «Erfinder» der Signifikanztests) Auffassung von statistischer Signifikanz, der die Verantwortung über die Signifikanzentscheidung beim Forscher selbst sieht, die im Licht der jeweiligen Studie zu treffen ist. Je kleiner die Wahrscheinlichkeit, dass das Ergebnis zufällig war, umso besser für den Studienleiter.

Schwierigkeitsindex: Der Schwierigkeitsindex eines Items ist die prozentuale Häufigkeit der auf es entfallenden richtigen Lösungen. Leichte Aufgaben werden durch hohe Indizes, gekennzeichnet, schwierigere durch niedere. Der Index sollte möglichst breit streuen, um auch in den Extrembereichen eine Differenzierung zu ermöglichen.

Standardisierung: Festlegung der Durchführung eines Tests (Instruktionen, Vorgehen bei der Auswertung usw.). Auch die Bezeichnung für die Sammlung von Daten zur Normierung.

Standardabweichung: Auch SD abgekürzt. Eine Maßeinheit für die Verteilungsbreite einer Menge von Werten. Rechnerisch: die Quadratwurzel aus dem Durchschnitt der quadratischen Abweichungen der Werte vom Mittelwert.

Standardschätzfehler (siehe auch Vertrauensintervall): Da jeder statistische Kennwert mit einem Messfehler behaftet ist, werden bei der Testentwicklung für Rohwerte oder T-Werte die Standardschätzfehler berechnet. Der Standardschätzfehler gibt an, welche Abweichung nach oben oder unten (Vertrauensintervall) man bei der Interpretation jeden Testwertes infolge der Unzuverlässigkeit des Testes berücksichtigen muss. Der gesuchte wahre (Test-) Wert einer Person entspricht also nicht einfach ihrem Prozentrang oder T-Wert, sondern liegt innerhalb des angegebenen Vertrauensintervalls.

Stichprobe: Teil einer Menge, die repräsentativ für das Ganze sein soll.

Trennschärfe: Der Trennschärfekoeffizient eines Items ist die Korrelation zwischen dem Itempunktwert (meist 0 oder 1) und dem Gesamtpunktwert eines jeden Probanden der Analysestichprobe. Ein hoher Trennschärfekoeffizient trifft eine Aussage darüber, ob das Item erfolgreiche Probanden (mit hoher Punktzahl) von weniger erfolgreichen Probanden (mit niedriger Punktzahl) trennt. Ein niedriger Trennschärfekoeffizient besagt also, dass eine Aufgabe von guten und schlechten Probanden gleich häufig richtig gelöst wird, was sie als unbrauchbar für einen Test ausweist. Gleichermaßen unerwünscht sind negative Trennschärfekoeffizienten, die demonstrieren, dass eine Aufgabe von guten Probanden eher verfehlt und von schlechten eher richtig gelöst wird. Erstrebenswert für den Testentwickler sind also hohe positive Koeffizienten, die der Erhöhung der Messgenauigkeit dienen.

T-Test: Der T-Test ist ein statistisches Verfahren, mit dem Mittelwertsunterschiede zwischen Stichproben (z. B. aus «Vorher-Nachher-Messungen» oder zwischen zwei Gruppen) auf ihre statistische Signifikanz hin überprüft werden. Grob gesagt, gibt der T-Test eine Antwort auf die Frage, wie groß die Wahrscheinlichkeit dafür ist, dass eine festgestellte Differenz zwischen zwei Mittelwerten eintritt, wenn beide Stichproben, aus denen die Mittelwerte errechnet wurden, aus der gleichen Grundgesamtheit kämen. Der T-Test zählt zu den parametrischen Tests und stellt relativ hohe Anforderungen an das Datenmaterial (z. B. intervallskalierte Daten, wenigstens annähernd normal verteilte Grundgesamtheiten). Den T-Test gibt es in Varianten für paarige/abhängige (z. B. für Vorher-Nachher-Messungen) und unpaarige/unabhängige (Vergleiche zwischen Gruppen) Stichproben. In die Berechnung des T-Tests fließen die arithmetischen Mittel, die Stichprobengrößen und die Streuungen (Varianzen) ein.

T-Werte: T-Werte sind Standardmaße (M = 50, SD = 10). Auf der T-Wert-Skala entsprechen gleiche Abstände gleichen numerischen Differenzen. Mit T-Werten darf also gerechnet werden. T-Werte entstehen durch die Transformation eines Prozentranges oder eines Rohwertes über ein flächentransfomierendes Z-Äquivalent. T-Werte werden in der Regel folgendermaßen verbalisiert: T-Wert > 70: weit überdurchschnittlich, T-Wert 61–69: überdurchschnittlich, T-Werte 40–60: durchschnittlich, T-Wert: 39–30: unterdurchschnittlich, T-Wert 29–20: weit unterdurchschnittlich.

Validität: Gültigkeit eines Messinstrumentes oder Studienergebnisses. In Bezug auf Studien wird zwischen der internen Validität und der externen Validität unterschieden. Eine Studie bzw. ihre Ergebnisse ist dann *intern valide*, wenn die Ergebnisse wenig oder gar keine andere Erklärungen zulassen, als die von den Forschern vorgetragenen. Unter *externe Validität* versteht man die Verallgemeinerungsfähigkeit einer Studie. In Bezug auf Tests ist die Validität das Ausmaß, in dem ein Test das misst, was er messen soll. Man unterscheidet hier Inhaltsvalidität, Kriteriumsvalidität und Konstruktvalidität.

Varianz: Das Quadrat der Standardabweichung.

Vertrauensintervall/Konfidenzintervall: Vertrauensintervalle werden herangezogen, um abschätzen zu können, wie nahe der ermittelte T-Wert dem wahren Wert kommt. Das heißt, dass somit Messfehler der Testung mitberücksichtigt werden. Auf der Basis der aus dem Standardschätzfehler ermittelten Vertrauensintervalle werden Prozentrang- oder T-Wertbänder ermittelt. Der gesuchte wahre (Test-) Wert einer Person liegt also innerhalb des angegebenen Vertrauensintervalls.

Checkliste für Testanwenderinnen

- Welche Fragestellung habe ich?
- Wie sind meine Interessen bei der Testanwendung?
- Welche Konsequenzen hat die Testung?
- Welche alternativen Informationsquellen gibt es?
- Welche Theorie und welche Konstruktionsprinzipien liegen dem Test zu Grunde?
- Sind die Gütekriterien erfüllt?
- Wie ökonomisch ist der Test?
- Welche Relevanz für die Therapie hat der Test?

Übersicht der Testverfahren

Testname	Autoren	Verlag/ Erscheinungsj.	Seite
Aachener Aphasie Test (AAT)	W. Huber, K. Poeck, D. Weniger, K. Willmes	Hogrefe, Göttingen 1983	45
Aktiver Wortschatztest (AWST 3-5)	C. Kiese-Himmel	Hogrefe, Göttingen 2005	71
Analyseverfahren zu Aussprachestörungen bei Kindern (AVAK)	D. Hacker, H. Wilgermein	Ernst Reinhardt, München 2002	65
Aphasie-Checkliste (ACL)	E. Kalbe, N. Reinhold, U. Ender, J. Kessler, unter Mitarbeit von M. Brand	ProLog, Köln 2002	53
Aphasie-Schnell-Test (AST)	C. Kroker	Schulz-Kirchner, Idstein, 2. verbesserte Auflage 2002	59
Basisdiagnostik für umschriebene Entwicklungsstörungen im Vorschulalter (BUEVA)	G. Esser, unter Mitarbeit von A. Wyschkon	Hogrefe, Göttingen 2002	115
Basiskompetenzen für Lese-Rechtschreibleistungen (BAKO 1-4)	C. Stock, P. Marl, P. W. Schneider	Hogrefe, Göttingen 2003	77
Bielefelder Screening zur Früherkennung der Lese-Rechtschreibschwäche (BISC)	H. Jansen, G. Mannhaupt, H. Marx, H. Skrowonek	Hogrefe, Göttingen, 2. überarbeitete Auflage 2002	87
Bildwortserie zur Lautagnosie-prüfung und zur Schulung des phonematischen Gehörs	H. Schäfer	Hogrefe, Göttingen 1986	83

Übersicht der Testverfahren. Fortsetzung.

Testname	Autoren	Verlag/ Erscheinungsj.	Seite
Bogenhauser Semantikuntersuchung (BOSU)	R. Glindemann, D. Klintwort, W. Ziegler, G. Goldenberg	Urban und Fischer-Elsevier, München/Jena 2002	109
Elternfragebogen für die Früherkennung von Risikokindern (ELFRA)	H. Grimm, H. Doil	Hogrefe, Göttingen 2000	123
Entwicklungstest für Kinder von sechs Monaten bis sechs Jahren (ET 6-6)	F. Petermann, I. A. Stein	Harcourt Test Services, Frankfurt/Main, 2. veränderte Auflage 2005	135
Evozierte Sprachdiagnose grammatischer Fähigkeiten (ESGRAF)	H.-J. Motsch	Ernst Reinhardt, München/Basel, 2. Auflage 2000	129
Fluency Meter	Ch. Glück	Urban und Fischer-Elsevier, München/Jena 2003	147
Frenchay Dysarthrie Untersuchung	P. Enderby/übersetzt: K.Grosstück, H. D. Grün, B. Johann, V. König, R. Öhlrich	Schulz-Kirchner, Idstein, 2. überarbeitete Auflage 2004	155
Frostigs Entwicklungstest der visuellen Wahrnehmung (FEW)	O. Lockowandt	Hogrefe, Göttingen, 9. ergänzte Auflage 2000	141
Göttinger Entwicklungstest der taktil-kinästhetischen Wahrnehmung (TAKIWA)	C. Kiese-Himmel	Hogrefe, Göttingen 2003	291
Heidelberger Sprachentwicklungstest (HSET)	H. Grimm, H. Schöler	Hogrefe, Göttingen, 2. verbesserte Auflage 2001	161
Inventar diagnostischer Informationen bei Sprach-entwicklungsauffälligkeiten (IDIS)	H. Schöler, unter Mitarbeit von K. Schakib-Ekbatan, B. Spohn, S. Spohn	Universitätsverlag C. Winter, Heidelberg 1999	169
Kindersprachtest für das Vorschulalter (KISTE)	D. Häuser, E. Kasielke, U. Scheidereiter	Hogrefe, Göttingen 1994	183

Übersicht der Testverfahren. Fortsetzung.

Testname	Autoren	Verlag/ Erscheinungsj.	Seite
Körper-Koordinationstest für Kinder (KTK)	F. Schilling, E. J. Kipphard	Hogrefe, Göttingen 1974	189
Kurze Aphasieprüfung (KAP)	C. Lang, A. Dehm, B. Dehm, T. Leuschner	Harcourts Test Services GmbH, Frankfurt/Main 1999	177
LeMo-Lexikon modellorientiert	R. de Bleser, J. Cholewa, N. Stadie, S. Tabatabaie	Urban und Fischer-Elsevier, München 2004	195
Lincoln-Oseretzky-Skala für Kinder (LOS-KF-18)	D. Eggert	Hogrefe, Göttingen, 2. Auflage 1974	205
LOGO Ausspracheprüfung	I. Wagner	Logo Verlag für Sprachtherapie GbR, Wildeshausen, 4. überarbeitete Auflage 2004	201
Marburger Sprachverständnistest für Kinder (MSVK)	C. Elben, A. Lohaus	Hogrefe, Göttingen 2000	217
Materialien zur neurolinguistischen Aphasiediagnostik – auditives Sprachverständnis: Wortformen	G. Blanken	NAT-Verlag, Hofheim 1999	93
Materialien zur neurolinguistischen Aphasiediagnostik – auditives/visuelles Sprachverständnis: Wortbedeutungen	G. Blanken	NAT-Verlag, Hofheim 1996	101
Motoriktest für vier- bis sechsjährige Kinder (MOT 4-6)	R. Zimmer, M. Volkamer	Hogrefe, Göttingen, 2. erweiterte und überarbeitete Auflage 1987	211
Neuropsychologisches Entwicklungsscreening (NES)	F. Petermann, A. Renziehausen	Hans Huber, Bern 2005	223

Übersicht der Testverfahren. Fortsetzung.

Testname	Autoren	Verlag/ Erscheinungsj.	Seite
Patholinguistische Diagnostik bei Sprachentwicklungsstörungen	C. Kauschke, J. Siegmüller	Urban und Fischer-Elsevier, München 2002	233
Prüfung optischer Differenzierungsleistungen (POD)	F. Sauter	Hofgrefe, Göttingen 2001	259
Psycholinguistische Analyse kindlicher Sprechstörungen (PLAKSS)	A. Fox	Hacourt Test Services GmbH, Frankfurt/Main, 2. Auflage 2005	253
Psycholinguistischer Entwicklungstest (PET)	M. J. W. Angermaier	Hogrefe, Göttingen, 2. korrigierte Auflage 1977	239
Pyrmonter Ausspracheprüfung (PAP)	T. Babbe	Prolog, Köln 2003	229
Pyrmonter Inventar metaphonologischer Fähigkeiten (PIMF)	A. Poetter, T. Babbe	Prolog, Köln 2005	247
Regensburger Wortflüssigkeitstest (RWT)	S. Aschenbrenner, O. Tucha, K. W. Lange	Hogrefe, Göttingen 2000	265
Sprachentwicklungstest für zweijährige Kinder (SETK-2)	H. Grimm, unter Mitarbeit von M. Aktas und S. Frevert	Hogrefe, Göttingen 2000	271
Sprachentwicklungstest für drei- bis fünfjährige Kinder (SETK 3-5)	H. Grimm, unter Mitarbeit von M. Aktas und S. Frevert	Hogrefe, Göttingen 2001	279
Sprachscreening für das Vorschulalter (SSV)	H. Grimm, unter Mitarbeit von M. Aktas und U. Kießig	Hogrefe, Göttingen 2003	285
Teddy-Test	G. Friedrich	Hogrefe, Göttingen 1998	297
Untersuchung neurologisch bedingter Sprech- und Stimmstörungen (UNS)	H. Breitbach-Snowdon	Prolog, Köln, 3. vollständig überarbeitete Auflage 2003	301
Wiener Entwicklungstest (WET)	U. Kastner-Koller, P. Deimann	Hogrefe, Göttingen, 2. überarbeitete, neu normierte Auflage 2002	307

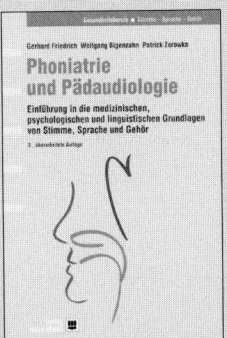

Friedrich / Bigenzahn / Zorowka

Phoniatrie und Pädaudiologie

Einführung in die medizinischen, psychologischen und linguistischen Grundlagen von Stimme, Sprache und Gehör

3., vollst. überarb. Aufl. 2005. 490 S., 88 Abb., 37 Tab., Kt
€ 39.95 / CHF 69.90
ISBN 978-3-456-84029-1

Korrigierte Neuauflage des bewährten Lehrbuchs der
Stimm-, Sprech- und Sprachheilkunde.
«Ein rundum gelungenes Lehrbuch!»
Sprache – Stimme – Gehör

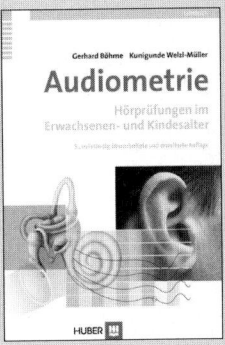

Gerhard Böhme / Kunigunde Welzl-Müller

Audiometrie

Hörprüfungen im Erwachsenen- und Kindesalter. Ein Lehrbuch

5., vollst. überarb. u. erg. Aufl. 2005. 290 S., 72 Abb., 32 Tab., Kt
€ 49.95 / CHF 86.00
ISBN 978-3-456-84228-8

Lehrbuch der gesamten Audiometrie, einschließlich
Sprachaudiometrie, otoakustische Emissionen, auditorisch
evozierte Potenziale und Hörgeräteversorgung.

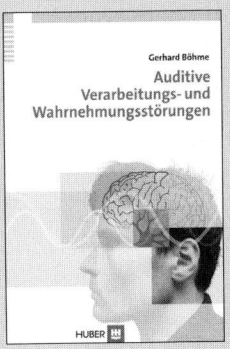

Gerhard Böhme

Auditive Verarbeitungs- und Wahrnehmungsstörungen (AVWS) im Kindes- und Erwachsenenalter

Defizite, Diagnostik, Therapiekonzepte, Fallbeschreibungen

2006. 266 S. 36 Abb., 24 Tab., Kt € 34.95 / CHF 59.90
ISBN 978-3-456-84222-6

Erste umfassende Darstellung einer neuen Gruppe von
Störungen im Kindes- und Erwachsenenalter: Defizite,
Diagnostik, Therapiekonzepte, Fallbeschreibungen.

www.verlag-hanshuber.com

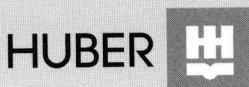